Frank-P. Bossert, Klaus Vogedes

Elektrotherapie, Licht- und Strahlentherapie

Frank-P. Bossert, Klaus Vogedes

Elektrotherapie, Licht- und Strahlentherapie

Grundlagen für Physiotherapeuten und Masseure

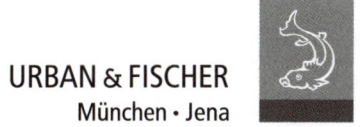

URBAN & FISCHER
München · Jena

Zuschriften und Kritik an
Urban & Fischer, Lektorat Fachberufe, Karlstraße 45, 80333 München

Anschrift der Autoren
Schule für Physiotherapie am Evangelischen Krankenhaus Düsseldorf, Kirchfeldstr. 40, 40217 Düsseldorf

Wie allgemein üblich wurden Warenzeichen bzw. Namen (z.B. bei Pharmapräparaten) nicht besonders gekennzeichnet.

Wichtiger Hinweis für die Benutzer
Die Erkenntnisse in der Medizin unterliegen laufendem Wandel durch Forschung und klinische Erfahrungen. Die Autoren haben große Sorgfalt darauf verwendet, dass die in diesem Werk gemachten therapeutischen Angaben (insbesondere hinsichtlich Indikation, Dosierung und unerwünschten Wirkungen) dem derzeitigen Wissensstand entsprechen. Das entbindet die Nutzer dieses Werkes aber nicht von der Verpflichtung, ihre therapeutischen Entscheidungen in eigener Verantwortung zu treffen.

Bibliografische Information Der Deutschen Bibliothek
Die Deutsche Bibliothek verzeichnet diese Publikation in der Deutschen Nationalbibliografie; detaillierte bibliografische Daten sind im Internet über http://dnb.ddb.de abrufbar.

Um den Textfluss nicht zu stören, wurde bei Patienten und Berufsbezeichnungen die grammatikalisch maskuline Form gewählt. Selbstverständlich sind in diesen Fällen immer Frauen und Männer gemeint.

Lektorat: Ines Mergenhagen
Redaktion: Gitta Wilke, Ahrensburg
Herstellung: Hildegard Graf
Satz: Typodata GmbH, München
Druck: Bosch Druck, Landshut
Umschlaggestaltung: Spiesz-Design, Neu-Ulm

Printed in Germany
ISBN 3-437-45646-6

Aktuelle Informationen finden Sie im Internet unter:
http://www.urbanfischer.de

Autoren

Frank-P. Bossert, Jg. 1958, hat zwischen 1979 und 1981 zunächst die Ausbildung zum Masseur/med. Bademeister und 1982–1985 die Ausbildung zum Krankengymnasten absolviert. In beiden Berufen arbeitete er an verschiedenen Kliniken und Ausbildungsstätten und legte seinen Schwerpunkt auf die Elektrotherapie. Seit 1986 ist er Leitender Physiotherapeut im Evangelischen Krankenhaus Düsseldorf, Institut für Physiotherapie.

An der Staatl. anerk. PT-Schule am Evangelischen Krankenhaus in Düsseldorf arbeitet er seit 1987 als Schulleiter und unterrichtet die Fächer Elektrotherapie, Physiotherapeutische Befund - und Untersuchungstechniken sowie Massage.

Als Vorsitzender des Qualitätssicherungsverbandes ISQ widmet er sich intensiv der Qualitätssicherung an deutschen Physiotherapie-Schulen.

Klaus Vogedes, Jg. 1950, wurde von 1969–1971 zum Masseur/med. Bademeister und 1977–1980 zum Krankengymnasten ausgebildet. Als Masseur/med. Bademeister sowie später als Krankengymnast arbeitete er an verschiedenen Kliniken und Ausbildungsstätten und spezialisierte sich auf die Elektrotherapie.

1975–1991 war er Leitende Lehrkraft an der Staatl. anerk. Massage- und Physiotherapie-Schule in Wittlich, zunächst für den Bereich der Massageausbildung, später auch für die Physiotherapie. Von 1991–1998 hatte er dort die Schulleitung inne.

Seit 1998 ist er Lehrkraft an der Staatl. anerk. PT-Schule am Evangelischen Krankenhaus in Düsseldorf und unterrichtet neben der Elektrotherapie die Fächer PT-Psychiatrie, PT-Reha und Reflexzonentherapie.

Beide Autoren sind leitende Mitglieder der Arbeitsgemeinschaft Elektrotherapie im ZVK (AGET) und Gründungsmitglieder der Gesellschaft für Elektrostimulation und Elektrotherapie e.V. Lingen/Ems (GESET).

Sie geben zahlreiche Seminare und Fortbildungen zum Thema Elektrotherapie.

Geleitwort

Die Elektrotherapie hat in den letzten Jahren im Rahmen der vielfältigen therapeutischen Möglichkeiten der Physiotherapie einen hohen Stellenwert erlangt. Dies hat zu einer breiten Anwendung elektrotherapeutischer Verfahren in Klinik und Praxis geführt.

Das vorliegende Buch füllt eine Lücke, indem es sowohl im Rahmen des Unterrichtes in Physiotherapie- und Massageschulen als auch in der täglichen klinischen Anwendung das Gesamtgebiet der Elektrotherapie in seinen unterschiedlichen Methoden umfassend darstellt. Damit erfüllt es ein schon lange bestehendes Bedürfnis des Büchermarktes und gibt den in Ausbildung befindlichen Physiotherapieschüler/-innen, Masseur-/innen und medizinischen Bademeister/-innen sowie den Lehrkräften für das Fach Elektrotherapie an Physiotherapie- und Massageschulen das erforderliche Rüstzeug an die Hand. Besonders bemerkenswert ist die enge Anbindung zur klassischen Physiotherapie unter dem Gesichtspunkt eines ganzheitlichen Behandlungsansatzes.

Frank-P. Bossert und Klaus Vogedes haben stets mit hohem Engagement die Ergebnisse der von ihnen angewendeten Verfahren wissenschaftlich untersucht und evaluiert. Die klinischen Aspekte stützen sich auf mehrjährige eigene Erfahrungen im Rahmen der Betreuung des großen Patientengutes des Evangelischen Krankenhauses Düsseldorf und der Neurologischen Gemeinschaftspraxis Düsseldorf.

Ihre langjährige und breite Erfahrung in der Elektrotherapie haben die beiden Autoren in dem vorliegenden Lehrbuch eingebracht. Daher ist dem Buch – zum Wohl der Patienten – eine weite Verbreitung und ein häufiger Gebrauch auch von ärztlichen Kollegen sämtlicher Fachdisziplinen zu wünschen!

Düsseldorf,
im Herbst 2002

Priv.-Doz. Dr. med.
Wolfgang Rautenberg
Neurologische Gemein-
schaftspraxis Düsseldorf

Vorwort

Das vorliegende Lehrbuch ist das Ergebnis des Abgleichs zweier Unterrichtsskripte der Elektrotherapie. Es soll den in der Ausbildung befindlichen Physiotherapieschülerinnen und -schülern, Masseurinnen und med. Bademeisterinnen, Masseuren und med. Bademeistern sowie den Lehrerinnen und Lehrern für das Fach Elektrotherapie an Physiotherapie- und Massageschulen die Materie der oft nur als additive Maßnahme gesehenen Behandlung anschaulich und verständlich näher gebracht werden. Dabei liegen neben den klinischen Erfahrungen am Patienten wissenschaftliche Studien den Inhalten zugrunde. Bei der Ausarbeitung und Gestaltung wurde stets darauf geachtet, dass das vom Deutschen Verband für Physiotherapie – Zentralverband der Krankengymnasten (ZVK) e.V. – erstellte Curriculum als „roter Faden" erhalten bleibt. Darüber hinaus soll mit diesem Lehrbuch die Elektrotherapie die Wertschätzung erfahren, die sie verdient und die sich auch im Heilmittelkatalog vom 1.7.2001 widerspiegelt. Ebenfalls wurde versucht, mit den einzelnen elektrotherapeutischen Verfahren eine enge Verzahnung zur klassischen Physiotherapie (Krankengymnastik) herzustellen, um unseren Patienten eine sinnvolle und effiziente ganzheitliche Behandlung zukommen zu lassen.

Unserem ehemaligen Chef, Herrn J. Vogedes († 08.04.1997), und Herrn H. Reffgen, Katholisches Klinikum Brüderkrankenhaus St. Josef, Koblenz, danken wir in besonderem Maße, dass sie mit so großem Enthusiasmus ihr Wissen der Elektrotherapie an uns weitergegeben haben. Herrn Professor Dr. T. Mokrusch, ärztlicher Direktor der Hedon-Klinik, Lingen/Ems, danken wir für seine unerlässlichen Bemühungen, die wissenschaftlichen Studien und die klinischen Erfahrungen in der Elektrotherapie gemeinsam zu vereinen. Herrn Professor Dr. H.-H. Gruenagel, ehem. Chef der chirurgischen Klinik Evangelisches Krankenhaus Düsseldorf, sowie Herrn Dr. H.-H. Friedemann, Neurologische Gemeinschaftspraxis Düsseldorf, sei Dank für die Motivation und ihren Beistand mit Weisheit und Fachwissen. Ein weiterer Dank gilt Herrn Priv. Doz. Dr. W. Rautenberg, neurologische Gemeinschaftspraxis Düsseldorf, für die Begleitung unserer wissenschaftlichen Studien und die Erstellung des Geleitwortes. Für die Anerkennung der Elektrotherapie im Gesamtspektrum der Physiotherapie danken wir Herrn E. Böhle, Köln, und Herrn H. Dahl, Wremen, ehem. Beiratssprecher des ZVK. Gleichfalls gilt unser Dank Frau C.-M. Rock, Zürich, für die Inspiration zu Gunsten ganzheitlicher Denkweisen.

Unser aufrichtiger Dank gilt weiterhin dem Evangelischen Krankenhaus, Düsseldorf, durch das uns mit großem Verständnis die Möglichkeit gegeben wurde, unsere klinischen Erfahrungen mit der Elektrotherapie am Patienten zu vertiefen. Besonders möchten wir aber auch Frau A. Jantz, Frau A. Judd und Frau P. Behrendt erwähnen, die bei der Erstellung des Manuskriptes einen nicht unerheblichen Aufwand hatten.

Wir danken auch den Mitarbeiterinnen des Urban & Fischer Verlags, Frau I. Mergenhagen und Frau H. Graf sowie Frau G. Wilke, Ahrensburg, für die sorgfältige Erstellung des Buches, das wir nun an die Physiotherapie- und Massageschulen als Lehrbuch und den bereits examinierten Therapeutinnen und Therapeuten als Nachschlagewerk für Klinik und Praxis weitergeben möchten.

Nicht vergessen sei der Dank an unsere Eltern, die es uns ermöglichten, den Beruf des Physiotherapeuten (Krankengymnasten) zu erlangen und somit das Wissen auch der Elektrotherapie zu erlernen. Ebenso richtet sich unser Dank an unsere Familien, die in der Phase der Erstellung des Buches häufig auf die gemeinsame Zeit mit uns verzichten mussten.

Düsseldorf,   Frank-P. Bossert
im Herbst 2002   Klaus Vogedes

Abkürzungsverzeichnis

A

A	Ampère
AC	Alternating current
ACH	Acetylcholin
AET	Anelektrotonus
Ah	Ampèrestunden
Akk.	Akkommodation
Akk Q	Akkommodationsquotient
AMP	Adenosinmonophosphat
AMS	Amplitudenmodulierter Strom
AÖZ	Anodenöffnungszuckung
AP	Aktionspotenzial
Appl.	Applikation
art.	arteriell
ASZ	Anodenschließungszuckung
As	Ampèresekunden
ATP	Adenosintriphosphat
AVK	Arterielle Verschluss-Krankheit

B

Beh.	Behandlung
BG	Berufsgenossenschaft
BGM	Bindegewebsmassage
bit	binary digit
BWS	Brustwirbelsäule

C

C	Lichtgeschwindigkeit
C	Coulomb
C	Celsius
C	Kohlenstoff
C	Kapazität
Ca	Kalzium
cAMP	Cyclo-Adenosin-Monophosphat
CC	Constant current
CE	Communauté Européenne
Cl	Chlor
CP	Modulé en courtes périodes
CV	Constant voltage

D

DBST	Durchblutungsstörungen
DC	Direct current
DD	Diadynamik
DF	diphasé fixe
DIC	Dreieckimpulscharakteristik
DRSs	Diagnosis Related Groups
DV	Datenverarbeitung

E

EAP	Erweiterte ambulante Physiotherapie
EAR	Entartungsreaktion
EHA	Elektroden-Haut-Abstand
EL	Elektrodenlage
EMG	Elektromyographie
EMS	Elektromyostimulation
ENMS	Elektroneuromuskuläre Stimulation

F

f	Frequenz
F	Farad
Fe	Ferrum (Eisen)
FES	Funktionelle Elektrostimulation
FM	Frequenzmodulation

G

G	Galvanisation
GESET	Gesellschaft für Elektrostimulation und Elektrotherapie
GS	geprüfte Sicherheit

H

H	Wasserstoff (Hydrogenium)
h	Stunde
HCl	Salzsäure
HF	Hochfrequenz
HiTOP®	Hochton-Therapie
HMK	Heilmittelkatalog
HV	Hochvolt
HVS	Hochvoltstimulation

HWS	Halswirbelsäule
Hz	Hertz

I

I	Intensität
IF	Interferenzstrom
IG	Impulsgalvanisation
IR	Infrarot
It	Intensitäts-Reizzeit (Kurve)

K

K	Kalium
KET	Katelektrotonus
kHz	Kilohertz
KMP	Kritisches Membranpotenzial
KÖZ	Kathodenöffnungszuckung
KSZ	Kathodenschließungszuckung
KW	Kurzwelle
kW	Kilowatt
kWh	Kilowattstunde

L

LASER	Light Amplification by Stimulated Emission of Radiation
LIB	Long impulse bidirectional
LP	Modulé en longues périodes
Lsg.	Lösung
LWS	Lendenwirbelsäule

M

mA	Milliampère
MENS	Micro Electrical Neuromuscular Stimulation
MF	Mittelfrequenz
MF	monophasé fixe
MFT	Muskelfunktionstest
MLD	Manuelle Lymphdrainage
MM	monophasé modulé
MP Betreib.V	Medizinprodukte Betreiber-Verordnung
MPG	Medizinprodukte-Gesetz
MRP	Muskelreizpunkt
ms	Millisekunden
mV	Millivolt
MW	Mikrowelle

N

N	Stickstoff
Na	Natrium
NaCl	Natriumchlorid (Kochsalz)
NaOH	Natriumlauge
NF	Niederfrequenz
NLG	Nervenleitgeschwindigkeit
nm	Nanometer
NRP	Nervenreizpunkt

O

O	Sauerstoff (Oxigenium)
OS	Oberschenkel

P

P	Power/Leistung
P	Phospor
PNF	Propriozeptive Neuromuskuläre Fazilitation
PS	Pulsseparation

Q

Q	Quotient
QF	Querfinger

R

R	Pausendauer
R	Widerstand
RIC	Rechteckimpulscharakteristik
RP	Ruhepotenzial
RS	rythme syncopé

S

s	Sekunden
SG	Substantia gelatinosa
SMS	Starke Muskelstimulation

T

T	Impulsdauer/Impulsbreite
t	Zeit
TEA	Totale Entartung
TENS	Transkutane Elektrische Nervenstimulation

U

U	Spannung
UHF	Ultra-Hoch-Frequenz
URS	Ultra-Reiz-Strom
US	Ultraschall
UV	Ultraviolett

V

V	Volt
VDE	Verband Deutscher Elektrotechniker
VDR	Voltage Dermatom Resistent
veg. NS	vegetatives Nervensystem
ven.	venös

W

W	Watt
W/cm^2	Watt pro Quadratzentimeter
wö.	wöchentlich

XYZ

Z.n.	Zustand nach
ZNS	Zentrales Nervensystem
ZVK	Deutscher Verband für Physiotherapie – Zentralverband der Krankengymnasten

Wegweiser

Alle Bände aus der Gelben Reihe werden speziell für die Vorbereitung auf das Physiotherapie- bzw. Massage-Examen erstellt. Die Auswahl der Themen richtet sich nach der Curriculum-Empfehlung des ZVK e.V. und der Ausbildungs- und Prüfungsverordnung für Physiotherapeuten und Masseure. Neben der kurzen und übersichtlichen Darstellung des jeweiligen Fachgebietes haben wir gezielte Hilfen für das Lernen und Wiederholen erarbeitet:

- Die Sprache des Textes ist klar und leicht verständlich.
- Kurze Sätze und Stichworte in der Randleiste wiederholen wichtige Fakten aus dem Text.
- Zahlreiche Abbildungen erhöhen die Anschaulichkeit und erleichtern das Verständnis von schwierigen Zusammenhängen.
- Übungsfragen am Ende der Abschnitte helfen, das Verständnis des Gelesenen zu überprüfen. Die Antworten auf die Fragen sind am Ende des Buches zu finden.

Das Lektorat Physiotherapie wünscht allen zukünftigen PhysiotherapeutInnen und MasseurInnen viel Spaß und Erfolg beim Lernen mit der Gelben Reihe!

Inhaltsverzeichnis

1	**Grundlagen der Elektrotherapie**	1
1.1	Geschichte der Elektrotherapie	1
1.2	Elektrophysikalische Grundlagen	5
1.3	Elektrischer Strom, physikalische Größen und Maßeinheiten	11
1.4	Unfallgefahren durch elektrischen Strom	20
1.5	Elektrotherapie als Behandlungs- und Diagnoseverfahren	21
1.6	Übersicht der Elektrotherapieverfahren	23
1.7	Abgrenzung und Überschneidungen der Elektrotherapie zu anderen medizinischen Disziplinen	23
1.8	Gesetzesvorgaben für die Elektrotherapie	25

2	**Physiologische Wirkungen**	29
2.1	Kurzgefasste Repetition der Neuro- und Muskelphysiologie	29
2.2	Beeinflussung der Schmerzen	34
2.3	Beeinflussung der Durchblutung	40
2.4	Beeinflussung der Motorik	42
2.4.1	Reizung gesunder Muskulatur	43
2.4.2	Behandlung peripherer Paresen	44
2.4.3	Behandlung zentraler Paresen	50

3	**Befundaufnahme und Dokumentation**	53

4	**Hochfrequenztherapie**	57
4.1	Grundlagen	57
4.2	Kurzwellenverfahren	60
4.3	Dezimeterwellenverfahren	64
4.4	Mikrowellenverfahren	65
4.5	Indikationen und Kontraindikationen	66

5	**Ultraschalltherapie**	69
5.1	Grundlagen	69
5.2	Wirkungen	72
5.3	Techniken der Ultraschallbehandlung	73
5.4	Spezielle Formen der Ultraschalltherapie	77
5.4.1	Ultraschall-Simultanverfahren	77
5.4.2	Ultraschall-Phonophorese	78
5.5	Indikationen und Kontraindikationen	79

6	**Licht- und Strahlentherapie**	**82**
6.1	Grundlagen	82
6.2	Strahlen im Infrarotbereich	84
6.3	Strahlen im Sehspektrum	85
6.4	Strahlen im ultravioletten Bereich (UV)	86
6.5	Indikationen und Kontraindikationen	88
7	**Niederfrequente Ströme**	**90**
7.1	Galvanischer Strom, Gleichstrom (DC)	90
7.1.1	Stabile Galvanisation	92
7.1.2	Hydroelektrische Bäder	94
7.1.3	Iontophorese	100
7.2	Weitere niederfrequente Ströme	105
7.2.1	Diadynamische Ströme nach Bernard	105
7.2.2	Ultra-Reiz-Strom (URS) nach Träbert	109
7.2.3	Impulsgalvanisation nach Jantsch	112
7.2.4	Stochastische Ströme	114
7.2.5	Mikroampère-Ströme (MENS)	115
7.2.6	Hochvolt-Ströme (HV)	116
7.2.7	Indikationen und Kontraindikationen	120
8	**Mittelfrequente Ströme**	**124**
8.1	Grundlagen	124
8.2	Wirkungen	125
8.3	Unmodulierte Ströme	127
8.4	Amplitudenmodulierte Ströme (AMS)	129
8.5	Interferenzströme	130
8.6	Sonderformen der Mittelfrequenztherapie	132
9	**Transkutane Elektrische Nerven-Stimulation (TENS-Therapie)**	**134**
9.1	TENS-Verfahren bei Hautschädigungen und Funktionsstörungen der Haut	134
9.2	TENS-Verfahren zur Schmerztherapie	136
9.3	TENS-Verfahren zur therapeutischen Stimulation der Muskulatur	138
9.4	TENS-Verfahren bei Inkontinenz	141
10	**Reizung des Nerv-Muskelsystems**	**145**
10.1	Differenzial-therapeutische Vorgehensweise	145
10.2	Praktische Hinweise zur Muskelreizung	148
10.3	Nerven- und Muskelreizpunkte	150
10.4	Stromformen zur Muskelreizung	154

11	**Organisation der Motorik**	**165**
11.1	Begriffe der Elektrodiagnostik	165
11.2	Erstellung der It-Kurve	167
11.3	Interpretation und Dokumentation der It-Kurven	169
12	**Biofeedback**	**176**
13	**Spezielle Indikationen aus den einzelnen Fachdisziplinen**	**180**
13.1	Chirurgie	180
13.1.1	Arterielle Verschlusskrankheiten (AVK)	180
13.1.2	Phantomschmerzen	181
13.1.3	Stuhlinkontinenz	181
13.1.4	Sympathische Reflexdystrophie/Morbus Sudeck Stadium II	182
13.2	Orthopädie/Traumatologie	184
13.2.1	Achillodynie	184
13.2.2	Epikondylitis	185
13.2.3	Endoprothesen	186
13.2.4	Adduktorentendopathie	187
13.3	Innere Medizin	188
13.3.1	Asthma bronchiale	188
13.3.2	Obstipation	188
13.3.3	Thromboseprophylaxe	189
13.3.4	Schlafstörungen	190
13.4	Neurologie	191
13.4.1	Hemiplegie	191
13.4.2	Morbus Parkinson	191
13.4.3	Ischialgie	192
13.4.4	Fazialis-Parese	193
13.4.5	Muskelerkrankungen	194
13.5	Gynäkologie/Urologie	194
13.5.1	Plazentainsuffizienz	194
13.5.2	Harninkontinenz	195
13.5.3	Harnverhalt (z. B. nach vorderer Kolporrhaphie)	196
13.5.4	Dysmenorrhoe	196
13.6	Dermatologie	197
13.6.1	Hyperhidrosis	197
13.6.2	Psoriasis	198
13.6.3	Ulcus cruris	198
13.7	Hals-Nasen-Ohren-Erkrankungen	199
13.7.1	Tinnitus	199
13.7.2	Otitis media	200
	Antworten auf die Übungsfragen	**201**
	Literaturverzeichnis	209
	Index	214

1 Grundlagen der Elektrotherapie

1.1 Geschichte der Elektrotherapie

Antike

Die Bezeichnung Elektrizität stammt von dem griechischen Wort *elektron* ab. Dieses bedeutet das *Strahlende* und ist gleichzusetzen mit dem Wort *Bernstein*.

Entdeckung der Elektrizität

Der Begriff wurde von dem Griechen Thales von Milet geprägt. Auch andere Naturforscher bzw. Ärzte, darunter Hippokrates und Galenos, ein römischer Arzt griechischer Herkunft, beschrieben die anziehen Eidengenschaften des Bernsteins.

Der römische Arzt Seribonius Largus beschreibt 46 n. Chr. als erster die elektrotherapeutischen Maßnahmen durch einen Fisch, den so genannten Zitterrochen. Die lebenden Fische geben Elektroimpulse ab und wurden zur Behandlung von Kopfschmerzen und Gicht herangezogen.

Wahrscheinlich wurden solche Behandlungen auch in Südamerika bei den Indianern durchgeführt. In einer Reisebeschreibung aus dem Jahre 1761 wird von einer Lähmungsbehandlung berichtet. Ein gelähmter Indianer wurde zusammen mit einem Fisch in ein Fass gesteckt und konnte sich anschließend wieder bewegen.

Der Strom im Fisch entsteht – vereinfacht dargestellt – folgendermaßen: Der Fischleib ist wie ein Akkumulator. In den Muskeln, deren Plättchen sich tausendfach überlagern, bilden sich Säuren. Sie transportieren Elektronen von Muskel zu Muskel; es entsteht ein Strom, der den Muskel-Akkumulator auflädt. Der Fisch kann nun bei Bewegungen elektrische Impulse abgeben.

Für diese Art der elektrischen Energie wurde der Begriff *Bioelektrizität* geprägt.

Mit dem Untergang des Römischen Reiches verliert die gesamte Physikalische Medizin an Bedeutung, so auch die Elektrotherapie.

17. und 18. Jahrhundert

Der Magdeburger Bürgermeister und Physiker Otto von Guericke erfindet 1663 eine Elektrisiermaschine. Der therapeutische Nutzen ist noch nicht gegeben und wird erst wesentlich später erkannt.

Franklin-Ära: Beginn der apparativen Elektrotherapie

Benjamin Franklin (1706–1790), einer der bedeutendsten Naturwissenschaftler des 18. Jahrhunderts, erfindet u.a. den Blitzableiter. Daneben macht er erste Erfahrungen mit der Behandlung von Lähmungen mittels elektrischer Energie.

In dieser so genannten Franklin-Ära beginnt die apparative Elektrotherapie. Es gelingt, künstlich elektrische Energie zu erzeugen.

Der Arzt Christian Gottlieb Kratzenstein setzt 1744 erstmals die statische Elektrizität, d.h. ruhende Energie ein und verfasst das erste Buch über die Elektrotherapie.

Der Dekan Kleist und v. Musschenbrock aus Leiden in Holland erfinden 1745 unabhängig voneinander die Möglichkeit, Strom in der sog. Leidener Flasche bzw. Kleist-Flasche zu speichern. Dieses Verfahren ist bis heute von Bedeutung (Kondensator).

Mit der Möglichkeit, Strom zu speichern und zu entladen, wurden auch therapeutische Ziele verfolgt. Es konnten größere Mengen der Elektrizität auf den Patienten übergeleitet und somit sensible und motorische Reaktionen ausgelöst werden. Das Verfahren nannte man *Franklinisation*. Es wurde später auf den ganzen Körper ausgedehnt und als elektrisches Luftbad bekannt.

Luigi Galvani (1737–1798), ein italienischer Arzt und Naturforscher, stellt eine Beziehung zwischen der Elektrizität und der Muskelkontraktion durch den bekannten *Froschschenkelversuch* her. Galvani hängte einen Froschschenkel an einen Kupferhaken, den er an einem Eisengitter befestigte. Durch die unterschiedlichen Metalle entstand eine Batterie, und der Froschschenkel reagierte auf den Strom mit einer Muskelzuckung. Galvani war allerdings der Meinung, ein neuartiges Naturphänomen entdeckt zu haben, und sprach von der tierischen Elektrizität.

Volta-Ära: Erfindung des Gleichstroms

1799 kann der italienische Physiker Alessandro Volta (1745–1827) den Nachweis erbringen, dass es sich bei dem Froschschenkelversuch nicht um die tierische Elektrizität handelt, sondern dass eine neue Art der Stromquelle entdeckt wurde. Er entwickelt im Jahre 1800 die erste elektrochemische Batterie, die so genannte Volta-Säule. Sie ist die erste konstante Stromquelle.

Nach der Erfindung des Gleichstroms wurden Verfahren entwickelt, die bis heute nicht an Bedeutung verloren, wie die stabile Galvanisation oder das Stangerbad.

19. Jahrhundert

Faraday-Ära: Erfindung von Wechsel- und Impulsströmen

Michael Faraday (1791–1867), ein britischer Naturforscher und Professor der Chemie, erforscht die Elektrolyse. Von ihm stammen die Bezeichnungen *Ionen*, *Elektroden* und *Elektrolyte*.

Auf Grundlage der von ihm entdeckten elektromagnetischen Induktion entwickelt er die faradischen Wechselströme. Der

Strom wurde mit einem so genannten Wagner-Hammer rhythmisch unterbrochen.

Duchenne de Boulogne, Guillaume Benjamin Amand (1806–1875), französischer Neurologe, gilt als Vater der Elektrotherapie. 1830 entwickelt er die Methode der Muskelstimulation und beschreibt die motorischen Reizpunkte.

Jean Alban Bergonié (1856–1925) entwickelt den sog. Schwellstrom, der zur Muskelreizung eingesetzt wird.

R. Remak (1815–1865), Neurologe in Berlin, führt die erste Lähmungsbehandlung durch (Handbehandlung). Er beschreibt 1856 die Muskelreizpunkte.

1866 erfindet Steve das hydroelektrische Vollbad, welches später von dem Ulmer Gerbermeister Stanger erprobt wird.

1880 entdecken Pierre und Jacques Curie den piezoelektrischen Effekt bei den Quarzkristallen. Zwei Generationen später führten diese Erkenntnisse zur Einführung der Ultraschall-Therapie.

D'Arsonval-Ära: Entwicklung der Hochfrequenztherapie

Jacques Arséne D'Arsonval (1851–1940), Mediziner und Physiologe aus Paris, gilt als Wegbereiter der Hochfrequenztherapie.

D'Arsonval stellt in Versuchen fest, dass bei höherer Frequenz keine motorischen Reaktionen erfolgen, sondern thermische Reize auftreten. Er entwickelt Geräte, bei denen mit einer Funkenstrecke gearbeitet wurde und elektromagnetische Wellen über verschiedene Elektroden dem Körper zugeführt wurden, die sog. D'Arsonvalisation.

1888 entdeckt Heinrich Hertz (1857–1894) die elektromagnetischen Wellen.

Erste Hälfte des 20. Jahrhunderts

Entwicklung des Stangerbades und der Iontophorese

1900 erprobt Johann Stanger, Gerbermeister aus Ulm, im Eigenversuch das hydroelektrische Vollbad. Sein Sohn Heinrich Stanger sorgt für eine weitere Verbreitung der hydroelektrischen Bäder, die als *Stangerbäder* bezeichnet werden.

Der Dresdener Karl Franz Nagelschmidt (1875–1952) prägt 1907 den Begriff der *Diathermie* für die Langwellentherapie. Die Diathermie, d.h. eine intensive Erwärmung von Gewebe im Körperinneren, entsteht durch die therapeutische Anwendung von hochfrequenten elektromagnetischen Wellen.

Im gleichen Jahr führt Stephane Armad Leduc (1853–1939) einen Versuch mit zwei Kaninchen durch, um den Beweis zu erbringen, dass Medikamente durch einen Gleichstrom in den Körper gebracht werden können. Auf diese Erkenntnisse baut die Iontophorese auf, die heute noch weit verbreitet ist.

1917 erkennt der Physiker Paul Langevin (1872–1946), dass durch die Umkehrung des piezoelektrischen Effekts feinste mechanische Wellen erzeugt werden können, die so genannten *Ultraschallwellen*.

Erprobung der:
- Kurzwellentherapie
- Dezimeterwellen-
therapie
- Ultraschall-Therapie

High-Tech-Ära:
- Einfluss der Elektronik
auf die Elektrothera-
piegeräte
- Entwicklung der mit-
telfrequenten Ströme

Abraham Esau (1884–1955), Physiker aus Jena, entwickelt 1926 die Kurzwellentherapie, welche anschließend von dem Gießener Internist Erwin Schliephake (geb. 1894) erprobt wird.

1926 entwickelt Josef Korwarschik den Exponential-strom.

Der Physiker Pätzhold in Erlangen erprobt 1937 die Dezi-meterwellentherapie.

1939 erfolgt die erste klinische Erprobung des Ultraschall-verfahrens in einem Berliner Krankenhaus.

1940 erscheinen die ersten elektronischen Reizstromge-räte, während die Reizstromgeräte mit Röhrentechnik immer mehr an Bedeutung verlieren.

1945 wird in den USA von Haslip der Hochvolt-Strom als sog. *dyna-wave* entwickelt.

Zweite Hälfte des 20. Jahrhunderts

Auf der Basis der Erkenntnisse des Physiotherapeuten Krusen werden 1946/47 die ersten Mikrowellengeräte in den USA ge-baut und nach Europa gebracht.

Der französische Zahnarzt Pierre D. Bernard entwickelt 1950 die diadynamischen Ströme.

1957 entwickelt der Arzt Träbert aus Trier den Ultra-Reiz-Strom zur schnellen Schmerzbehandlung.

Der österreichische Physiker Hans Nemec entwickelt 1960 das Interferenzstromverfahren. Im gleichen Jahr wird auch der erste Schrittmacher konstruiert.

Das EMG-Biofeedback wird erstmals von Marinacci und Horande eingesetzt.

Seit 1971 wird die Hochvolt-Therapie in den USA weiter entwickelt und kommt 10 Jahre später nach Deutschland.

TENS, die transkutane elektrische Nervenstimulation, setzt sich in den 70er Jahren immer mehr durch. Viele Herstel-ler produzieren kleine batteriebetriebene tragbare Geräte, über-wiegend zur Schmerztherapie.

1981 bis 1983 werden die Mikroampère-Reizströme MENS in den USA entwickelt.

Um den Stellenwert der Elektrotherapie in Deutschland zu verbessern, wird 1991 vom Berufsverband der Physiotherapeu-ten ZVK die **Arbeitsgemeinschaft Elektrotherapie (AGET)** ins Leben gerufen. Die erste Leiterin der AG ist Ursula Thies. Seit 1993 ist Frank-P. Bossert Leiter der AGET.

Auf dem ersten Kongress der AGET 1996 in Koblenz wird fachübergreifend die **Gesellschaft für Elektrostimulation und Elektrotherapie (GESET)** gegründet. Präsident dieser wissen-schaftlich orientierten Gesellschaft ist Th. Mokrusch, Neurolo-ge, Lingen/Ems.

1998 wird auf dem Markt die elektro-kapazitive Transfe-renz bekannt, ein Verfahren zur Erzeugung einer lokalen Hy-perthermie.

Im selben Jahr konzipiert H.-U. May die Hochtontherapie HiTOP®. Es handelt sich um eine Weiterentwicklung der Elektrotherapie im mittelfrequenten Bereich. Die Hochtontherapie wirkt primär auf den Zellstoffwechsel.

1.2 — Elektrophysikalische Grundlagen

Elektrotherapie ist der direkte oder indirekte Einsatz elektrischer Energie in der Medizin zur Heilung, Besserung oder Linderung einer Erkrankung. Immer mehr Bedeutung gewinnt die Elektrotherapie in Prävention und Rehabilitation.

Energie

Einsatz elektrischer Energie:
- direkt
- indirekt

Von einem direkten Einsatz elektrischer Energie spricht man, wenn der menschliche Körper *direkt* mit elektrischem Strom durchflossen wird. Bei dem indirekten Einsatz wird die elektrische Energie umgewandelt, z.B. in Wärme, und dann dem Körper zugeführt.

Das Wort Energie wird aus der griechischen Sprache abgeleitet (*energeia*) und bedeutet: Kraft, Wirksamkeit.

! Merke

Energie ist die wirksame Kraft zu einer Veränderung.

Durch die Energie der Elektrotherapie ist die Möglichkeit gegeben, nachhaltig in einem Krankheitsgeschehen eine Veränderung zu erreichen.

Reizströme aktivieren Selbstheilungskräfte.

Reizströme bewirken, dass der Körper auf einen elektrischen Reiz hin selbst tätig wird und die Eigenheilkräfte aktiviert. Besonders sei hier die Muskelstimulation erwähnt, die nach wie vor bedeutsam für den Erhalt und Aufbau des Muskels ist.

Eine Reihe von Verfahren wirkt direkt heilend auf den Krankheitsprozess ein, z.B. bei Entzündungen und Wundheilungsstörungen. Wenn die gewünschten Erfolge in der Elektrotherapie ausbleiben, so liegt dies häufig daran, dass die Behandlung unter den physiologischen Wirksamkeitsgrenzen bleibt. Meist sind die Intensitäten zu schwach oder die Behandlungsdauer zu kurz, um einen therapeutischen Effekt zu erzielen. Ein fundiertes Grundwissen von Seiten des Therapeuten ist deshalb unabdingbar.

Energie kommt in unterschiedlichen Formen vor (☞ Tab. 1.1).

! Merke

Energie kann nur von einer Energieform in eine andere umgewandelt werden. Energie geht nicht verloren.

Tab. 1.1: Energieformen

Energieformen	Beispiele aus der Physiotherapie
Elektrische Energie	Galvanischer Strom, faradischer Strom
Thermische Energie	Mikrowelle, Fangopackung
Mechanische Energie	Ultraschall, Massage
Chemische Energie	Iontophorese, Phonophorese
Licht- und Strahlenenergie	UV-Bestrahlung, Blaulichttherapie
Kernenergie	kein Einsatzgebiet der Physiotherapie
Psychische Energie	

Statische und dynamische Energie

Des Weiteren wird unterschieden zwischen ruhender bzw. statischer Energie und der Bewegungsenergie, die auch als kinetische oder dynamische Energie bezeichnet wird. Hier setzen viele Verfahren der physikalischen Therapie an, indem statische Energie in kinetische Energie umgewandelt wird.

Aktivierungsenergie

Chemische Energie kann in andere Energieformen, z. B. Wärme, umgewandelt werden. Dazu sind chemische Reaktionen nötig, die in den meisten Fällen durch eine Aktivierungsenergie in Gang gesetzt werden. Beispielsweise wird bei einer Verbrennung die chemische Energie des Brennstoffs in Wärmeenergie umgesetzt – ohne die Aktivierungsenergie der Zündung findet dieser Prozess allerdings nicht statt.

Im menschlichen Körper übernehmen Enzyme und Koenzyme diese Aktivierungen. Bei einigen Stromformen werden Enzyme und speziell das Koenzym cAMP (zyklisches Adenosinmonophosphat) aktiviert. Dies ist ein sekundärer Botenstoff, der die Reaktionen der Enzyme beschleunigt.

Träger der Energie: Materie

Die Energie benötigt als Träger die Materie in allen Aggregatzuständen. Dabei ist entscheidend, wie viel Energie aus der Materie gewonnen werden kann. Maschinen gelingt es nur, einen Teil der eingegebenen Energie in nutzbare Energie umzuwandeln.

Ein Beispiel mag die Energiespeicherung in der Materie verdeutlichen. Wenn es vollständig gelänge, die Energie aus einem Gramm Kohle in Strom umzuwandeln, enthielte ein Gramm Steinkohle 90 Billionen Wattsekunden Energie. Das reichte aus, um eine 100-Watt-Glühlampe 28 500 Jahre zu betreiben.

Wirkungsgrad der Energieumwandlung

Als Wirkungsgrad oder Nutzeffekt bezeichnet man den Prozentsatz der Energie, der in die gewünschte Wirkenergie umgewandelt wird. Dies ist sehr unterschiedlich. Eine Dampfmaschine wandelt nur 10–25% der Energie in Bewegung um, während ein Elektromotor einen Wirkungsgrad von 70–80% erreicht. Auch die „Maschine Mensch" erreicht rein physikalisch-energetisch einen eher geringen Wirkungsgrad, weil die beim Arbeiten erzeugte Wärme als Verlustenergie abgegeben wird.

Materie

Aggregatzustände

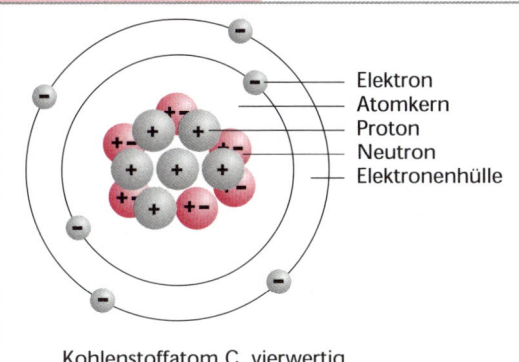

Kohlenstoffatom C, vierwertig

Abb. 1.1 Atommodell

Träger der Energie ist die Materie in allen Aggregatzuständen, d. h. alle festen, flüssigen und gasförmigen Stoffe sind energiehaltig.

Die Materie besteht aus kleinsten Bauteilen, den Atomen (griech. *atomos*, unteilbar). Das Atom besteht aus dem Atomkern und der Elektronenhülle (☞ Abb. 1.1).

Der Atomkern besteht aus den Nukleonen: Das sind positiv geladene Protonen sowie neutrale Neutronen. Die Nukleonen bestehen wiederum aus kleineren Bausteinen, den Quarks, die aber für die Elektrotherapie ohne Bedeutung sind.

Protonen

Protonen bestimmen den Stoff und die Ordnungszahl.

Durch die Anzahl der Protonen im Atomkern wird der Stoff bestimmt, z.B. 8 Protonen = Sauerstoff, 11 Protonen = Natrium, 82 Protonen = Blei. Diese Zahl wird auch als *Ordnungszahl* bezeichnet und gibt die Stelle des Elements im Periodensystem an. Diese Zahl ist immer fest an den Stoff gebunden, 11 ist also immer Natrium. Protonen und Neutronen haben ungefähr das gleiche Gewicht, bei leichten Elementen ist die Zahl der Protonen und Neutronen annähernd gleich.

Neutronen

Neutronen und Protonen bestimmen das Gewicht des Atoms und die Massezahl.

Die Anzahl der Neutronen und Protonen bestimmt das Atomgewicht. Dieses bezeichnet man auch als die *Massezahl*. Das Atomgewicht wird nicht in Gramm gemessen, sondern ist eine relative Masse, die auf eine willkürlich festgelegte Einheit aufbaut. Die Masse „1" steht für ein Proton oder Neutron.

Jedes chemische Element wird durch seine Ordnungszahl und Massezahl charakterisiert. Für Natrium (Na) gilt z. B.:

Ordnungszahl

$$\frac{11}{22{,}9898} = \text{Na} \quad \text{chemische Kurzbezeichnung für Natrium}$$

Elektronen

Elektronen bestimmen Ladung und Wertigkeit.

Um den Atomkern kreisen auf verschieden geformten Umlaufbahnen (so genannten Orbitalen) die negativ geladenen Elektronen mit einer Geschwindigkeit von etwa 2000 km/s. Die Anziehungskraft des Atomkerns und die Fliehkräfte arbeiten gegeneinander, so dass ein gewisser Abstand immer vorhanden ist. Da die eigentlichen Masseteilchen extrem klein sind, kann man davon ausgehen, dass das Innere des Atoms leer ist. Wäre es möglich, die Kerne aller Atome eines großen Flugzeugträgers so dicht zusammenzupacken, dass keine Zwischenräume mehr vorhanden wären, so erhielte man einen Stecknadelkopf voll Materie.

Ladung

Ladung: Verhältnis von Protonen zu Elektronen

Die Anzahl der Elektronen im Verhältnis zu den Protonen sagt aus, welche Ladung das Atom aufweist. Überwiegen die Protonen, ist das Atom positiv geladen, überwiegen die Elektronen, ist es negativ geladen.

Ionen

Ionen sind pos. oder neg. geladene Atome oder Moleküle.
- **Kationen (+) wandern zur Kathode (-).**
- **Anionen (-) wandern zur Anode (+).**

Positiv oder negativ geladene Atome oder Moleküle bezeichnet man als Ionen. Das Wort *Ion* bedeutet wörtlich übersetzt „Wanderer". Ionen wandern zu Gegenpolen, um einen Ladungsausgleich herbeizuführen. Die zur Kathode wandernden positiv geladenen Ionen bezeichnet man als Kationen, die zur Anode wandernden negativen Ionen bezeichnet man als Anionen (☞ Abb. 1.2).

Wertigkeit

Wertigkeit bestimmt die Reaktionsfähigkeit eines Atoms

Die Wertigkeit eines Atoms sagt etwas über die Bindungsfähigkeit eines Atoms aus. Sie wird durch die Anzahl der freien oder besetzten Plätze auf der äußersten Umlaufbahn bestimmt. Auf der ersten Umlaufbahn finden maximal 2 Elektronen Platz, auf der zweiten 8 Elektronen. Die weiteren Schalen (M–Q) bieten maximal 18 bis 98 Elektronen Platz (☞ Tab. 1.2).

Nur die ersten vier Schalen werden maximal mit Elektronen besetzt, die anderen Umlaufbahnen bleiben inkomplett.

Ein Sauerstoffatom hat 8 Elektronen, davon befinden sich 2 auf der ersten Umlaufbahn. Auf der zweiten Umlaufbahn sind 6 Elektronen, es bleiben also zwei freie Plätze. Daraus ergibt sich eine Zweiwertigkeit des Sauerstoffs. Die Zweiwertigkeit wird in der Strukturformel durch 2 Striche (die jeweils Elektronenpaare symbolisieren) neben der chemischen Bezeichnung dargestellt.

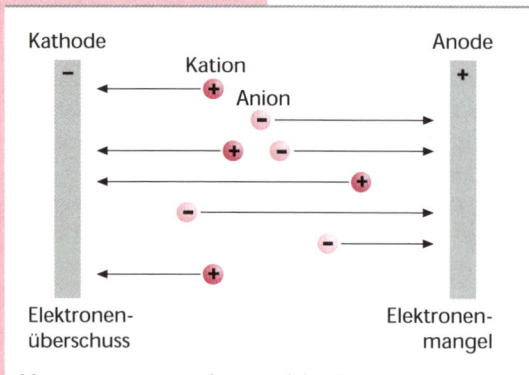

Abb. 1.2   Ionen wandern im Elektrolyt

Sauerstoff	– O –	Chlor	Cl –
Wasserstoff	H –	Phosphor	– P –
Kohlenstoff	– C –	Stickstoff	– N –

Tab. 1.2: Elektronenschalen und ihre maximale Elektronenzahl

Elektronenschale	Maximale Elektronenzahl
K	2
L	8
M	18
N	32
O	50
P	72
Q	98

Edelgase wie Helium, Neon, Argon sind nullwertig und gehen somit in der Natur keine Verbindungen ein.

Chemische Verbindungen

- Metallbindung
- Ionenbindung
- Atombindung

Wenn ein oder mehrere Stoffe aufgrund ihrer Wertigkeit miteinander reagieren, spricht man von einer chemischen Verbindung. Die meisten chemischen Stoffe kommen in Verbindungen vor. Es werden drei Arten der Bindungen unterschieden (☞ Abb. 1.3):

- Metallbindung
  Metallatome gehen untereinander eine Verbindung ein. Nach einer gewissen Gesetzmäßigkeit ordnen sich die Atome zu einem Gitter. Die Außenelektronen können sich in diesem Gitter frei bewegen. Diese Beweglichkeit ist der Grund für die gute elektrische Leitfähigkeit sowie die thermische Leitfähigkeit der Metalle.

- Ionenbindung
  Von einer Ionenbindung spricht man, wenn Metalle Elektronen an Reaktionspartner (meist Nichtmetalle) abgeben, so dass Ionen entstehen. Die Ionen halten dann aufgrund elektrostatischer Wechselwirkungen zusammen. Diese Verbindungen sind für den menschlichen Körper von großer Wichtigkeit. Werden solche Ionenverbindungen in Wasser gelöst, so entsteht ein Elektrolyt (elektrisch leitfähige Lösung).

- Atombindung
  Diese Art der Bindung wird auch als Elektronenpaar-Bindung bezeichnet, weil 2 Atome sich verbinden, indem sie ihre Außenelektronen gemeinsam benutzen.

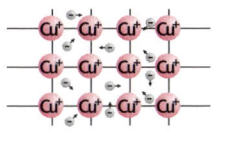
Metallbindung mit Kupferatomen, gitterförmig angeordnet

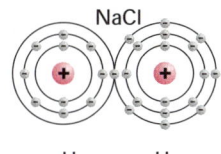
Ionenbindung von Natrium und Chlor zu NaCl (Kochsalz)

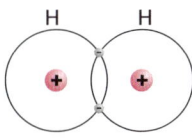
Atombindung von 2 Wasserstoffatomen zu H_2

Abb. 1.3 Chemische Bindungsarten

Chemisches Gemenge

Neben der chemischen Verbindung unterscheidet man noch das chemische Gemenge. Hierbei haben verschiedene Stoffe den gleichen Aufenthaltsraum, ohne aber chemisch miteinander zu reagieren. Die Stoffe behalten ihre chemischen Eigenschaften, weil sie keine Affinität, d. h. kein Bestreben haben, gewisse chemische Reaktionen einzugehen. Dadurch lässt sich ein Gemenge auch leichter wieder in seine ursprünglichen Anteile lösen. Ein typisches Gemenge ist z. B. Beton, der aus Sand, Kies, Zement und Wasser besteht. Auch Blut stellt mit seinen verschiedenen Blutzellen, dem Blutplasma etc. ein Gemenge dar, das relativ einfach in seine Bestandteile aufgeteilt werden kann.

Elektrolyse

nicht zusammengehörig

! Merke

Elektrolyse ist die Aufspaltung gelöster, dissoziierter Substanzen (Ionen) unter Einsatz eines Gleichstroms.

Säuren, Basen und Salze in Wasser gelöst bezeichnet man als Elektrolyte. Sie sind elektrisch leitfähig.

Elektrolyse im menschlichen Körper → Anregung des Stoffwechsels

Auch der menschliche Körper ist ein Elektrolyt, da er sehr viele gelöste Salze beinhaltet. Solche Salze werden auch bei den verschiedenen elektrotherapeutischen Verfahren aufgespalten, wodurch der lokale Stoffwechsel angeregt wird.

Am Beispiel von NaCl in Wasser wird die Elektrolyse beschrieben, so wie sie sich z. B. im Stangerbad abspielt: NaCl-Kristalle zerfallen im Wasser zu Na^+- und Cl^--Ionen. Diese wandern nun zu den jeweils gegensätzlichen Elektroden, um ihre Ladung wieder auszugleichen (☞ Abb. 1.4).

Reaktionen an der Kathode

Das Na^+-Ion ersetzt an der Kathode das fehlende Elektron und wird zu einem einwertigen hochaktiven Na-Atom. Dieses verbindet sich mit dem Wasser zu NaOH (Natriumlauge), während ein frei gewordenes H-Atom sich mit einem weiteren H-Atom bindet und als feines Gasbläschen in der Flüssigkeit aufsteigt.

Reaktionen an der Anode

Das Cl^--Ion wandert zur Anode und gibt dort das überschüssige Elektron wieder ab. Es wird einwertig und damit wieder aktiv. Es bindet sich mit dem Wasserstoff des Wassers zu HCl (Salzsäure), während das O ebenfalls biatomar als etwas größere Bläschen an der Elektrode aufsteigt.

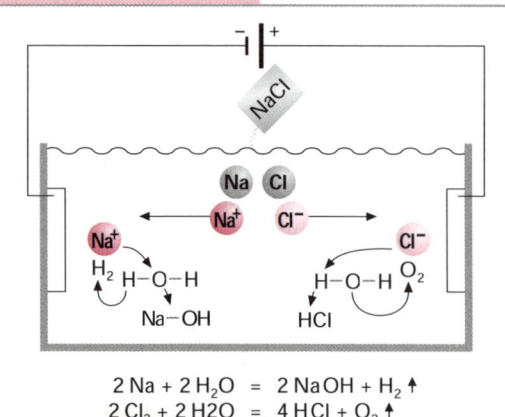

$$2\,Na + 2\,H_2O = 2\,NaOH + H_2\uparrow$$
$$2\,Cl_2 + 2\,H2O = 4\,HCl + O_2\uparrow$$

Abb. 1.4 Elektrolyse

Es entstehen also an der Kathode eine Lauge und an der Anode eine Säure. Das ist die Erklärung dafür, dass polare Ströme bei nicht sachgemäßer Behandlung zu einer Verätzung führen können.

? Übungsfragen

① Was bezeichnet man als den Träger der Energie?

② Wodurch wird die Ordnungszahl und Massezahl eines Atoms bestimmt?

③ Was sagt die Wertigkeit eines Atoms aus?

④ Was unterscheidet eine chemische Verbindung von einem chemischen Gemenge?

⑤ Was ist die Elektrolyse?

⑥ Welche Gefahren können sich durch die Elektrolyse bei der Elektrotherapie ergeben?

1.3 Elektrischer Strom, physikalische Größen und Maßeinheiten

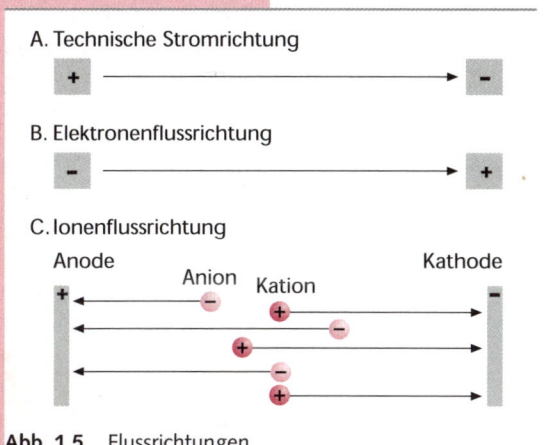

Abb. 1.5 Flussrichtungen

Elektrischer Strom ist das Fließen von Elektronen in einem Leiter bzw. das Fließen von Ionen in einem Elektrolyt. Dabei lassen sich drei verschiedene Stromflussrichtungen unterscheiden (☞ Abb. 1.5):

▪ Die **technische Stromrichtung** wurde vom Pluspol zum Minuspol festgelegt. Als diese Festlegung erfolgte, war von der Bewegung der freien Elektronen noch nichts bekannt.

▪ Die **Elektronenflussrichtung** erfolgt vom Minuspol zum Pluspol, also entgegengesetzt der technischen Stromrichtung.

▪ Die **Ionenflussrichtung** richtet sich nach der Ladung der Ionen, Kationen fließen zur Kathode, Anionen zur Anode.

Elektrischer Strom kann in Form von Gleichstrom, Wechselstrom oder Impulsstrom erzeugt werden.

Gleichstrom (Direct Current: DC)

Gleichstrom bedeutet, dass Elektronen oder Ionen gleichbleibend in eine Richtung fließen. International ist die Bezeichnung „DC" geläufig. Gängige Zeichen sind – oder =.

Gleichstrom: Richtung wird beibehalten

Zeichnet man die Stromstärke in Abhängigkeit von der Zeit in ein Koordinatenschema, so ergibt sich eine Parallele zum Zeitschenkel. Der Strom fließt monophasisch oder monodirektional.

Gleichstrom kann in einer Batterie oder einem Akkumulator erzeugt werden. Es besteht auch die Möglichkeit, Wechselströme gleichzurichten.

In der Elektromedizin gibt es viele Anwendungsgebiete für den Gleichstrom. Es besteht aber hier die Gefahr einer Verätzung.

Wechselstrom (Alternating Current: AC)

Wechselstrom: Richtung wechselt ständig

Wechselstrom bedeutet, dass die Ladungsträger ständig die Richtung wechseln. Im Schaubild dargestellt erhält man eine Sinuskurve, bestehend aus positiven und negativen Amplituden oder Halbwellen. Sie stellen jeweils die Strömstärke in Abhängigkeit von der Zeit dar. Die Sinuskurve ist auch das Zeichen für den Wechselstrom: $\sim$.

Der Strom fließt biphasisch oder bidirektional. Wechselstrom wird in Generatoren erzeugt, dabei wird ein elektrischer Leiter in einem Magnetfeld rotierend bewegt ($\mathscr{F}$ Abb. 1.6). Auch in unserem Netzstrom haben wir Wechselstrom.

In der Elektrotherapie hielt der Wechselstrom erst relativ spät Einzug. Ein großes Anwendungsgebiet für Wechselströme ist der Mittelfrequenzbereich.

Von diesen beiden Stromarten, Gleich- und Wechselstrom, werden viele zur Therapie nutzbare Ströme abgeleitet (Abb. 1.7).

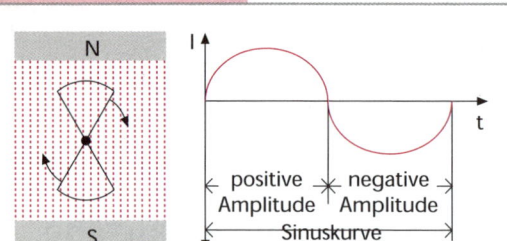

Abb. 1.6 Erzeugung von Wechselstrom. Durch Drehen eines metallischen Leiters in einem Magnetfeld entsteht in dem Leiter ein Strom (positive Amplitude). Auf dem Rückweg fließt der Strom in die Gegenrichtung (negative Amplitude).

Impulsstrom

Viele in der Elektrotherapie genutzten Ströme sind Impulsströme. Auf verschieden geformte Impulse folgen Pausen, in denen kein Strom fließt. Man unterscheidet Rechteck-, Dreieck- und

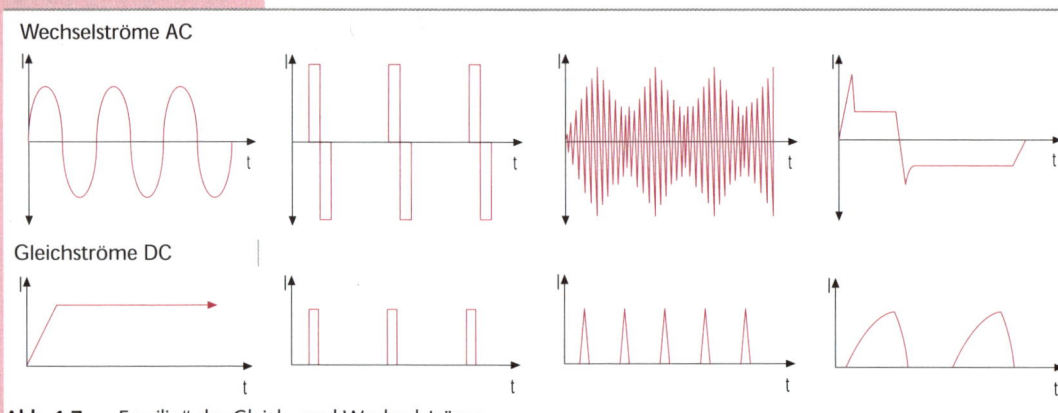

Abb. 1.7 „Familie" der Gleich- und Wechselströme

Exponentialimpulse. Bei dem Hochvoltverfahren werden noch Kirchturmimpulse beschrieben.

Die wesentlichen Reizparameter bei Impulsströmen sind (☞ Abb. 1.8):

Reizparameter

- Impulsdauer (T), gemessen in Millisekunden
- Pausendauer (R), gemessen in Millisekunden
- Anstiegswinkel
- Intensität (I), gemessen in Milliampère (☞ s.u.)

Gute Reizstromgeräte zeichnen sich dadurch aus, dass alle Reizparameter frei variabel einstellbar sind.

Von den Reizparametern ist die Frequenz (f) des applizierten Stroms abhängig. Ihre Berechnung erfolgt nach der Formel:

$$f = \frac{1 \ (1000 \ \text{ms})}{\text{Impulsdauer} + \text{Pausendauer}}$$

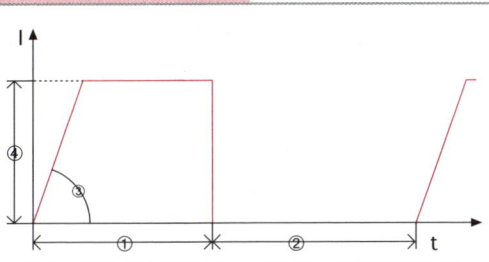

① = Impulsdauer (t, gemessen in ms)
② = Pausendauer (R, gemessen in ms)
③ = Anstiegswinkel
④ = Intensität (I, gemessen in mA)

Abb. 1.8   Reizparameter

Der Stromkreis

Der Stromkreis muss geschlossen sein.

Sowohl Gleichstrom als auch Wechselstrom kann nur in einem geschlossenen Stromkreis fließen. Ein Stromkreis besteht aus einer Stromquelle (Batterie, Generator), einem Verbraucher und einem Hin- und Rückleiter (☞ Abb. 1.9).

Größen und Maßeinheiten

Zur besseren Übersicht sind die elektrischen Größen und Maßeinheiten dem folgenden Kapitel vorangestellt.

Tab. 1.3: Größen und Maßeinheiten

Größe	Formelbezeichnung	Maßeinheiten	Abkürzungen
Spannung	U	Volt	V, mV, kV
Stromstärke	I	Ampère	A, mA
Widerstand	R	Ohm	Ω, kΩ
Leistung	P	Watt	W (= VA), kW
Arbeit	W	Wattstunden	Wh, kWh
Frequenz	f	Hertz	Hz, kHz
Elektrische Ladung	Q	Coulomb	C (= As)
Kapazität	C	Farad	F, µF
Zeit	t	Sekunden (Stunden)	s (h)

Elektrische Spannung

Spannung gemessen in
Volt (V)

Voraussetzung für elektrischen Stromfluss ist das Vorliegen einer Spannung. Die Spannung bewegt die Elektronen im Stromkreis voran. Maßeinheit für die Spannung ist Volt, die Formelbezeichnung U. Zum Vergleich sind nachfolgend einige Spannungen aufgeführt:

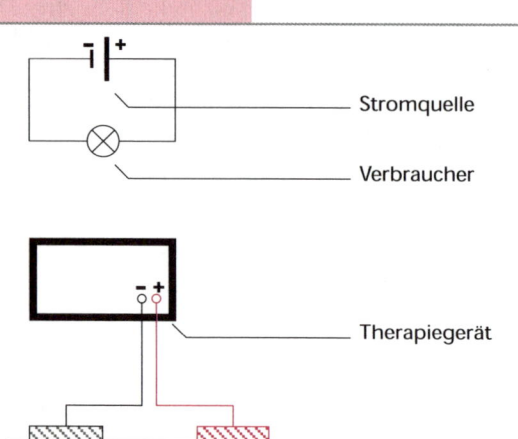

- Nervenzelle   70–80 mV
- Monozelle   1,5 V
- Autobatterie   12 V
- Reizstromgeräte   24 V
- Telefon   60 V
- Netzspannung   230 V
- Hochvoltgeräte   600 V
- Eisenbahn   15 000 V
- Hochspannung   120 000 V
- Blitz   ca.   1 000 000 000 V

Stromquelle

Verbraucher

Therapiegerät

Ionenfluss
im Körper

Abb. 1.9   Stromkreise

Spannungen werden mit einem Voltmeter gemessen. Da unsere Netzspannung 230 V beträgt, in den Reizstromgeräten aber nur 24 V erlaubt sind, muss die Spannung herabgesetzt werden. Diese Aufgabe übernimmt der Transformator.

Transformatoren verändern die Spannung.

Stromstärke/Intensität

Stromstärke gemessen
in Ampère (A)

Wenn ein Stromkreis geschlossen ist, kommt es zum Stromfluss. Die Stromstärke ist umso höher, je mehr freie Elektronen in der Sekunde durch den Querschnitt des Leiters fließen.

Maßeinheit für die Stromstärke ist Ampère (A). In der Elektrotherapie werden häufig tausendstel Ampère, also Milliampère gemessen (mA), die Formelbezeichnung ist I.

Der menschliche Körper kann 80–100 mA vertragen. Die Stromkreise im Haushalt sind z. B. mit 16 A abgesichert, d. h. es können maximal 16 A in einem solchen Stromkreis fließen.

Zum Messen der Stromstärke verwendet man einen Strommesser, den sog. Ampèremeter. Diese Messgeräte sind präzise abzulesen und ihre Daten in der Dokumentation einer Behandlung festzuhalten.

Jeder Reiz kann unterschwellig, schwellig oder überschwellig abgegeben werden. Die mA-Zahl der einzelnen Schwellen ist unterschiedlich und vom jeweiligen Widerstand des Patienten bzw. der Haut abhängig.

Reizschwellen:
- sensible Reizschwelle
- motorische Reiz-
  schwelle
- Toleranzschwelle

Für die Therapie sind die folgenden Reizschwellen bedeutsam, die mit zunehmender Intensität erreicht werden (☞ Abb. 1.10). Man unterscheidet:
- die sensible Reizschwelle
- die motorische Reizschwelle
- die Toleranzschwelle
- die Schädigungsschwelle.

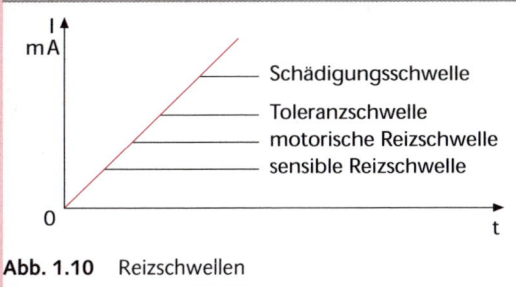

Abb. 1.10 Reizschwellen

Die sensible Reizschwelle ist die erste Reizschwelle. Sie wird erreicht, sobald ein Stromgefühl wahrgenommen wird. Es schließt sich die motorische Reizschwelle an, hier kommt es zu einer minimalen Kontraktion, die auch als Minimalzuckung bezeichnet wird und in der Elektrodiagnostik von Bedeutung ist. Auf die motorische Reizschwelle folgt die Toleranzschwelle. Dies ist die Stromstärke, die der Patient gerade noch ertragen kann.

Als letzte Schwelle kann als Überdosierungserscheinung die Schädigungsschwelle genannt werden. Das ist die Intensität, bei der z. B. eine Verätzung der Haut auftritt.

Wenn Ströme keine motorische Reizwirkung haben, wie z. B. der galvanische Strom (Gleichstrom), so folgt auf die sensible Reizschwelle sogleich die Toleranzschwelle.

Die Angaben der Reizschwellen sind auch für die Dokumentation von Bedeutung.

Elektrischer Widerstand

Widerstand gemessen in Ohm (Ω)

Jeder elektrische Leiter setzt dem Strom einen Widerstand entgegen, der durch die Spannung überwunden werden muss (☞ Abb. 1.11). Die Maßeinheit für den Widerstand ist Ohm (Ω), die Formelbezeichnung R. Der Widerstand eines Leiters ist abhängig von:

- dem spezifischen Widerstand (Materialeigenschaft)
- der Länge des Leiters
- dem Querschnitt des Leiters
- der Temperatur des Leiters.

Die spezifischen Widerstände führen zur Einteilung verschiedener Leiter. Der beste Leiter ist der Supraleiter, ein keramikähnliches Material, welches entwickelt wurde und den Forschern den Nobelpreis einbrachte. Dieser sehr gute Leiter ist aber in der Herstellung sehr teuer, in der Medizin findet er Anwendung in den Magnetspulen der Kernspintomographen.

Je nach Widerstand unterscheidet man:
- Leiter 1. Klasse
- Leiter 2. Klasse
- Isolatoren

Man unterscheidet die Leiter erster und zweiter Klasse und die Isolatoren:

- **Leiter 1. Klasse:** Zu dieser Gruppe gehören Metalle wie Kupfer, Silber oder Aluminium; aber auch Graphit und Kohle leiten gut. In der Elektrotherapie werden meist Metallelektroden verwendet oder Gummielektroden, die mit einer leitenden Substanz, z. B. Graphit, beschichtet sind.
- **Leiter 2. Klasse:** Diese Stoffe leiten den Strom weniger gut, d. h. sie setzen dem Strom einen höheren Widerstand entgegen. Hierzu gehören Flüssigkeiten wie Wasser, Säuren und Laugen. Auch der menschliche Körper ist ein Leiter 2. Klasse. Der Widerstand des Körpers gemessen von Hand zu Hand beträgt etwa 1000 Ω.

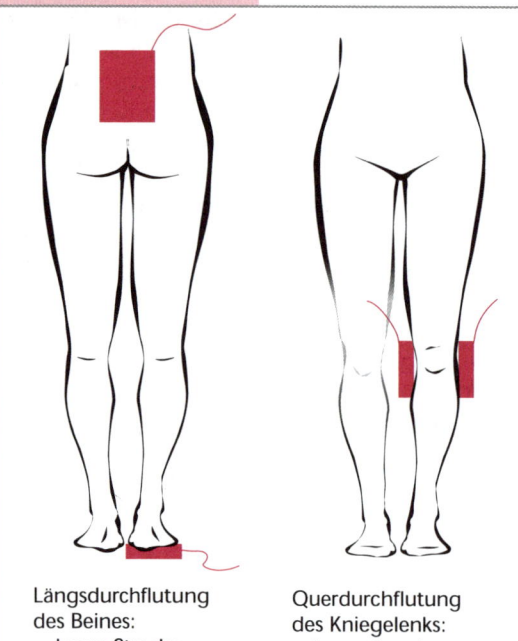

Längsdurchflutung
des Beines:
– lange Strecke
– hoher Widerstand

Querdurchflutung
des Kniegelenks:
– kurze Strecke
– geringer Widerstand

Abb. 1.11 Widerstände

Widerstand des
menschlichen Körpers:
■ Übergangswiderstand
■ Innenwiderstand

■ **Isolatoren:** Als Isolatoren werden Stoffe bezeichnet, die den Strom nicht leiten. Dies sind z. B. Gummi, Porzellan, Plastik u.v.m. Wird ein Isolator feucht, kann die Feuchtigkeit den Strom leiten. Dies ist eine häufige Ursache für Stromschäden. Deshalb muss beim Umgang mit elektrischen Geräten in Feuchträumen mit erhöhter Vorsicht gearbeitet werden.

Der Widerstand des menschlichen Körpers ist sehr schwankend und hängt von vielen Faktoren ab. Er ist auch gut von außen zu beeinflussen und spielt deshalb für die Therapie eine entscheidende Rolle. So lässt sich der Widerstand z. B. senken, indem man durch vorbereitende Wärmemaßnahmen die Durchblutung anregt.

Der Gesamtwiderstand, der sich dem Stromfluss in der Therapie entgegensetzt, besteht aus dem Übergangswiderstand (Elektrode – Körper) und dem Innenwiderstand des Körpers. Ist der Übergangswiderstand zu hoch, kommt kein Stromfluss zustande. Die Geräte melden diese Störung meist als Applikationsfehler. Es müssen dann die Feuchtigkeit der Schwammtaschen, der Elektrodenandruck oder die Leitfähigkeit der Haut überprüft und ggf. verändert werden.

Ohm-Gesetz

Die Zusammenhänge zwischen Spannung, Stromstärke und Widerstand sind im Ohm-Gesetz festgelegt. Die Formel lautet:
Spannung = Intensität × Widerstand
$U = I \times R$

Sie kann leicht umgestellt werden, wenn man sich folgendes Schema einprägt: Wird in dem unten stehenden Dreieck ein Wert abgedeckt, so ergeben die beiden übrigen den Rechenweg, also

$$U = I \times R$$

$$R = \frac{U}{I}$$

$$I = \frac{U}{R}$$

Wichtig ist dabei, dass die daraus resultierenden Fakten dem Therapeuten immer präsent sind, d.h. die Abhängigkeit der Stromstärke von Spannung und Widerstand:

- Die **Stromstärke** ist in Abhängigkeit von der **Spannung** zu sehen:
  - hohe Spannung bei gleichem Widerstand → hohe Strömstärke
  - niedrige Spannung bei gleichem Widerstand → geringe Stromstärke
- Die **Stromstärke** ist in Abhängigkeit vom **Widerstand** zu sehen:
  - hoher Widerstand bei gleicher Spannung → geringe Strömstärke
  - niedriger Widerstand bei gleicher Spannung → hohe Stromstärke

Da die Spannung bei vielen Geräten vorgegeben ist, kann der Stromfluss durch Verändern des Widerstands beeinflusst werden. Dies geschieht einmal am Gerät durch den Intensitätsregler, kann aber auch durch Beeinflussung des Übergangswiderstands geschehen, z. B. durch stärkeren Andruck der Elektroden.

Constant Current-Schaltung (CC)

CC: konstante Stromstärke

Wird der menschliche Körper vom Strom durchflossen, so kann sich der Widerstand verändern. Mit zunehmender Dauer einer Durchflutung kommt es zu einer vermehrten Durchblutung, und der Widerstand des Gewebes sinkt. Das hätte zur Folge, dass die Stromstärke ansteigen würde und unter Umständen zu einer Verätzung führen könnte. Um dies zu vermeiden, gibt es die Constant Current-Schaltung. Sinkt der Patientenwiderstand ab, so steigt der Innenwiderstand des Gerätes an, sodass die Stromstärke konstant bleibt.

Constant Voltage-Schaltung (CV)

CV: konstante Spannung

Bei dieser Schaltung wird die Spannung konstant gehalten, während sich die Intensität verändert, je nachdem wie sich der Hautwiderstand ändert. Darum ist diese Schaltung zur Galvanopalpation einzusetzen (☞ Kap. 3).
Bei vielen Geräten besteht die Möglichkeit, zwischen der CC- und der CV-Schaltung zu wählen.

Elektrische Leistung

Leistung gemessen in Watt (W)

Unter Leistung versteht man die in einer bestimmten Zeit verrichtete Arbeit. Fließen Elektronen durch einen Leiter, so überwinden sie den Widerstand des Leiters und verlieren dabei Energie (Verlustenergie). Diese wird als Wärme abgestrahlt. Vereinfacht kann man sich vorstellen, dass durch die fließenden Elektronen Reibung entsteht, wodurch sich der Leiter erwärmt. Der Strom (elektrische Energie) wurde also in Wärme (thermische Energie) umgewandelt. Die Leistung wird in Watt (W) gemessen, die Formelbzeichnung ist P.
Die Wattzahl steht auf dem Typenschild eines jeden Gerätes. Oft werden Kilowatt angegeben (1000 Watt = 1 Kilowatt).

Formeln zur Berechnung der Leistung:
Leistung = Arbeit / Zeit (Arbeit pro Zeit):

$$P \ = \ \frac{W}{t}$$

Berechnung der Leistung aus Spannung und Stromstärke:
Leistung = Spannung × Intensität

$$P \ = \ U \times I$$

Elektrische Arbeit

Arbeit gemessen in Watt × Std. (Wh)

Elektrische Arbeit ist die Leistung in einer gewissen Zeit. Nach der Arbeit wird der Energieverbrauch berechnet. Das heißt, ein Gerät mit 1000 W Leistung kann 1 Stunde in Betrieb sein, bis eine kWh verbraucht ist. Die elektrische Arbeit wird in Wattstunden (Wh) gemessen. Der Strom wird meist in größeren Einheiten abgerechnet, den kWh, die auf dem Stromzähler abgelesen werden.
Arbeitsformel:
Arbeit = Leistung × Zeit

$$W = P \times t$$

Frequenz

Frequenz gemessen in Hertz (Hz)

Der Begriff Frequenz wird von dem lat. Begriff *frequentia*, Häufigkeit, abgeleitet. Frequenz ist die Anzahl von Perioden in einer Zeit (s). Die Einheit für die Frequenz ist Hertz (Hz). Wechselströme und Impulsströme haben Frequenzen. Der Netzstrom hat in den meisten europäischen Ländern eine Frequenz von 50 Hz.

Elektrische Ladung

Elektrische Ladung gemessen in Coulomb (C)

Voraussetzung für das Fließen eines elektrischen Stroms ist das Vorhandensein einer Ladung. Als Ladung bezeichnet man eine bestimmte Menge von Ladungsträgern (Elektronen). Die Maßeinheit für die Ladung ist Coulomb (C).

Wenn in einer Sekunde 1 C durch einen Leiter fließt, dann beträgt die Stromstärke 1 Ampère, d. h.

1 Coulomb = 1 Ampère × s (As).

Kapazität

Kapazität gemessen in Farad (F)

Die elektrische Ladung lässt sich in einem Kondensator speichern. Ein Kondensator besteht aus zwei Metallplatten oder Folien, die durch eine Isolierschicht getrennt sind. Wird nun eine der Platten geladen, so entsteht ein Spannungsverhältnis und zwischen den Platten ein elektrisches Feld (☞ Kap. 4.2). Wie viel ein Kondensator speichern kann, hängt von verschiedenen Faktoren ab, von der Größe und dem Material der Platten und von der isolierenden Schicht.

Als Kapazität wird das bezeichnet, was ein Kondensator speichern kann. Die Einheit ist das Farad (F). Gebräuchlich sind meist kleinere Einheiten wie das Mikro- oder Nanofarad.

Elektromagnetismus

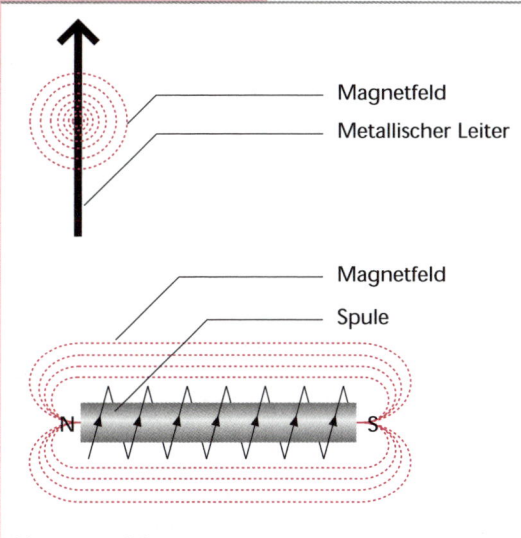

Magnetfeld

Metallischer Leiter

Magnetfeld

Spule

Abb. 1.12 Elektromagnetismus

Schon über Hippokrates wird berichtet, dass er Magnetsteine zur Therapie einsetzte. Heute finden verschiedene Formen der Magnetfeldtherapie Anwendung und sind unter der Bezeichnung Magnetresonanztherapie im Handel.

Magnetfeldtherapie ist im Heilmittelkatalog sowie im Curriculum der Ausbildung zum Physiotherapeuten nicht vorgesehen und wird deshalb nicht weiter beschrieben. Dennoch sind einige Kenntnisse über den Elektromagnetismus von Bedeutung.

Jeder von Strom durchflossene Leiter baut um sich ein Magnetfeld auf. Ist dieser Leiter in einer Spule vorhanden, so verstärkt sich das Magnetfeld.

Wird eine Spule von Wechselstrom durchflossen, so ändern sich die Pole fortwährend und es entsteht ein elektromagnetisches Feld. Dieses wird in der Hochfrequenztherapie genutzt. Durch die Ausrichtung der Ionen im Körper wird ihnen kinetische Energie zugeführt, die sich makroskopisch als endogene Wärme zeigt.

? Übungsfragen

❶ Was ist elektrischer Strom?

❷ Was bedeuten die Abkürzungen AC/DC?

❸ Wie hoch ist die Spannung in einem niederfrequenten Reizstromgerät
a) im Netzstromkreis b) im Patientenstromkreis?

❹ Von welchen Werten ist der Widerstand eines Leiters abhängig?

❺ Was ist der Übergangswiderstand?

❻ In welcher Maßeinheit wird die elektrische Arbeit angegeben?

❼ Welche Ströme haben außer Wechselströme noch eine Frequenz?

❽ In welcher Maßeinheit wird die Kapazität gemessen?

❾ Welche Aufgabe hat die CC-Schaltung?

1.4 — Unfallgefahren durch elektrischen Strom

So nutzbringend der elektrische Strom ist, so gefährlich kann er auch bei unsachgemäßer Handhabung sein. Es werden drei Gruppen von Unfällen unterschieden:

- Unfälle durch direkten Kontakt mit Strom führenden Teilen
- Unfälle durch Lichtbögen-Hochspannung
- Sekundärunfälle.

Unfälle durch direkten Kontakt mit Strom führenden Teilen

Berührt ein Mensch ein Strom führendes Teil, so kommt es zu Reaktionen an Muskeln, Nerven und Organen, speziell dem Herzen. Wie erheblich die Schäden sind, ist abhängig von der Intensität, der Dauer des Kontakts, der Stromart und dem Stromweg durch den Körper.

> **Ausmaß der Schäden abhängig von:**
> - Intensität
> - Zeitdauer
> - Stromart
> - Stromweg durch den Körper

- **Intensität**
  Schwache Intensitäten führen zu Muskelkontraktionen. Beim Überschreiten von ca. 15 mA ist ein Loslassen nicht mehr möglich. Unsere Therapiegeräte haben meist eine obere Grenze von 80–100 mA, die je nach Stromform gut vertragen werden.
- **Dauer des Kontaktes**
  Bei einer Berührung unter 0,5 s entsteht kein Herzkammerflimmern. Bei Zeiten über 0,5 s und ca. 50 mA tritt Kammerflimmern auf, und damit besteht auch akute Lebensgefahr. Dies gilt für Wechselströme und den Stromweg über das Herz.
- **Stromart**
  Generell sind Wechselströme gefährlicher als Gleichströme. Gleichströme können zu Verätzungen führen, Wechselströme mit einer Frequenz von 50 Hz asynchrone Sensationen am Herzmuskel auslösen.
- **Stromweg durch den Körper**
  Sehr gefährlich ist es, wenn der Stromweg über das Herz führt und dort die oben genannten Reaktionen auslöst.

Eine schädigende Wirkung des Stromes besteht dann, wenn mehrere der beschriebenen Parameter zeitgleich auftreten.

Unfälle durch Lichtbögen-Hochspannung

Hochspannungsunfälle enden meist tödlich. Es kommt zu Verbrennungen und Verkochungen der Gewebe.

Sekundärunfälle

Hierunter werden Unfälle zusammengefasst, bei denen der Strom zwar die Ursache darstellt, Schäden aber erst in Folgesituationen auftreten. Eine kurze Berührung mit einem Strom führenden Teil kann zu reflexartigen Bewegungen Anlass geben, die dann vielleicht einen Sturz von der Leiter provozieren.

! Merke

Erste Hilfe bei Stromunfällen:

- Sicherheit für den Helfer! Zuerst den Stromkreis unterbrechen (z. B. Sicherung ausschalten, Stecker ziehen)
- Verunglückten aus dem Gefahrenbereich bergen
- Prüfen der Vitalfunktionen
- Atemspende
- Herzdruckmassage
- Arzt verständigen.

? Übungsfragen

❶ Nennen Sie Erste-Hilfe-Maßnahmen nach einem Stromunfall.

❷ Welche drei Arten von Stromunfällen unterscheidet man?

1.5 Elektrotherapie als Behandlungs- und Diagnoseverfahren

Betrachtet man die Entwicklung der Elektrotherapie als Behandlungs- und Diagnoseverfahren, so lässt sich erkennen, dass auch die Elektrotherapie der wohlwollenden oder ablehnenden Haltung von Seiten der Ärzte und Krankengymnasten unterworfen war. Oft wurden ihre Wirksamkeit und ihre diagnostische Aussagefähigkeit unterschätzt. Die Elektrotherapie wurde häufig nur als additives oder adjuvantes Heilmittel zur klassischen Physiotherapie beschrieben, welches häufig nur den Stellenwert der Symptombeseitigung erfuhr.

Elektrotherapie als kausale Maßnahme in der Physiotherapie

Dass die Elektrotherapie aber auch als kausale Maßnahme in der Physiotherapie eingesetzt werden kann, blieb über viele Jahre hinweg unerwähnt.

Spätestens jedoch seit der Deutsche Verband für Physiotherapie, der Zentralverband der Krankengymnasten (ZVK) e.V., nach der deutschen Wiedervereinigung eine Arbeitsgemeinschaft für Elektrotherapie einsetzte, gelang es den Physiotherapeuten, die Möglichkeiten und Grenzen der Elektrotherapie und -diagnostik aufzuzeigen.

Hinzu kam, dass unter dem unermüdlichen Einsatz von Th. Mokrusch und der Hilfestellung durch den Geschäftsführer des Verbandes für Physiotherapie, H.-C. Esser, 1996 im Rahmen des ersten Kongresses der Arbeitsgemeinschaft Elektrotherapie die wissenschaftliche Gesellschaft für Elektrostimulation und Elektrotherapie (GESET) e.V. gegründet werden konnte. Wissenschaftliche Studien von Ärzten wurden im Zusammenhang mit klinischen Erfahrungsberichten von Physiotherapeuten publiziert und auf Kongressen präsentiert. Sonderdrucke und Schwerpunkthefte der Fachzeitschriften für Physiothera-

Heilmittelkatalog: Elektrotherapie als Therapie- und Diagnoseverfahren anerkannt

It-Kurve vor der Erstbehandlung von peripheren Paresen

peuten erschienen nun regelmäßig. Nach einem weiteren eigenen Kongress für Elektrotherapie durch die AGET, 1998 in Magdeburg ausgerichtet, veranstaltete die GESET ihren ersten Kongress 1999 in Erlangen.

Darüber hinaus lässt sich an dem im Juli 2001 in Kraft getretenen Heilmittelkatalog der Stellenwert der Elektrotherapie als Therapie- und Diagnoseverfahren ablesen. Über 100 Nennungen, davon 8-mal als vorrangiges Heilmittel, lassen den derzeitigen Stellenwert dieser physikalischen Maßnahme unschwer erkennen.

In der ärztlichen Diagnostik wurde die It-Kurve bei Paresen schon lange durch das von Neurologen durchgeführte Nadel- oder Oberflächen-EMG ersetzt. Dennoch wurde das elektrodiagnostische Verfahren der It-Kurve im Heilmittelkatalog wieder aufgenommen und zwar als obligate Maßnahme vor der Erstbehandlung peripherer Paresen. Es dient so der prognostischen Orientierung und der pflichtmäßigen Rückmeldung an den Arzt über die Entwicklung der Therapie.

Auch die vielseitigen Kombinationsmöglichkeiten der Elektrotherapie mit anderen physiotherapeutischen Techniken und die hohe Anzahl an Indikationen, bei denen die Elektrotherapie als kausales oder additives symptomatisches Heilmittel in die Physiotherapie mit eingebunden werden kann, zeigt die derzeitige Stellung der Elektrotherapie auf.

Dem geschulten Physiotherapeuten sind viele Kombinationen der Elektrotherapie mit krankengymnastischen Techniken, wie PNF, Manuelle Therapie oder Brügger-Therapie bekannt. Auch Krankengymnasten/Physiotherapeuten, die in weniger technikbezogenen Fachbereichen arbeiten – z.B. im uro-gynäkologische Fachbereich – bedienen sich der Elektrotherapie und messen ihr zunehmende Bedeutung bei (☞ Kap. 13). Darüber hinaus erfährt die Elektrotherapie große Wertschätzung im Bereich der ambulanten Rehabilitation. Das ZVK-Curriculum der Sportphysiotherapeuten sieht die Elektrotherapie als Pflichteinheit vor. Sie ist ebenso für die Zulassung der Masseure und med. Bademeister zur ambulanten Physiotherapie (EAP) erforderlich. Seit geraumer Zeit wird die Elektrotherapie in der Physiotherapie durch die jüngst verabschiedete Weiterbildung zum Tierphysiotherapeuten des ZVK (derzeit die Physiotherapie am Pferd oder Hund) gestärkt.

Neben der oben beschriebenen berufspolitischen und wissenschaftlichen Entwicklung der Elektrotherapie spiegelt sich der Stellenwert auch in bedienerfreundlichen Geräten sowie verträglichen Stromformen wider.

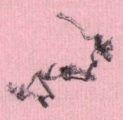

1.6   Übersicht der Elektrotherapie- verfahren

Fast jeder, der die Elektrotherapie erlernt, hat Schwierigkeiten mit der Vielzahl der angebotenen Stromformen und Verfahren. Es ist verwirrend, sich alle Stromformen mit den jeweiligen Wirkungen einzuprägen, noch dazu wenn es für ein Therapieziel mehrere Stromformen gibt.

Einfacher ist es, von den **physiologischen Wirkungen auf den Körper** auszugehen. Danach werden die folgenden Wirkungen unterschieden:

Physiologische Wirkungen auf den Körper: Beeinflussung der
- Schmerzen
- Durchblutung
- Motorik

- Beeinflussung der Schmerzen (☞ Kap. 2.1):
  Ströme mit Frequenzen von 50 Hz aufwärts
- Beeinflussung der Durchblutung (☞ Kap. 2.2):
  Ströme mit niedrigeren Frequenzen 0–10 Hz oder über die motorische Reizung durch Anregung der Muskelpumpe, Frequenz ca. 50 Hz
- Beeinflussung der Motorik (☞ Kap. 2.3):
  je nach Schädigung zwischen ca. 0,33–100 Hz.

Die Zahlen bieten zunächst eine grobe Vorauswahl; Näheres wird in den einzelnen Kapiteln beschrieben.

Frequenzbereiche

Des Weiteren können die einzelnen Verfahren nach **Frequenzbereichen** unterschieden werden. Dazu gehören:
- die Hochfrequenz (HF): ab 300 kHz
- die Mittelfrequenz (MF): 1000 Hz bis 300 kHz
- die Niederfrequenz (NF): bis 1000 Hz.

1.7   Abgrenzung und Überschneidungen der Elektrotherapie zu anderen medizinischen Disziplinen

Durch die mannigfaltigen Möglichkeiten der Elektrotherapie gibt es eine ebenso große Vielzahl von Überschneidungen mit anderen artverwandten, aber auch nicht artverwandten Berufsdisziplinen. Dabei muss jedem Physiotherapeuten die Abgrenzung allein durch die gesetzliche Tatsache, dass er ärztlich weisungsgebunden ist, bewusst sein. Die artverwandten Berufe des Masseurs und med. Bademeisters sind ebenso an die ärztliche Weisung gebunden.

Hinzu kommt die Tatsache, dass die Elektrotherapie nicht nur als ein additives, Symptom linderndes Heilmittel angesehen werden darf (☞ Kap. 1.5). Nur die ärztlich angewiesene Durchführung einer Elektrotherapie und/oder Elektrodiagnostik durch fachkundige Physiotherapeuten verspricht den gewünschten Erfolg und bestätigt die Effizienz der Therapie. An dieser Stelle sei erwähnt, dass ein Arzt nach Einführung in das

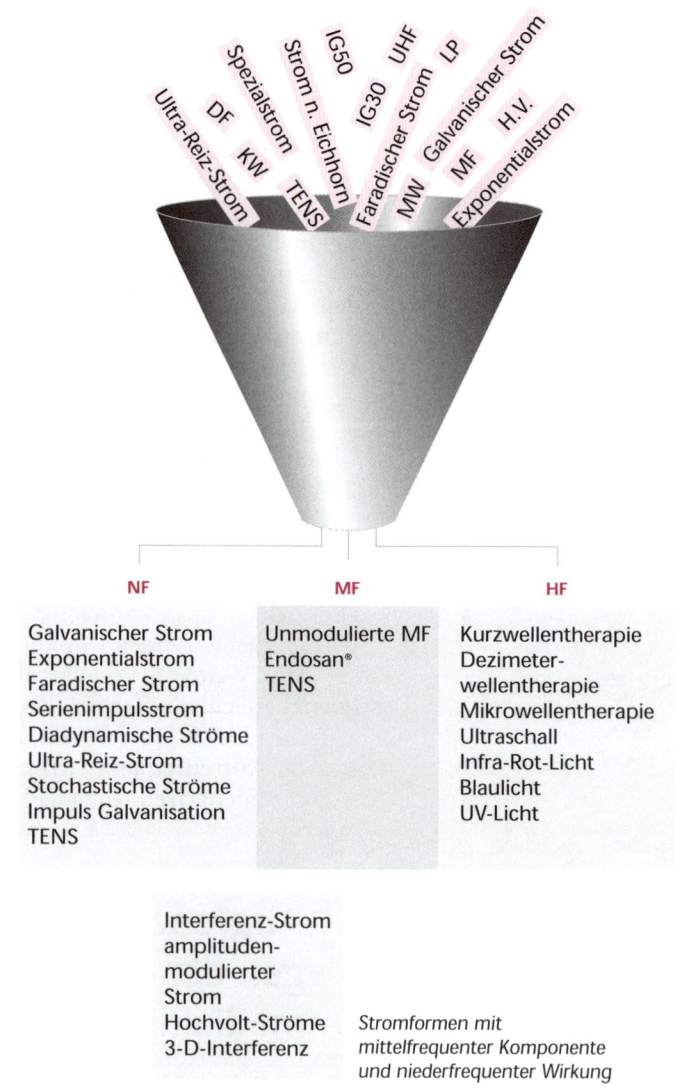

Abb. 1.13   Frequenzbereiche

entsprechende Gerät die Leistungen Elektrotherapie an seine Helferin delegieren darf.

Die Überschneidung in der Elektrotherapie zu nicht artverwandten Berufsgruppen betrifft Arzthelferinnen, Tierphysiotherapeuten, Kosmetikerinnen und Heilpraktiker. Sie unterliegen allerdings einer anderen Rechts- und Gesetzesgrundlage.

Eines gilt jedoch für alle artverwandten und nicht artverwandten Berufsdisziplinen: die Elektrotherapie gehört nicht in die Hand des Patienten. Für Masseure und med. Bademeister sowie Physiotherapeuten wurde dies sogar vertraglich bindend mit den Kostenträgern festgeschrieben. Sicher gibt es Therapieformen, bei denen der Therapeut nicht zwingend während der gesamten Behandlungsdauer beim Patienten sein muss, jedoch muss auf jeden Fall die Sorgfaltspflicht im Sinne z. B. eines korrekten Anlegens von Elektroden gewährleistet sein. Außerdem muss sichergestellt sein, dass der Patient jederzeit in der Lage ist, den Therapeuten zu erreichen.

Elektrodiagnostik:
- It-Kure
- Galvanopalpation
- Biofeedback-Verfahren

Die Elektrodiagnostik, mit der It-Kurve als bekanntestem Beispiel, wurde als *ausschließliches* Diagnostikverfahren abgelöst durch das von Neurologen durchgeführte Nadel- oder Oberflächen-EMG.

Das nach wie vor existente Messverfahren der Galvanopalpation (☞ Kap. 3 und 7.2.1) findet auch bei Heilpraktikern seinen Einsatz. Aber auch hier sei deutlich betont, dass aufgrund der gesetzlichen Grundlage Physiotherapeuten und Masseuren das Erstellen einer Diagnose untersagt ist.

Das in der Physiotherapie seit mehreren Jahren eingesetzte Biofeedback-Verfahren kommt auch immer mehr als Messverfahren zum Einsatz (z. B. bei zentralen Paresen oder peripheren Störungen), da die hierbei verwendeten Elektroden teilweise denen des Oberflächen-EMGs entsprechen und dadurch für die Therapie informative Messungen abgeleitet werden können (☞ Kap. 12).

1.8 Gesetzesvorgaben für die Elektrotherapie

Medizinprodukte-Gesetz (MPG)

EU-Normen

Die EU hat für ihre Mitgliedsstaaten Normen erlassen. Für alle Medizinprodukte werden hier die grundlegenden Anforderungen festgelegt. Die einzelnen Staaten haben die Aufgabe, die europäischen Normen in das nationale Recht einzuarbeiten. Seit dem 1.1.1995 gibt es das Medizinprodukte-Gesetz (MPG) und seit dem 26.6.1998 die Medizinprodukte-Betreiberverordnung (MPBetreibV) für die Bundesrepublik Deutschland.

EU-Konformitäts-zeichen: CE

Wenn ein Medizinprodukt mit den Richtlinien der EU übereinstimmt, so erhält es das EU-Konformitätszeichen CE (Communauté Européenne) (☞ Abb. 1.14).

Freiwillige Prüfungen auf Sicherheit erlauben das Führen des GS-Zeichens. Dieses muss mit dem Symbol der Prüfstelle kombiniert sein, z. B. TÜV, VDE, BG (☞ Abb. 1.15).

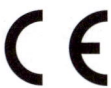

Abb. 1.14 EU-Konformitätszeichen. Es sagt aus, dass das Gerät mit den EU-Normen übereinstimmt. Eine rechts neben dem Zeichen stehende Nummer gibt die Prüfstelle an, welche die Zertifizierung durchgeführt hat. Für Geräte der Klasse II a/b ist diese Nummer Pflicht.

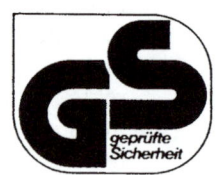
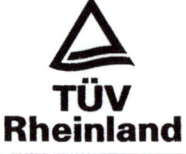

Abb. 1.15 Nationales Zeichen GS und Prüfstellensymbole

Die Medizinprodukte werden je nach ihrem Gefährdungspotenzial in vier Klassen eingeteilt:

- Klasse I: Produkte mit geringem Gefährdungspotenzial
- Klasse II a/b: Produkte mit einem mittleren Gefährdungspotenzial, z. B. Muskelstimulationsgeräte
- Klasse III: Produkte mit einem hohen Gefährdungspotenzial.

Für Physiotherapeuten ist darüber hinaus die im Medizinprodukte-Gesetz festgelegte Unterscheidung zwischen Betreiber und Anwender von besonderer Bedeutung:

Unterscheidung zwischen:
- **Betreiber**
- **Anwender**

- **Betreiber**
  Der Betreiber eines Elektrotherapiegerätes ist eine natürliche Person, wie z. B. ein Praxisinhaber einer Physiotherapiepraxis oder eine juristische Person, wie der Krankenhausträger.
  Der Betreiber hat dafür Sorge zu tragen, dass die Bestimmungen des MPG und der MPBetreibV beachtet werden. Auch Geräte, die geleast oder gemietet sind, gehen in die Verantwortung des Betreibers über.
- **Anwender**
  Der Anwender ist die Person, die das Gerät nutzt, z. B. der Physiotherapeut oder Masseur und med. Bademeister. Der Anwender hat die gesetzlichen Bestimmungen ebenso zu beachten wie der Betreiber und kann bei Verstößen gegen das MPG und MPBetreibV in Haftung genommen werden.

Wendet ein Physiotherapeut oder Masseur und med. Bademeister ein Gerät in der eigenen Praxis an, so ist er Betreiber und Anwender in einer Person.

Medizingeräte-Verordnung (MedGV)

Kontrolle der Geräte

Schon 1985 wurde für die BRD eine Medizingeräte-Verordnung erlassen. Dies wurde erforderlich, weil man feststellte, dass 65–70% der Schadensfälle auf defekte Geräte zurückzuführen waren. Mit der Einführung des MPG gingen die Bestimmungen auf dieses Gesetz über bzw. flossen die Inhalte in die Medizinprodukte-Betreiberverordnung ein.

Medizinprodukte-Betreiberverordnung (MPBetreibV)

Auszugsweise sind wesentliche Bestimmungen, soweit sie für den Betreiber bzw. den Anwender relevant sind, wiedergegeben. Auf die wörtliche Wiedergabe wurde bewusst verzichtet. Wer weitergehende Informationen benötigt, sollte sich über die einschlägige Literatur den Gesetzestext zukommen lassen.

§2 Allgemeine Anforderungen

In diesem Paragraph wird geregelt, dass die Medizinprodukte nur ihrer Zweckbestimmung entsprechend und nach den Vorschriften dieser Verordnung betrieben und angewendet werden dürfen. Im zweiten Abschnitt wird beschrieben, dass dies nur Personen dürfen, die eine entsprechende Ausbildung oder Kenntnis und Erfahrung besitzen. Der Betreiber darf nur Personen mit der Anwendung beauftragen, die die oben genannte Kenntnis besitzen.

Der Anwender hat sich vor der Anwendung eines Medizinproduktes von der Funktionsfähigkeit und dem ordnungsgemäßen Zustand zu überzeugen.

§3 Meldungen über Vorkommnisse

Hier sind sowohl der Betreiber als auch der Anwender in der Pflicht, unverzüglich dem Bundesinstitut für Arzneimittel und Medizinprodukte Meldung zu erstatten. Es sind zu melden: Vorkommnisse, die zum Tode oder einer schwerwiegenden Verschlechterung des Gesundheitszustandes führen, sowohl von Patienten als auch vom Anwender oder einer dritten Person.

§4 Instandhaltung

In diesem Paragraphen ist festgelegt, dass der Betreiber nur entsprechendes Fachpersonal mit der Instandhaltung beauftragen darf, das die entsprechenden Voraussetzungen erfüllt. Über die sicherheitstechnische Kontrolle ist ein Protokoll anzufertigen und dieses aufzubewahren.

§7 Medizinprodukte-Buch

Hier sind viele Bestimmungen der ehemaligen Medizingeräte-Verordnung (Med GV) enthalten. Es können weitestgehend die Angaben der „alten" Gerätebücher verwendet werden. Im Einzelnen müssen im Medizinprodukte-Buch folgende Daten festgehalten werden:

- Bezeichnung und sonstige Angaben zur Identifikation des Elektrogerätes
- Beleg über Funktionsprüfung und Einweisung
- Name des Beauftragen, Zeitpunkt der Einweisung und Namen der eingewiesenen Personen
- Fristen, Daten der Durchführung sowie das Ergebnis der

sicherheitstechnischen Kontrollen mit Namen der durchführenden Person oder Firma

- Daten, Art und Folgen von Funktionsstörungen und wiederholten, gleichartigen Bedienungsfehlern
- Meldungen von Vorkommnissen an Behörden und den Hersteller.

§8 Bestandsverzeichnis

Der Betreiber hat ein Bestandsverzeichnis der aktiven Medizinprodukte zu führen, darin müssen folgende Daten enthalten sein:

- Bezeichnung, Art und Typ, Seriennummer und Anschaffungsjahr
- Name des Medizinprodukte-Verantwortlichen
- CE-Kennzeichnung mit Kenn-Nummer der Prüfstelle
- die betriebliche Identifikationsnummer, wenn vorhanden
- Standort und betriebliche Zuordnung
- die vom Hersteller angegebene Frist für die sicherheitstechnischen Kontrollen.

Sowohl in das Medizinprodukte-Buch als auch in das Bestandsverzeichnis ist auf Verlangen der zuständigen Behörde Einsicht zu gewähren.

§9 Aufbewahrung der Gebrauchsanweisungen und Medizinprodukte-Bücher

- Die Gebrauchsanweisungen sind so aufzubewahren, dass sie dem Anwender jederzeit zugänglich sind.
- Die Medizinprodukte-Bücher sind so aufzubewahren, dass sie dem Anwender während der Arbeitszeit zugänglich sind.
- Wird ein Gerät außer Betrieb genommen, ist das Medizinprodukte-Buch noch 5 Jahre aufzubewahren.

? Übungsfragen

❶ Wer ist nach dem MPG der Betreiber eines Elektrotherapiegerätes?

❷ Ist der Anwender nach dem MPG haftbar?

❸ Was muss vor der Erstinbetriebnahme eines Elektrogerätes erfolgen?

❹ Welche Angaben müssen im Medizinprodukte-Buch eingetragen sein?

❺ Wie lange nach der Außerbetriebnahme eines Gerätes muss das Medizinprodukte-Buch aufbewahrt werden?

Physiologische Wirkungen

2.1 ━━ Kurzgefasste Repetition der Neuro- und Muskelphysiologie ━━━━

Um die nachfolgenden Kapitel besser zu verstehen, sind im Folgenden die neuro- und muskelphysiologischen Grundzüge in kurzer Form zusammengefasst. Die näheren Einzelheiten sind in den Fächern der Neuroanatomie sowie der Physiologie enthalten.

Neurophysiologie

Zur Koordination der einzelnen Organe im menschlichen Körper, zur Reizaufnahme und -abgabe an die Umwelt verfügt der Mensch über die verschiedenen Nervensysteme. Kleinste Bauteile dieser Nervensysteme sind die Nervenzellen. Für sie gibt es auch die Bezeichnungen Ganglienzellen, Neurozyten oder Neurone.

   Das Neuron besteht aus dem Zellkörper, dem Soma, den Dendriten und dem Neurit in einer großen Formenvielfalt (☞ Abb. 2.1).

Neuron/Axon:
- Dendrit
- Soma
- Neurit

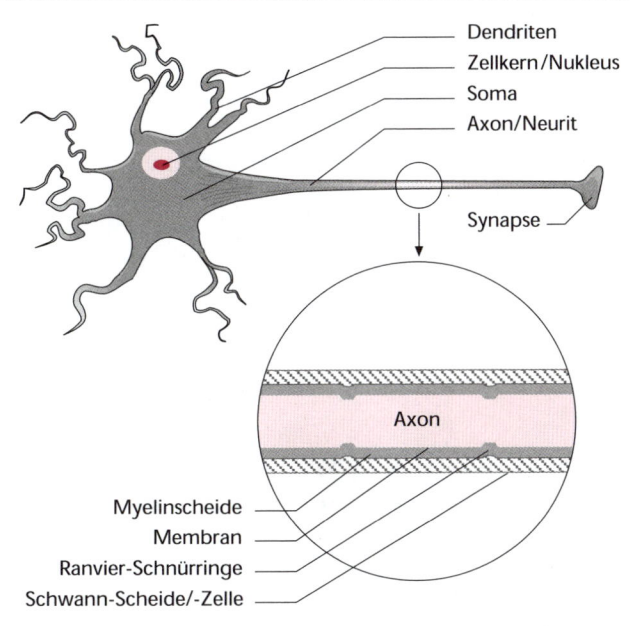

Dendriten
Zellkern/Nukleus
Soma
Axon/Neurit

Synapse

Axon

Myelinscheide
Membran
Ranvier-Schnürringe
Schwann-Scheide/-Zelle

Abb. 2.1   Nervenzelle/Neuron

Vereinfacht dargestellt dienen sie folgenden Aufgaben:

- Dendriten – Reizaufnahme
- Soma – Reizverarbeitung
- Neurit – Reizweiterleitung.

Entscheidend für die Reizweiterleitung ist der Aufbau des Neurits.

Dem englischen Sprachgebrauch folgend wird der Begriff Neurit zunehmend der Bezeichnung Axon gleichgestellt. Das Axon ist für die Erregungsleitung von Bedeutung, ebenso wie die umhüllenden Gliazellen. Sie gemeinsam bilden die Nervenfaser.

Die Gliazelle kann das Axon auf zweierlei Weise ummanteln und somit die Nervenleitgeschwindigkeit beeinflussen. Wir unterscheiden markhaltige und marklose Nervenfasern.

Markhaltige Nervenfasern

Markhaltige Nervenfasern sind im zentralen und peripheren Nervensystem zu finden. Jedes einzelne Axon ist von einer Markscheide (Myelinscheide) umgeben.

Durch die Ranvier-Schnürringe wird die Markscheide in gleichmäßigen Abständen unterbrochen. Die Benennung der Schnürringe erfolgt nach ihrem Entdecker, dem französischen Histologen Luis Antoine Ranvier (1835–1922). Sie sind Voraussetzung für die saltatorische (sprunghafte) Erregungsleitung und ermöglichen die schnellste Nervenleitgeschwindigkeit (bis zu 120 m/s). Bei diesen markhaltigen Fasern verhindert die gute Isolierschicht des Myelins einen nennenswerten Stromfluss im Internodium (Strecke zwischen zwei Schürringen). Dadurch wird die Erregbarkeit auf die myelinfreie Ranvier-Schürringe beschränkt. Des Weiteren wird diese Faser von dem Zytoplasma der Schwann-Zellen umhüllt (Theodor Schwann, 1810–1882, belgischer Anatom).

Marklose Nervenfasern

Bei den marklosen Nervenfasern fehlt die Myelinscheide. Häufig sind einzelne, selten auch mehrere Axone in den Rinnen der Schwann-Scheide eingebettet. Durch diese histologischen Gegebenheiten sind hier keine Ranvier-Schürringe vorhanden. Somit ergibt sich in der marklosen Nervenfaser eine kontinuierliche Erregungsleitung, wobei die Erregungspotenziale an der gesamten Membranoberfläche verlaufen. Die Nervenleitgeschwindigkeit (NLG) beträgt bei diesen Fasern zwischen 0,5–2 m/s.

Ruhepotenzial (RP)

Die Erregung spielt sich an den Zellmembranen aller erregbaren Substraten zwischen dem Zellinneren und dem Zelläußeren ab. Im Ruhezustand haben wir eine charakteristische Verteilung von unter anderem Na^+- und K^+-Ionen an der Membran. Intrazellulär ist die Konzentration von K^+-Ionen höher, extrazellulär die von Na^+-Ionen, so dass ein Potenzialgefälle gegeben ist. Dies wird als Ruhepotenzial (RP) bezeichnet. Durch die

---

Markhaltige Nervenfaser: saltatorische Erregungsleitung

Marklose Nervenfaser: kontinuierliche Erregungsleitung

- Potenzialgefälle zwischen dem Zellinneren und -äußeren wird durch die Ionenpumpe aufrecht erhalten.
- Spannung im RP: -69 bis -80 mV

Membran wird ein schneller Ausgleich verhindert. Relativ enge Poren lassen nur die kleinen K$^+$-Ionen durch. Aber auch in geringem Ausmaß können Na$^+$-Ionen diffundieren. So würde sich – langfristig gesehen – das Ruhepotenzial abbauen. Dem entgegen wirkt die Ionenpumpe, auch Natrium-Kalium-Pumpe oder aktive Zellleistung genannt. Angetrieben durch die Energie der Mitochondrien werden durch die Ionenpumpe die Ionen in ihr ursprüngliches Milieu zurückgebracht und somit das Ruhepotenzial aufrecht erhalten. Die Spannung im RP beträgt -60 bis -80 mV in einer Nervenzelle.

Aktionspotenzial (AP)

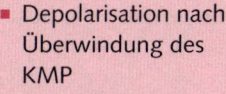

- Depolarisation nach Überwindung des KMP
- Es gilt das „Alles-oder-Nichts-Gesetz".

Ist ein ankommender Reiz ausreichend von Qualität und Quantität, so kommt es nach dem „Alles-oder-Nichts-Gesetz" (☞ Abb. 2.10) zum Auslösen des Erregungsvorgangs: der Depolarisation. Vorbedingung ist das Überschreiten einer gewissen Reizschwelle, die auch als Kritisches Membranpotenzial (KMP) bezeichnet wird. Die Zellmembran wird instabil, sie wird ionendurchlässiger, es kommt zur Diffusion. Dabei erfolgt ein massiver Einstrom von Na$^+$-Ionen und ein Austritt von K$^+$-Ionen. Je nach Zellart kommt es zu verschiedenen kurzzeitigen Änderungen der Ladungspotenziale, wodurch oberhalb der Nulllinie ein Potenzial mit umgekehrten Vorzeichen (+) entsteht (☞ Abb. 2.2).

Bereits während der Depolarisation gibt es Bestrebungen, das Ruhepotenzial wieder herzustellen. Daran ist u. A. die Ionenpumpe beteiligt. Kurz nach dem Erreichen des Aktionspotenzials folgt eine kurze Zeitspanne, in der der Nerv auch durch extrem starke Reize nicht erregbar ist. Dies bezeichnet man als absolute Refraktärperiode, ihr schließt sich eine relative Refraktärperiode an, in der nur ein relativ großer Reiz zu einem Aktionspotenzial führt. D. h. in der relativen Refraktärperiode ist das Schwellenpotenzial erhöht.

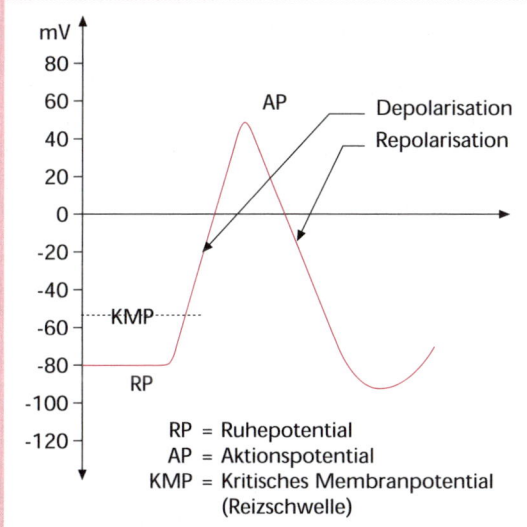

RP = Ruhepotential
AP = Aktionspotential
KMP = Kritisches Membranpotential
(Reizschwelle)

Abb. 2.2 Phasen von Ruhe- und Aktionspotenzial

Fortleitung der Aktionspotenziale

Reizweiterleitung durch erneute Aktionspotenziale

Nerven leiten elektrische Impulse nicht wie ein metallischer Leiter, dazu besitzen sie einen zu hohen Widerstand, so dass der Stromfluss bald versiegen würde. Die Fortleitung im Nerv ist nur möglich, wenn der Impuls immer wieder durch Neubildung eines Aktionspotenzials aufgefrischt wird. Die Reizweiterleitung im Nerv erfolgt stets in nur einer Richtung, da sich der vorher erregte Abschnitt in der absoluten Refraktärperiode befindet und deshalb auf keinen weiteren Reiz reagieren kann.

Sollte es trotzdem zu einer rückwärts laufenden Erregung kommen, so endet diese spätestens an der nächsten Synapse.

Erregungsüberleitung an Synapsen

Das funktionelle Bindeglied zwischen den Nervenzellen bzw. zwischen Nerv und Muskel bezeichnet man als Synapse (☞ Abb. 2.3). Zwischen Nerv und Muskel erfolgt die Erregungsüberleitung durch neuro-muskuläre Synapsen. Die Erregung wird an der Synapse nur in eine Richtung weitergeleitet und zwar von der präsynaptischen zur postsynaptischen Membran.

Erregung durch Freisetzen von Transmittern

Ein ankommendes Aktionspotenzial setzt an der präsynaptischen Membran aus den Vesikeln die Neurotransmitter frei. Dadurch wird der synaptische Spalt überwunden und die postsynaptische Membran erreicht.

Muskelphysiologie

Die Muskelkontraktion, ausgelöst durch einen nervalen oder elektrischen Impuls von außen, führt zu einer raschen Verkürzung der Muskelfasern mit einer nachfolgenden langsamen Erschlaffung. Die Verkürzung kommt durch die den Muskel bildenden Bestandteile, den so genannten Filamenten Aktin und Myosin, zustande. Diese Filamente schieben sich teleskopartig ineinander und führen somit zur Verkürzung des Muskels während der Kontraktion. Nach erfolgter Kontraktion befindet sich der Muskel in der Refraktärphase, und neu ankommende Reize durch AP können nicht verarbeitet werden.

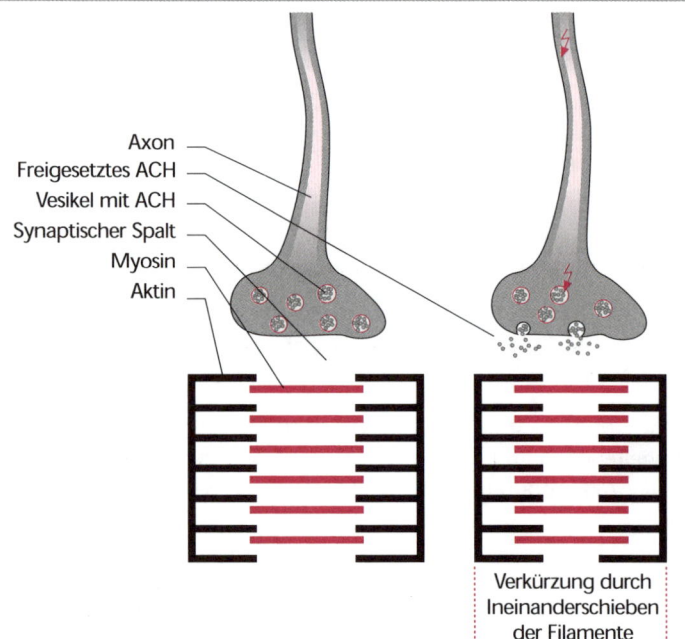

Axon
Freigesetztes ACH
Vesikel mit ACH
Synaptischer Spalt
Myosin
Aktin

Verkürzung durch Ineinanderschieben der Filamente

Abb. 2.3 Synapse an einer Muskelzelle

- isometrisch
- isotonisch
- auxotonisch

Kontraktionsformen

Es werden folgende Kontraktionsformen unterschieden:

- Bei der **isometrischen Kontraktion** kommt es zu einer Steigerung der Spannung im Muskel, ohne dass sich die Gesamtlänge des Muskels verändert.
- Bei der **isotonischen Kontraktion** kommt es zur Verkürzung der Muskellänge bei gleichbleibendem Spannungszustand.
- Die **auxotonische Kontraktion** ist die gleichzeitige Längen- und Spannungsveränderung des Muskeltonus.

Muskeltonus und -aufbau

Unter dem Muskeltonus versteht man den Spannungszustand der Muskulatur in Ruhe. Dieser entsteht dadurch, dass sich immer wieder einzelne Muskelfasern kurz kontrahieren. Je höher die Gesamtzahl der sich kontrahierenden Fasern, umso höher ist der Gesamttonus. Der Tonus ist individuell verschieden und kann den Circulus Vitiosus Angst – Spannung – Schmerz auslösen. Diesen Kreis kann die Elektrotherapie Tonus regulierend unterbrechen. Auch bei pathophysiologischen Veränderungen, z. B. im Sinne einer Spastik, ermöglichen verschiedene Stromformen Erfolg versprechende Behandlungsansätze durch die Tonusregulation.

Vom Aufbau der Muskulatur unterscheiden wir:

- quergestreifte Muskulatur
- glatte Muskulatur
- Herzmuskulatur

- **quergestreifte Muskulatur:**
  Die quergestreifte Skelettmuskulatur reagiert auf relativ kurze elektrische Serienimpulse bei intaktem Nerv-Muskel-System. Bei einer Entartung steigert sich der Reizzeitbedarf.
- **glatte Muskulatur:**
  Die glatte Muskulatur reagiert gleich der entarteten Skelettmuskulatur, d. h. zur Stimulation werden Einzelimpulse mit längerer Impulsdauer benötigt.
- **Herzmuskulatur:**
  Da die Herzmuskulatur gleichfalls von außen durch elektrische Impulse erregbar ist, ist von einer direkten Durchströmung der Herzregion aufgrund eventueller negativer Beeinflussungen der Herzfunktion abzusehen.

? Übungsfragen

1. Welche Aufgaben haben Dendriten, Soma und Neurit?
2. Welche Arten der Reizweiterleitung werden unterschieden?
3. Wie hoch ist das RP in einem peripheren Nerv?
4. Wer ist für die Aufrechterhaltung der RP verantwortlich?
5. Wie bezeichnet man das funktionelle Bindeglied zwischen Nervenzellen bzw. zwischen Nervenzellen und Muskel?
6. Welche Kontraktionsformen werden unterschieden?
7. Was ist der Muskeltonus?

2.2   Beeinflussung der Schmerzen

Voraussetzungen für effiziente Schmerzbehandlung

Eine effiziente Schmerzbehandlung in der Elektrotherapie ist als eine gezielte Medikation zu sehen. Hierfür sind folgende Voraussetzungen erforderlich: *Gründe*

- genaue Kenntnisse über Kausalität und Schmerzverarbeitung *→ angemessen*
- adäquate Frequenzbereiche
- ausreichend hohe Intensitäten
- genügend lange Behandlungszeiten.

Dass der therapeutische Erfolg oftmals hinter den Erwartungen zurückbleibt, ist darauf zurückzuführen, dass die Reizparameter unter der physiologischen Wirksamkeitsgrenze liegen.

Schmerzentstehung und Schmerzausprägungen

Jeder Mensch macht im Laufe seines Lebens die ureigensten Schmerzerfahrungen durch. Kein Schmerz gleicht dem anderen. Daher ist es sehr schwer, eine allgemein gültige Definition über den Schmerz abzuleiten. Zwei Versuche hierzu:

- Schmerz ist die physiologische Antwort des Körpers auf einen pathologischen Reiz.
- Schmerz ist ein physio-psychisches Erlebnis und somit keine spezielle Sinnesleistung, wie z. B. Geschmack oder Geruch.

Schmerzerfahrungen lassen unterschiedliche Reaktionen zu. So weiß der Mensch z. B., dass die sehr starken Schmerzen einer Hautabschürfung von geringerer Bedeutung sind als die vielleicht weniger intensiven Schmerzen im Bereich eines inneren Organs.

Schmerz lässt sich u.a. nach seinem Entstehungsort unterscheiden. Er kann die folgenden Ursachen haben:

Gliederung von Schmerzen:
- periphere Ursachen
- zentrale Ursachen
- psychogene Ursachen

- **periphere Ursachen:**
  Zu den peripheren Ursachen gehören in erster Linie Kompressionsschmerzen, Schmerzen, die z. B. bei Gewebsstörungen entstehen und andere Schmerzen, die durch das Freisetzen von Schmerzmediatoren entstehen. Unter Schmerzmediatoren versteht man Substanzen, die an den Nervenendigungen freigesetzt werden und den eigentlichen Schmerzreiz verursachen. Bekannte Substanzen sind u.a. Noradrenalin, Prostaglandine, Histamin, Serotonin und Bradykinin. Auch bei entzündlichen Erkrankungen werden Schmerzmediatoren freigesetzt und von den Nozizeptoren registriert.

- **zentrale Ursachen:**
  Zu den zentralen Ursachen zählen zentral nervöse Schmerzen mit und ohne äußere Schäden. Es kann ein ischämischer Schmerz entstehen, z. B. nach einem Apoplex. Es können aber auch Neurotransmitter durch eine Commotio cerebri oder andere Einwirkungen freigesetzt werden. Im zentralen Nervensystem ist die so genannte Substanz P

Verknüpfung d. Aminosäure

nachgewiesen worden. Dies ist ein Neuropeptid, welches für die Schmerzen von Bedeutung ist. Der Körper reagiert darauf mit der Aktivierung von Endorphinen, d. h. körpereigenen schmerzhemmenden Substanzen.

Diese Endorphinausschüttung kann durch elektrotherapeutische Verfahren begünstigt werden. Hieran lässt sich erkennen, dass die Schmerztherapie mit elektrischen Strömen die physiologischen Abläufe beschleunigen kann.

- **psychogene Ursachen:**
Psychogene Ursachen sind vermutlich bei mehr als der Hälfte der Schmerzpatienten zu finden. Jeder Therapeut weiß, wie stark die Persönlichkeit, die Schmerzerfahrung, die körperliche und die seelische Grundeinstellung des Patienten sein Schmerzverhalten beeinflussen können. Aber auch die situationsbedingten Umstände spielen eine entscheidende Rolle, wie Angst, Ablehnung oder Sorgen. Durch all diese Faktoren wird das Schmerzverhalten individuell geprägt.

Bei den elektrotherapeutischen Maßnahmen spürt der Patient sehr deutlich und bewusst über die gesamte Behandlungszeit, dass etwas für ihn getan wird. Diese auch bei anderen physiotherapeutischen Techniken und Maßnahmen auftretende informelle Wirkung ist gerade bei den Patienten mit psychogenen Schmerzen von großer Bedeutung.

Elektrotherapie als Schmerzmedikation

- Hemmung der Erregbarkeit
  - durch den Anelektrotonus
  - durch die Plateaubildung
- Periphere Hemmung (Gate-Control)
- Zentrale Hemmung
- Verteilung der Schmerzmediatoren
- Freisetzen der Endorphine.

Hemmung der Erregbarkeit

Zu der peripheren Hemmung der Erregbarkeit zählt der **Anelektrotonus**.

Polare Ströme haben je nach Polung einen Einfluss auf die Erregbarkeit von Nerv und Muskel. Da sich gleichnamig gepolte Ladungsträger abstoßen, entfernen sich die positiv geladenen Ionen von der Anode in die Gegenrichtung. Diesem Ionenfluss stellt sich als Widerstand die Zellmembran mit ihren Ionenkanälchen entgegen, welche die Ionen nur bedingt durchlässt. Es entsteht ein Ionenstau, wodurch sich die Spannung zwischen dem Zellinneren und den Außenschichten erhöht. Die Anode stabilisiert also erregbare Membranen. Das hat zur Folge, dass die Schwellenstromstärke zur Auslösung der Erregung ansteigt.

Durch die Erhöhung des Ruhepotenzials wird die Erregbarkeit gehemmt (Abb. 2.4). Diesem so genannten Anelek-

Anelektrotonus → Erhöhung des Ruhepotenzials

Plateaubildung → Verlängerung der Refraktärzeit

trotonus wird die analgetische Wirkung von Gleichströmen zugesprochen.

Darüber hinaus kommt es durch die so genannte **Plateaubildung** zur Hemmung der Erregbarkeit.

Bei mittelfrequenten Strömen kommt es zur Plateaubildung, wenn die Reizstärke des Stroms ausreichend ist. Lässt man den Strom weiterhin fließen, so wird durch das Schwingen der Ionen an der Zellmembran die Depolarisation erschwert. Es entsteht eine Verlängerung der Refraktärzeit, bis der Stromfluss wieder unterbrochen wird. Die Zellspannung legt sich auf einem gewissen Plateau fest. Man spricht hier von einer Dauerdepolarisation (☞ Abb. 2.5).

Periphere Hemmung/Gate-Control-Schmerzhemmung n. Melzack und Wall

Die Gate-Control-Schmerzhemmung beruht darauf, dass für die Reizweiterleitung von Schmerzen zwei Komponenten der Erregungsleitung zur Verfügung stehen: die schnell und die langsam leitenden sensiblen Nervenfasern. Die langsamen Fasern leiten Schmerzreize weiter, die schnellen Fasern leiten neben Berührungs-, Vibrations- und anderen Reizen auch die elektrotherapeutischen Reize weiter.

Am Eingang zum Rückenmark sorgt ein Control-System für eine Sondierung der eingehenden Reize aus beiden Fasertypen. Dieses Control-System besteht im Wesentlichen aus der Substantia gelatinosa, einem vorgeschalteten Neuron, das über die ankommenden Reize aus den Nervenfasern aktiviert wird. Auf die ankommenden Schmerzsignale wirkt die Substantia gelatinosa inhibitorisch, da diejenigen Reize zuerst verarbeitet werden, die zuerst ankommen – später ankommende Reize werden „verdrängt" bzw. ausgeblendet. Auf diese Weise reduziert sich das Outcome (also die Reizstärke des Schmerzes) (☞ Abb. 2.6).

Werden Schmerzimpulse über die langsamen Bahnen geleitet, so kann ein gleichzeitig über die schnelleren Fasern kommender, z. B. durch die Elektrotherapie ausgelöster, konkurrierender Impuls *primär* verarbeitet werden. Hierdurch wird der Schmerzimpuls ausgeblendet, und nur der elektrotherapeutische Reiz gelangt über die Transmissi-

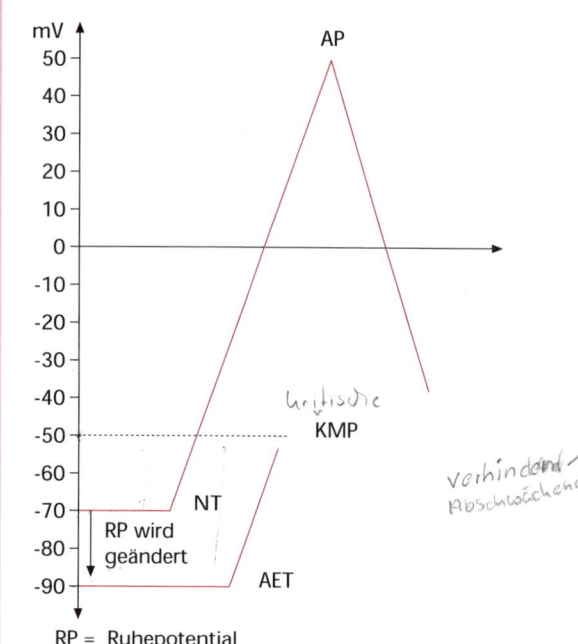

RP = Ruhepotential

AP = Aktionspotential

NT = Normaler Tonus: über das Kritische Membranpotential (KMP) wird das Aktionspotential erreicht.

AET = Anelektrotonus: das RP wird auf -90 mV geändert. Das KMP wird nicht erreicht, eine Reizung kommt nicht zustande.

Abb. 2.4 Hemmung der Erregbarkeit, Anelektrotonus

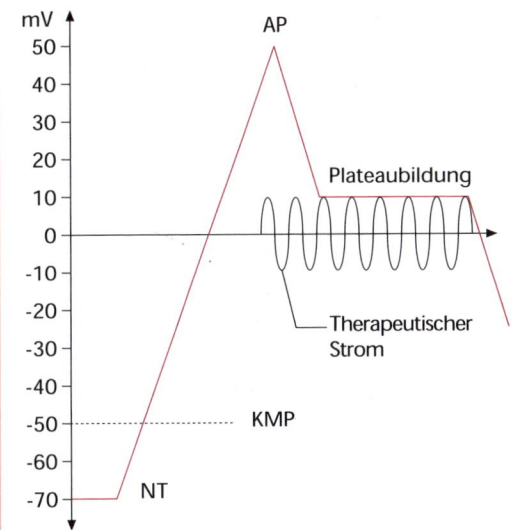

Abb. 2.5 Hemmung der Erregbarkeit, Plateaubildung. Durch die Plateaubildung kommt es zu einer Verlängerung der Refraktärzeit.

onszellen zur weiteren Verarbeitung ins ZNS. Durch das Ausblenden des Schmerzes lässt sich der Circulus vitiosus von „Schmerz → Angst → Spannung → mehr Schmerz" insofern durchbrechen, als der nicht mehr gespürte Schmerz eine Entspannung und nachfolgend weitere Schmerzreduzierung ermöglicht.

Diese Art der Hemmung des Schmerzreizes lösen insbesondere Ströme mit Frequenzen im Bereich zwischen 100 und 150 Hz aus. Wesentlich ist dabei eine hohe Stromstärke, die bis zur Toleranzgrenze gehen darf.

Zentrale Hemmung

Bei der zentralen Schmerzverdeckung spielt die Informationsverarbeitung des zentralen Nervensystems eine entscheidende Rolle (☞ Abb. 2.7).

Der menschliche Körper nimmt eine hohe Anzahl von Reizen aus seiner Umwelt auf. Man spricht von einer Größenordnung von 10^9 bit pro Sekunde. Würden alle diese Informationen im zentralen Nervensystem bewusst werden, so käme es zu einer Reizüberflutung, die nicht zu bewältigen wäre. Das zentrale Nervensystem nimmt aber nur eine begrenzte Anzahl von ca. 100 bit pro Sekunde in das Bewusstsein auf. Davon ist abhängig, wie stark ein Reiz wahrgenommen wird. Extrem starke Schmerzen können so dominant sein, dass sonst kaum weitere Reize wahrgenommen werden. Der Volksmund sagt: „Das tat so weh, mir ist Hören und Sehen vergangen".

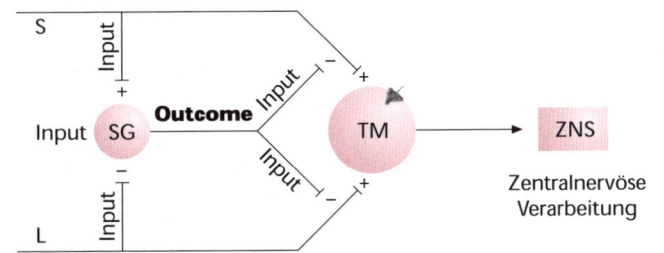

S = schnelle Nervenfaser, z.B. elektrotherapeutischer Reiz
L = langsame Komponente der Schmerzfaser
SG = Substantia gelatinosa
TM = Transmitterzelle

Abb. 2.6 Periphere Hemmung/Gate-Control-System

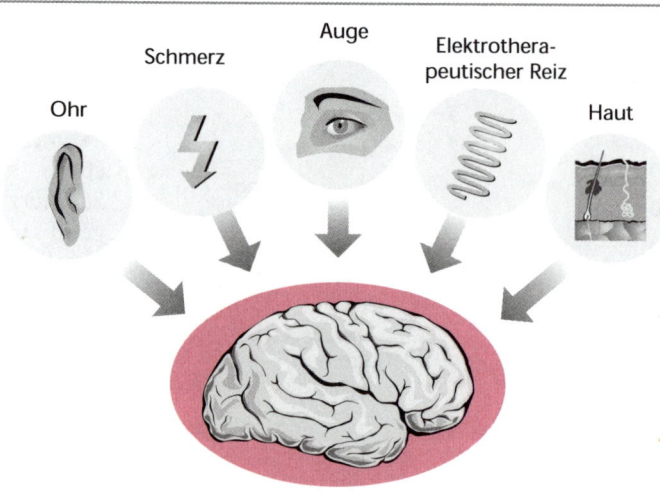

ZNS
Aufnahme und Verarbeitungskapazität 10^2 bit/s

Abb. 2.7 Zentrale Hemmung. Über die Haupteingangskanäle werden Informationen aus der Umwelt mit 10^9 bit/s geleitet.

Zentrale Schmerzverdeckung durch hoch dosierte Elektrotherapie

Gelingt es nun, die Elektrotherapie, welche ebenfalls einen Reiz aus einigen bits darstellt, stark genug zu dosieren, so werden auch zentral Schmerzimpulse verdeckt und statt der Schmerzen überwiegend das Stromgefühl registriert. Diese zentrale Schmerzverdeckung tritt bei fast allen Stromarten mehr oder weniger auf.

Wichtig ist hierbei die Dosierung: Wenn der ursprüngliche Schmerz während der Behandlung nicht verdeckt wird oder zumindest in den Hintergrund tritt, ist die Behandlung wenig effizient.

Verteilung der Schmerzmediatoren

Die Verteilung der Schmerzmediatoren ist die physiologisch bedeutsamste Wirkweise in der Schmerztherapie.

Wie bereits erwähnt, sind für die lokale Entstehung der Schmerzen verschiedene Substanzen verantwortlich, welche man zusammenfassend als Schmerzmediatoren bezeichnet (☞ Abb. 2.8). Diese können z. B. durch Entzündungen, Gewebszerstörungen oder Stoffwechselstörungen freigesetzt werden.

Durch mittelfrequente Ströme werden die Gewebsstrukturen in Schwingungen versetzt, sodass die Verteilung der Schmerzmediatoren begünstigt wird.

Durch die Durchblutungssteigerung werden die lokalen Stoffwechselvorgänge beschleunigt. Niederfrequente Ströme und der Ultraschall wirken u. a. auf diesem Wege. Neben einem

- Steigerung der Durchblutung
- Beschleunigung der Stoffwechselvorgänge

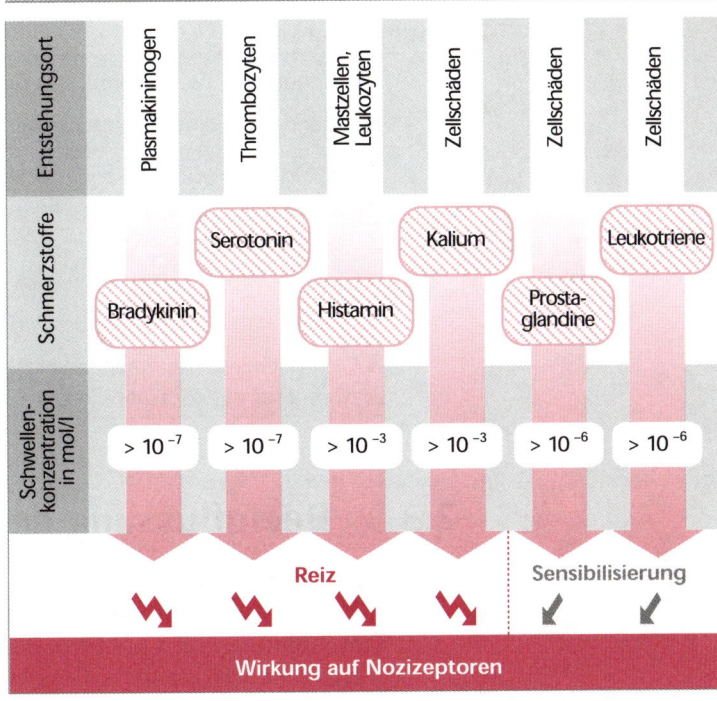

Abb. 2.8 Die wichtigsten Schmerzstoffe des Menschen

länger anhaltenden analgetischen Effekt wird dazu auch häufig die stoffwechselbedingte Ursache des Schmerzes angegangen.

Freisetzen der Endorphine

Endorphine: Schmerz hemmende Substanzen

Das Freisetzen der Endorphine bewirkt einen länger anhaltenden Schmerz lindernden Effekt. Vor allem im zentralen Nervensystem, aber auch in der Peripherie werden durch den Einsatz der Elektrotherapie vermehrt Endorphine freigesetzt. Die Reizung kann durch kleine lokale Anwendungen erreicht werden. Auch können massive motorisch überschwellige Reize Endorphine aktivieren und dadurch Schmerz lindernd wirken.

Schmerz stellt in erster Linie ein Warnsignal des Körpers dar. Fällt dieses durch eine erfolgreiche Elektrotherapie weg, so neigen Patienten dazu, sich selbst zu überschätzen. Es werden Bewegungen durchgeführt, die die Nozizeption normalerweise nicht zulassen würde. Um dieses zu vermeiden, sollte die Elektrotherapie mit physiotherapeutischen Techniken kombiniert werden, wie es im Indikationskatalog unter den standardisierten Heilmittelkombinationen vorgesehen ist.

2.3 — Beeinflussung der Durchblutung

Fast alle Stromformen haben eine mehr oder weniger ausgeprägte Wirkung auf die Durchblutung. Die Steigerung der Durchblutung wird als Hyperämie bezeichnet. Generell kann festgestellt werden, dass Gleichströme eine stärker hyperämisierende Wirkung haben als Wechselströme. Die intensivste Hyperämie erreicht man mit dem galvanischen Strom (☞ Kap. 7.1.1).

Hyperämie: 3 Wirkwege

Für die Entstehung der Hyperämie sind drei Wirkwege bekannt:

- der passive Transport der Blutflüssigkeit
- Beeinflussung der Vasomotorik
- Beeinflussung über das vegetative Nervensystem.

Passiver Transport der Blutflüssigkeit

Da gegensätzlich geladene Ionen sich anziehen, werden die sich in den Gefäßen befindlichen Ionen angezogen und dadurch die Diffusionsvorgänge an den Kapillargefäßen begünstigt. Mit der Ionenbewegung im Blut wird auch die gesamte Blutflüssigkeit bewegt. Der lokale Stoffwechsel wird nachhaltig beeinflusst, es kommt zu einem vermehrten Austausch von Nähr- und Schlackstoffen (☞ Abb. 2.9).

Beeinflussung der Vasomotorik

Die Beeinflussung der Vasomotorik durch elektrischen Strom findet in zwei Phasen statt. In der ersten Phase erfolgt eine kurze Vasokonstriktion und in der zweiten Phase eine länger anhaltende Vasodilatation.

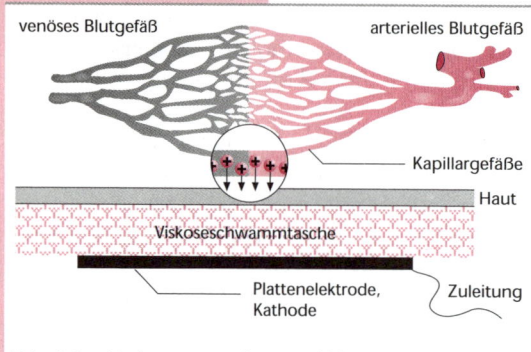

Abb. 2.9 Verbesserung der Durchblutung durch Gleichstrom

Zwei Phasen der Vaso-
motorik:
- Vasokonstriktion
- Vasodilatation

Es kommt zu einer Freisetzung von vasoaktiven Gewebsreizstof-
fen, wie Azethylcholin und Histamin. Diese Stoffe sorgen für die
Weitstellung der Gefäße unter der Elektrode und somit für eine
lokal begrenzte Hyperämie, die als galvanisches Erythem bezeichnet wird. Dabei geht von der Kathode eine schnelle Hyperämie aus; mit länger dauernder Behandlungszeit zieht die Anode
nach. Die Hyperämie hält bis zu 2 Stunden und länger an, wobei
sich eine konsensuelle Reaktion beobachten lässt.

Die vasoaktiven Stoffe liegen aber nur in einer begrenzten
Menge im Gewebe vor, weshalb die Wirkung nicht beliebig oft
wiederholt werden kann. Daher ist zu erklären, dass die Reaktion bei der ersten Behandlung am heftigsten abläuft. Allerdings kann ein schon abgeklungenes Erythem in einer Zeit von
bis zu 24 Stunden erneut auftreten, wenn feuchte Wärme an
dieselbe Stelle gebracht wird.

Histaminausschüttung
→ evtl. Juckreiz

Bei sehr starker Hyperämie wird gelegentlich ein Juckreiz
mit Quaddelbildung beobachtet, welcher ebenfalls auf die Histaminausschüttung zurückzuführen ist.

Diese Wirkung wird mit Gleichstrom und gleichgerichte-
ten Strömen am wirksamsten erreicht.

Beeinflussung über das vegetative Nervensystem

Eine Beeinflussung des vegetativen Nervensystems ist durch
gleichgerichtete Impulsströme und Wechselströme möglich.
Mit einer Frequenz von 100 Hz ist der Sympathikus zu dämp-
fen, mit 10 Hz anzuregen.

- 100 Hz: Sympathikus
dämpfend
- 10 Hz: Sympathikus
anregend

Dazu ist eine Elektrodenanlage im Bereich des sympathi-
schen Grenzstrangs erforderlich. Die Behandlung wird als Sym-
pathikusblockade oder Grenzstrangblockade bezeichnet, zwei
irreführende Begriffe, weil die Sympathikusaktivität nicht
blockiert, sondern nur gedämpft wird.

Grenzstrangblockade

Besonders häufig werden die Beeinflussungen des Ganglion
cervicale superior und des Ganglion stellatum beschrieben.
Durch die Dämpfung z. B. des Sympathikus kommt es zu einer
Vasodilatation im gesamten Versorgungsgebiet des Ganglions.
Aber auch über die übrigen Grenzstrangganglien lässt sich die
Sympathikusaktivität beeinflussen – eine präzise Elektrodenan-
lage und genaue Beobachtungen der Reaktionen vorausgesetzt.
Näheres wird bei den geeigneten Stromformen beschrieben.

Geeignet sind diese etwas schwierigen Applikationen für
Krankheitsbilder wie Morbus Raynaud, Morbus Sudeck oder
Migräne.

? Übungsfragen

❶ Was versteht man unter einem galvanischen Erythem?

❷ Warum kann es nach einer Galvanisation zu einem starken Juckreiz kommen?

❸ In welchen zwei Phasen laufen vasomotorische Reaktionen ab?

❹ Welche Frequenz bewirkt eine Sympathikusdämpfung?

2.4 — Beeinflussung der Motorik

Schnellere Rehabilitation durch elektrische Muskelstimulation

Die elektrische Myostimulation erfährt zur Zeit eine deutliche Renaissance im Gesamtspektrum der physiotherapeutischen Rehabilitation. Dies spiegelt sich durch häufige Nennungen im Heilmittelkatalog wider. Zahlreiche Studien belegen die Effizienz der elektrischen Myostimulation, die eine schnellere Rehabilitation atrophierter Muskulatur z. B. nach Verletzungen ermöglicht.

Die Myostimulation wird auch heute noch teilweise als Elektrogymnastik bezeichnet. Es lässt sich sowohl gesunde Muskulatur als auch Muskulatur mit Störungen des Nerv-Muskelsystems behandeln. Somit lassen sich die folgenden Anwendungsmöglichkeiten unterscheiden:

- Reizung gesunder Muskulatur
- Behandlung peripherer Paresen
- Behandlung zentraler Paresen.

Muskelreizung:
- motorisch unterschwellig → keine Kontraktion
- motorisch überschwellig → Kontraktion

Die elektrische Muskelreizung kann sowohl motorisch unterschwellig als auch überschwellig erfolgen (☞ Kap. 1.3):

- Unterschwellige Reize verändern die Reizschwellen, ohne dass dabei eine Kontraktion erfolgt. Sie kommen als Initialbehandlung und/oder bei sehr sensiblen Patienten zur Anwendung.
- Motorisch überschwellige Reize hingegen verändern die Reizschwelle dahingehend, dass ein Aktionspotenzial ausgelöst wird und eine Kontraktion entsteht.

Pflüger-Zuckungsformel

Die Kenntnis der Pflüger-Zuckungsformel ist Voraussetzung zur Differenzierung der einzelnen Vorgehensweisen bei der Myostimulation.

Beobachtung der Kontraktionsqualität:
- beim Schließen/Öffnen des Stromkreises
- hinsichtlich der Kathode/Anode

Es wird die Kontraktionsqualität beim Schließen und Öffnen des Stromkreises hinsichtlich der Kathode und Anode beobachtet. Die Kathodenschließungszuckung (KSZ) ist mit der geringsten Intensität zu erreichen, bei einer höheren Stromstärke erfolgt die Anodenschließungszuckung (ASZ), sodann die Anodenöffnungszuckung (AÖZ) und schließlich die Kathodenöffnungszuckung (KÖZ).

Danach lässt sich folgende Zuckungsformel ableiten:

KSZ < ASZ < AÖZ < KÖZ

Dies ist die Reaktion gesunder Muskulatur und wird mit Rechteckimpulsen von 100 ms und mehr getestet. Beobachtet man neben einer Schließungszuckung noch eine Öffnungszuckung, so weist dies auf eine gesteigerte Erregbarkeit hin. Bei einer Entartung der Muskulatur kann es zu einer Umkehr der Zuckungsformel kommen.

In der Regel erfolgt eine Reizung mit der Kathode, um die sensible Belästigung so gering wie möglich zu halten. Bei hypersensiblen Patienten kann u. U. die Reizung mit der Anode weniger sensibel belästigend sein. Dies ist individuell in Erfahrung zu bringen und trifft häufig bei Patienten mit einer Fazialis-Parese zu.

2.4.1 ▬ Reizung gesunder Muskulatur

Atrophieprophylaxe

Die Reizung gesunder Muskulatur kann therapeutisch erforderlich werden, wenn z. B. eine Inaktivitätsatrophie vorliegt. Hier stellt die elektrische Myostimulation eine ergänzende Maßnahme zu der aktiven Physiotherapie dar, da es oftmals nach Operationen zur Ausprägung von reflektorischen Paresen kommt.

Eine Muskelkontraktion kann durch einen elektrischen Impuls von außen ausgelöst werden (☞ Kap. 10). Dabei reagiert bei einem intakten Nerv-Muskelsystem und bei kurzen Reizimpulsen immer zuerst der Nerv.

Dabei erfolgt die einzelne Reizung nach dem „Alles-oder-Nichts-Gesetz" (☞ Abb. 2.10). Dieses besagt, dass ein Reiz groß genug sein muss, um das Ruhepotenzial in ein Aktionspotenzial umzuwandeln und eine Muskelkontraktion auszulösen. Eine weitere Erhöhung eines überschwelligen Reizes ist ohne Bedeutung für das Reizergebnis.

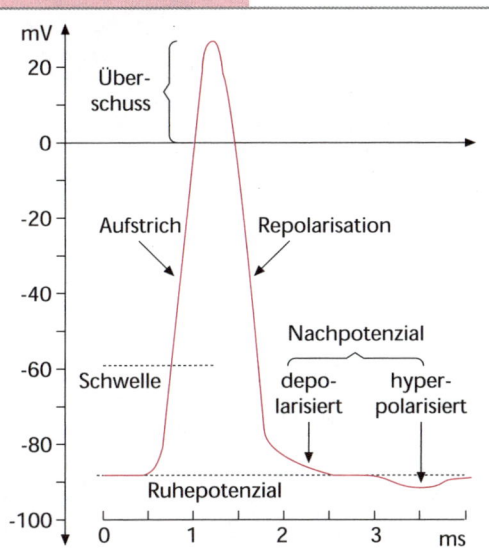

Abb. 2.10 Auslösung eines Aktionspotenzials, Alles-oder-Nichts-Gesetz

Direkte Reizung: Muskelreizpunkt

Indirekte Reizung: Nervenreizpunkt

Durch direkte Reizung am Muskelreizpunkt (☞ Abb. 2.11, 2.12) oder indirekte Reizung am Nervenreizpunkt wird eine spontane Verkürzung der Muskelfasern erreicht. Im Anschluss erfolgt eine langsame Erschlaffung der Muskulatur.

Steigerung der Impulsfolge: Tetanus

Steigert man die Reizfrequenz, so kommt es durch Überlagerung der Zuckungen zu einer höheren Kontraktionsamplitude. Bei einer weiteren Steigerung der Impulsfolge wird eine Frequenz erreicht, die zu einer Dauerverkürzung des Muskels führt. Dies bezeichnet man als Tetanus.

Summe von Einzelkontraktionen: Verschmelzungsfrequenz

Die tetanische Kontraktion besteht aus einer Summe von Einzelkontraktionen. Die Frequenz, welche zum Tetanus führt, wird als Verschmelzungsfrequenz bezeichnet.

Eine länger andauernde tetanische Kontraktion führt zur vorzeitigen Ermüdung des gereizten Muskels und wird als unangenehm empfunden. Um das zu vermeiden, wird die Kontraktion durch Pausen unterbrochen. Es entstehen langsam an- und absteigende Impulsserien, die als Schwellströme bezeichnet werden (☞ Kap. 7, 9, 10).

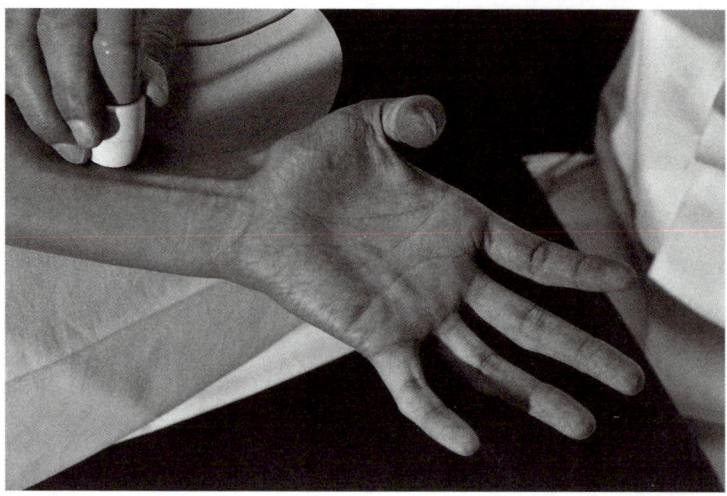

Abb. 2.11 Direkte Reizung mit tetanischer Kontraktion des M. flexor pollicis longus

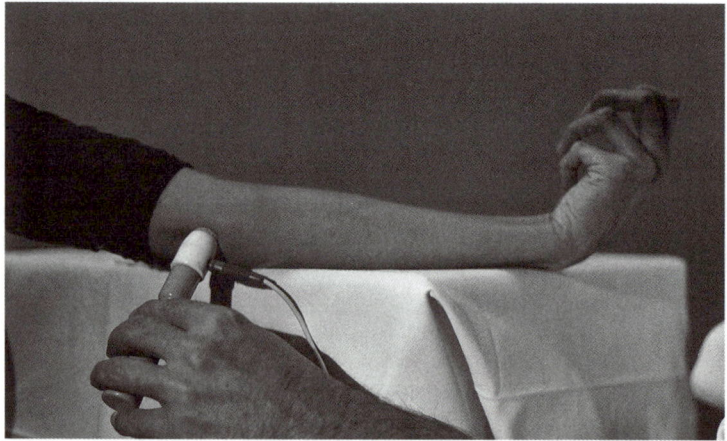

Abb. 2.12 Indirekte Reizung am Nervenreizpunkt des N. ulnaris mit tetanischer Kontraktion

2.4.2 ▬ Behandlung peripherer Paresen

Periphere Parese = schlaffe Lähmung

Bei der peripheren Lähmung ist immer das zweite motorische Neuron betroffen. Die Schädigung liegt am Übergang der Synapse zum Vorderhorn bis hin zu dem Erfolgsorgan Muskel. Eine periphere Parese oder Paralyse ist immer eine schlaffe Lähmung.

Dabei ist eine **Parese** im Gegensatz zur Paralyse „unvollständig", d. h. einige Nervenfasern bleiben erhalten und versorgen je nach Innervationsrate einen gewissen Anteil von Myofibrillen.

Bei einer **Paralyse oder Plegie** hingegen wurden sämtliche Nervenfasern durchtrennt, und die Myofibrillen erfahren keine Innervation. Differenzialdiagnostisch ist dies unter anderem mit dem Ausschlussverfahren der It-Kurve (☞ Kap. 11.2, 11.3) zu ermitteln. Für eine effiziente Diagnostik und Therapie peripherer Paresen sind die folgenden neuropathologischen Grundlagen von großer Bedeutung.

Typen der Nervenfaserschädigung nach Seddon

Es gibt nach Seddon drei Typen einer Nervenfaserschädigung (☞ Abb. 2.13):

- **Neurapraxie:**
  Der Nerv ist meist durch Druck funktionell geschädigt, d. h. durch Druck von außen (durch Lagerung, falsch angepasste Hilfsmittel, Gipsverbände) oder durch Druck von innen (Hämatome, Ödeme, Kallusbildung, Tumoren). Eine Neurapraxie ist relativ häufig und hat eine günstige Prognose.

- **Axonotmesis:**
  Seltene Form einer strukturellen Schädigung. Das Axon ist bei intakter Schwann-Scheide durchtrennt.
  Die Prognose ist relativ günstig, da der periphere Nerv bei erhaltenem Soma wieder aussprossen kann. Diese Reinnervation geschieht mit einer Geschwindigkeit von 1–3 mm/Tag. Am Ende der Nervenfaser verlangsamt sich das Aussprossen deutlich und kann bis auf 1 cm pro Monat absinken. Dies erklärt auch, warum die Reinnervation der funktionellen Restlähmungen so lange auf sich warten lässt.

- **Neurotmesis:**
  Eine strukturelle Schädigung. Bei dieser Form sind Axon und Hüllen durchtrennt. Es handelt sich somit um eine vollkommene Kontinuitätsunterbrechung der Nerven. Die Prognose ist ungünstig, in der Regel werden neurochirurgische Maßnahmen erforderlich.
  Bei der Neurotmesis kommt es zur Waller-Degeneration. Hierunter versteht man die histologische Umwandlung des Axons im distalen Abschnitt nach der Schädigungsstelle in Neuroglia. Dieses Gewebe kann nicht mehr zur Erregungsleitung herangezogen werden.
  Bei einer kompletten Durchtrennung der Nerven muss zur Funktionswiederherstellung eine neurochirurgische Nervennaht vorgenommen werden (Sproutingphänomen). Der proximale Stumpf der Nerven sprosst in die vorgegebene Leitschiene ein. Das distale Ende wird durch Makrophagen phagozytiert.

Drei Typen:
- Neurapraxie
- Axonotmesis
- Neurotmesis

Axonotmesis: Reinnervation möglich

Neurotmesis: Gefahr der Waller-Degeneration

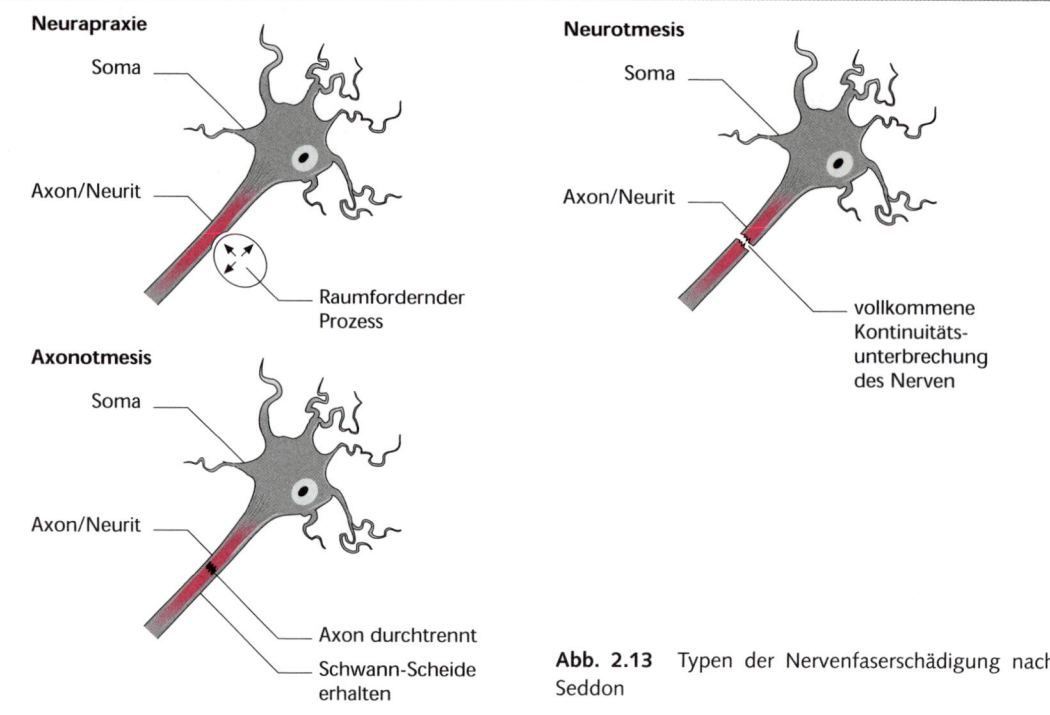

Neurapraxie

Soma

Axon/Neurit

Raumfordernder
Prozess

Axonotmesis

Soma

Axon/Neurit

Axon durchtrennt

Schwann-Scheide
erhalten

Neurotmesis

Soma

Axon/Neurit

vollkommene
Kontinuitäts-
unterbrechung
des Nerven

Abb. 2.13 Typen der Nervenfaserschädigung nach Seddon

Lokalisation einer Nervenfaserschädigung und Zuordnung der Ausfälle

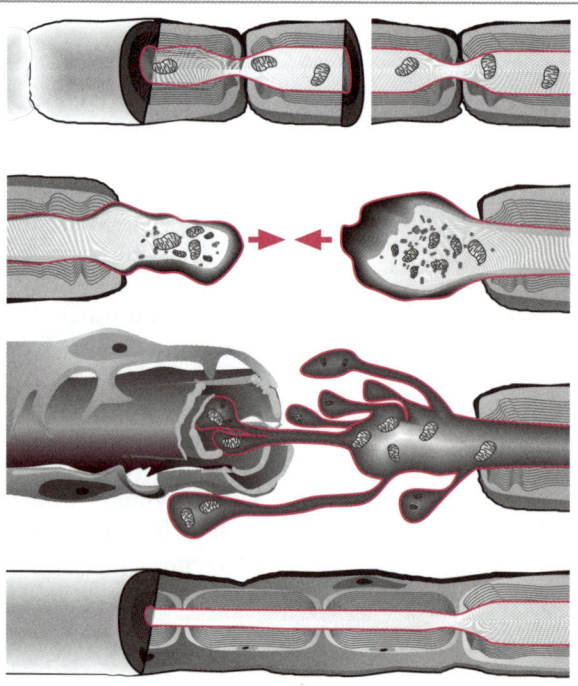

Abb. 2.14 Veränderung einer Nervenfaser nach Kontinuitätsunterbrechung

Tab. 2.1 Nerven-/Muskelschädigungen und deren Folgen (vgl. auch Abb. 2.15)

Lokalisation der Schädigung	Motorische Ausfälle	Sensible Ausfälle	Vegetative Ausfälle	Prognose	Elektrostimulation
Motorische Vorderhornzelle/ Soma	ja	keine	keine	schlecht, keine Reinnervation	kein Effizienznachweis möglich
Vorderwurzel	ja	keine	möglich	ungünstig, da längerer Weg des Aussprossens	
Hinterwurzel	keine	ja	keine	günstig	ja(1)
Nervenfaser	ja	ja	ja	je nach Höhe der Schädigung	ja
Motorische Endplatte	ja	keine	keine	je nach Kausalität der Erkrankung	ja
Muskel	ja	keine(2)	möglich	je nach Kausalität der Erkrankung	ja

(1) Bei sensiblen Ausfällen ist die Reizung auf die sensiblen Rezeptoren zu beschränken. Dabei sind die befallenen Hautareale mit einer Rollenelektrode und einem stabilen faradischen Strom zu stimulieren.
(2) Gegebenenfalls ist eine Schädigung der Muskelspindeln möglich, und die erforderliche Rückmeldung fällt aus.

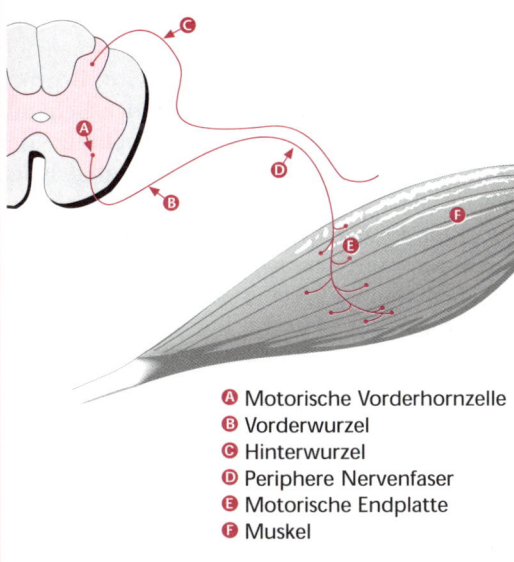

Ⓐ Motorische Vorderhornzelle
Ⓑ Vorderwurzel
Ⓒ Hinterwurzel
Ⓓ Periphere Nervenfaser
Ⓔ Motorische Endplatte
Ⓕ Muskel

Abb. 2.15 Lokalisation der Schädigung (vgl. Tab. 2.1)

Degeneration, Fibrose

Atrophie

Wenn ein Muskel nicht innerviert wird, kommt es zur Atrophie, d.h. zu einem Schwund der Muskulatur. Wie schnell Muskulatur atrophiert, ist unterschiedlich. Nach einer Literatursammlung stellt Sunderland zusammenfassend fest, dass der Muskel in 29 Tagen 30% seines Gewichts verliert. Nach weiteren 60 Tagen erhöht sich der Gewichtsverlust auf 50–60%. Nach etwa 120 Tagen pendelt sich der Gewichtsverlust zwischen 60–80% ein.

Schon aus diesen Daten ist erkennbar, dass eine Atrophieprophylaxe nur dann Sinn hat, wenn frühzeitig, d.h. unmittelbar nach der Schädigung, mit der Elektrostimulation begonnen wird.

Eine atrophische Muskelfaser kann durchaus wieder aufgebaut werden, wenn sie als Muskelfaser bestehen bleibt und wieder reinnerviert wird. Geschieht dies jedoch nicht schnell genug, degeneriert der Muskel. Vermutlich durch eine intramuskuläre Gefäßstauung kommt es zu einer fortschreitenden Fibrose, d.h. zu einer Vermehrung des Bindegewebes.

Degeneration und Fibrose können demnach die Reinnervation der Muskelfaser bedrohen. N. Speilholtz schreibt in einer Arbeit zur elektrischen Reizung denervierter Muskeln: „Der Wettlauf findet also zwischen Nervenaussprossung einerseits und Muskeldegeneration und Fibrose andererseits statt. Deshalb ist es wichtig zu wissen, wie viel Zeit verbleibt, um den denervierten Muskel zu retten."

Therapieziele

Bei der Behandlung peripherer Paresen lassen sich die folgenden Therapieziele erkennen:

- Atrophieprophylaxe
- Funktionelle Stimulation
- Förderung der Reinnervation.

Atrophieprophylaxe

Die Elektrostimulation hat die Aufgabe, die trophischen Störungen im Muskel zu verlangsamen oder aufzuhalten, um nach erfolgreicher Reinnervation genügend kontraktile Substanz für die normale Muskelaktivität zu haben.

Diesem Ziel kann die Elektrostimulation nur gerecht werden, wenn die nachfolgend beschriebenen „10 Gebote" berücksichtigt werden. Der Heilmittelkatalog sieht für Patienten mit einer peripheren Parese eine Langfristverordnung vor. Häufig wird jedoch beobachtet, dass mit der Elektrostimulation begonnen wird, wenn sich das klinische Bild der Atrophie bereits manifestiert hat. Hinzu kommt, dass die Therapie nach einer Reihe von Sitzungen vorzeitig abgebrochen wird. Begründung hierfür ist die falsche Erwartungshaltung an den Behandlungserfolg. Nicht die vollständige Wiederherstellung der Funktion ist primär zu erwarten, sondern die langfristige Atrophieprophylaxe.

Bei einer Nervenschädigung im Sinne einer Neurapraxie vollzieht sich die Heilung relativ schnell und kann in einigen Tagen bis einigen Wochen abgeschlossen sein. Bei einer Neurotmesis hingegen beträgt die in der Literatur beschriebene längste Heilungsdauer 40 Monate.

Atrophieprophylaxe früh beginnen

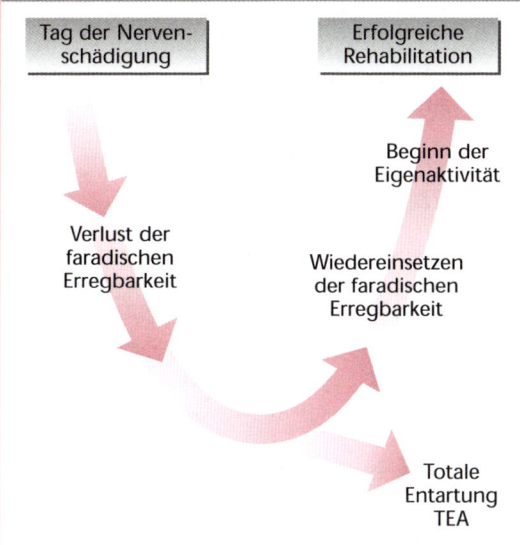

Abb. 2.16 Verlauf einer peripheren Parese

Funktionelle Stimulation

Nach erfolgreicher Reinnervation oder bei funktionellen Störungen kann die Elektrostimulation zur Anbahnung der Eigenaktivität des Nerv-Muskelsystems beitragen (☞ Kap. 9).

Förderung der Reinnervation

Untersuchungen haben belegt, dass gewisse Stromformen aus dem mittelfrequenten Bereich eine Beschleunigung der aussprossenden Nerven zur Folge haben (☞ Kap. 8).

Die „10 Gebote" der Elektrostimulation

1. **Frühzeitiger Beginn**
   Wenn möglich, innerhalb einer Woche nach Eintritt der Läsion mit der Elektrostimulation beginnen.
2. **Elektrodiagnose als Status**
   Der Heilmittelkatalog sieht vor, eine Basis-It-Kurve zur Dokumentation zu erstellen.
3. **Lagerung**
   Unter der Stimulation muss der betroffene Muskel in einer vorgedehnten Stellung gelagert werden. Zwischen den Behandlungssitzungen ist in Funktionsstellung zu lagern, ggf. mit Schiene.
4. **Selektive Reizung**
   Es ist darauf zu achten, dass ausschließlich der betroffene Muskel stimuliert wird.
5. **Wahl der Reizparameter**
   Entsprechende Reizparameter sind zu wählen, um das Therapieziel sicherzustellen und die sensible Belästigung so gering wie möglich zu halten.
6. **Kontraktionsqualität**
   Ausreichend starke Kontraktionen, die bis zur Ermüdung des Muskels durchgeführt werden, sichern die Atrophieprophylaxe.
7. **Refraktärzeiten beachten**
   Der Muskel benötigt eine Erholungsphase, die mindestens gleich lang wie der Reizimpuls ist. Günstiger ist jedoch die doppelte oder dreifache Refraktärzeit.
8. **Behandlungsfrequenz**
   Die Effizienz der Atrophieprophylaxe ist nur dann gegeben, wenn täglich behandelt wird.
9. **Tetanische Kontraktion**
   Da hierbei von einem dynamischen Muskel statische Arbeit geleistet werden muss, ist dies unphysiologisch und meistens ohne therapeutischen Nutzen.

10. **Intensionsübung nach Förster**
    Durch die gedankliche Mitwirkung des Patienten während des Reizimpulses und somit der Kontraktion kommt es zu einem vermehrten Outcome.

2.4.3 Behandlung zentraler Paresen

Unternimmt man den Versuch, zentrale Schädigungen elektrotherapeutisch zu behandeln, so erkennt man sehr schnell, dass häufig unterschiedliche Reaktionen bei gleicher Zielsetzung erreicht werden. Das liegt daran, dass es keine klassische Symptomatik bei zentralen Störungen gibt, sondern hier vielmehr Störungen mit verschieden ausgeprägten Krankheitszeichen vorliegen.

Das wird bei den unterschiedlichen Formen der Spastik deutlich. Das Spektrum der erreichbaren Wirkungen reicht von einer Verstärkung bis hin zu einer mehrstündigen Senkung der Spastik. Die unterschiedlichen Stromverfahren und die vielen Möglichkeiten der Elektrodenanlagen erlauben dennoch eine adäquate und gezielte Therapie der jeweiligen Symptomatik. Wesentlich ist neben einer klaren therapeutischen Zielsetzung die ständige Beobachtung der Reaktion durch den Therapeuten und die aktive Mitarbeit des Patienten.

Zunächst muss bei unklaren Verhältnissen über die Ausschlussdiagnostik einer It-Kurve Klarheit darüber geschaffen werden, ob es sich um eine zentrale oder periphere Schädigung handelt. Zeigen sich in den ersten 10–14 Tagen nach dem auslösenden Ereignis noch „normale" Werte in der It-Kurve (☞ Kap. 11.3), so ist von einer zentralen Schädigung auszugehen.

Ob nun im Sinne der Atrophieprophylaxe behutsam eine Elektrostimulation durchgeführt werden sollte, ist im Einzelfall zwischen Arzt und nicht ärztlichen Therapeuten zu entscheiden, da durch den Reiz eine Spastik provoziert werden könnte. Die zentralen Paresen sind im Heilmittelrichtlinienkatalog nicht als Indikation vorgesehen, jedoch kann auf begründeter Empfehlung eine Ausnahmeverordnung erstellt werden.

Darüber hinaus ist für die Vorgehensweise bei zentralen Bewegungsstörungen neben der Erkrankungsursache die Frage entscheidend, ob es sich um eine spastische oder atonische zentrale Lähmung handelt.

Therapiemöglichkeiten

Zentrale Paresen lassen sich mithilfe unterschiedlicher Stromformen beeinflussen. Dabei können die Verfahren der elektrischen Myostimulation in drei große Gruppen eingeteilt werden:

- Die „Klassiker" wie der galvanische Strom und der Spasmotron (☞ Kap. 7)

Unspezifische Symptomausprägung

Zentrale oder periphere Lähmung

Spastik oder Atonie bei der zentralen Lähmung

- Die „Gängigen", wie das Myofeedback und die mittelfrequenten Ströme (☞ Kap. 8)
- Die „Neuen", wie die TENS-Verfahren und die EMG-getriggerte Elektrostimulation (☞ Kap. 9).

Letztlich sei festgehalten, dass es bei der Spastik unmöglich erscheint, ein starres Therapiekonzept zu verfolgen.

Therapieziele

Bei der Behandlung zentraler Paresen sind die folgenden Therapieziele anzustreben:

- Tonusregulation/Kontrolle der Spastik
- Funktionelle Elektrostimulation im Sinne einer Bahnungstherapie (☞ Kap. 9.3)
- bessere Mobilität
- Kontraktur- und Dekubitusprophylaxe.

Darüber hinaus können weitere Symptome zentraler Paresen mit der Elektrotherapie behandelt werden, z. B. Blasen- und Darmfunktionsstörungen oder Sprachstörungen.

Tonusregulation

Bei einer Spastik ist die Tonusregulation von großer Bedeutung. Bei einer übermäßigen Spastik beeinträchtigen schwere Funktionsstörungen die Lebensqualität des Patienten. Schmerzen belasten ihn zusätzlich. Vor diesem Hintergrund muss stets das Therapieziel einer „kontrollierten" Spastik vorrangig sein.

Kontrollierte Spastik

Denn eine kontrollierte Spastik stellt für den Betroffenen bei der Durchführung seiner Alltagsbewegungen meist eine größere Hilfe dar als eine schlaffe Lähmung. So kann beispielsweise eine kontrollierte Streckspastik im Bein das Umsetzen vom Rollstuhl erleichtern. Sie kann auch das Stehen und Gehen mit entsprechenden Hilfen zur Stimulation der Muskulatur begünstigen (☞ Kap. 9.3). An dieser Stelle sei ein Zitat von Sir L. Guttmann, dem „Vater der Querschnittsgelähmten", genannt: „Der Spasmus sei der Freund der Querschnittsgelähmten."

Für einige Patienten stellt die Spastik ein Kompensationssignal dar, wenn die gestörte Sensibilität Schmerzen nicht zulässt.

Bleibt eine zentrale Parese schlaff, so stellt sich die Frage, ob eine Myostimulation sinnvoll eingesetzt werden kann. Trotz kontroverser Diskussionen zeigen aber neuere Studien (Mokrusch et al.), dass die Elektrostimulation, ggf. EMG-getriggert, als additive Maßnahme zu den aktiven physiotherapeutischen Techniken sinnvoll eingesetzt werden kann.

Dekubitusprophylaxe

Darüber hinaus werden die Durchblutungsverhältnisse verbessert und die Gefahr der Dekubitusbildung minimiert.

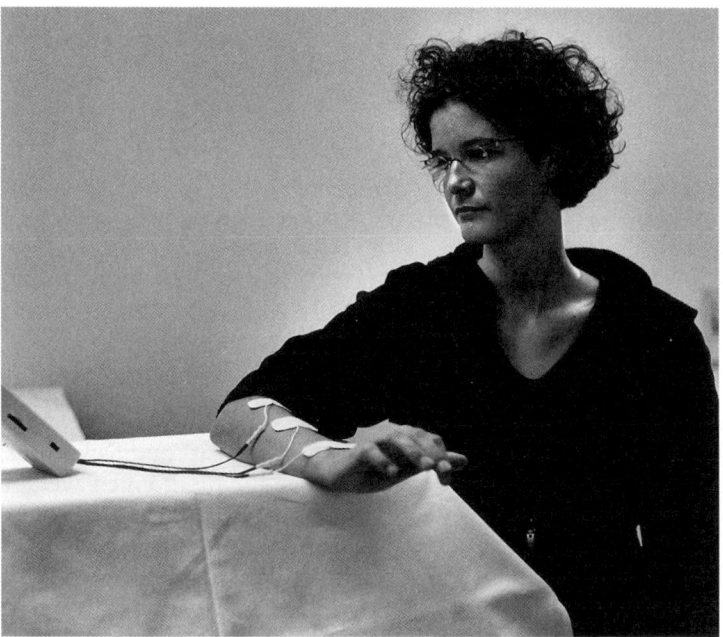

Abb. 2.17   EMG-getriggerte Elektrostimulation bei einer zentralen Parese

? **Übungsfragen**

❶ Wie lässt sich die Beeinflussung der Motorik unterteilen?

❷ Welche Auswirkungen haben motorisch unterschwellige Reize?

❸ Was besagt die Pflüger-Zuckungsformel?

❹ Wann erfolgt eine Reizung mit der Anode? Nennen Sie hierzu ein klassisches Krankheitsbild.

❺ Was versteht man unter Verschmelzungsfrequenz?

❻ Wie kann die länger andauernde tetanische Kontraktion, welche zur vorzeitigen Ermüdung des gereizten Muskels führt, vermieden werden?

❼ Nennen Sie die Einteilung nach Seddon der peripheren Nervenschädigungen.

❽ Was versteht man unter dem Sprouting-Phänomen?

❾ Nennen Sie mindestens drei der „10 Gebote" der Elektrostimulation bei peripheren Paresen.

❿ Welche Möglichkeit der Elektrotherapie/Elektrostimulation kennen Sie zur Behandlung von zentralen Paresen?

⓫ Was ist das Behandlungsziel der zentralen Paresen?

3 Befundaufnahme und Dokumentation

Wie bei jeder physiotherapeutischen Technik und physikalischen Maßnahme ist vor der Durchführung einer Elektrotherapie und Elektrostimulation eine Befundaufnahme unabdingbar. Da die Elektrotherapie nicht allzu häufig als alleiniges, vorrangiges Heilmittel verordnet wird, können viele Angaben aus dem allgemeinen physiotherapeutischen Befund übernommen werden. Schwerpunktmäßig müssen jedoch für die Elektrotherapie die folgenden Punkte Beachtung finden.

Allgemeine Anamnese

Compliance
- Wie ist die Einstellung gegenüber Verfahren der Elektrotherapie?
- Wie ist die Stromempfindlichkeit?
- Welche Stromerfahrungen hat der Patient bereits gemacht?
- Von großer Bedeutung ist die gezielte Befragung nach Kontraindikationen, z. B. Herzschrittmachern bei HF-Therapie.

Spezielle Anamnese

Schmerzen
- Schmerzursache
- Schmerzausprägung
- Schmerzgebiet.

Durchblutung
- Ursache der Durchblutungsstörungen
- Stadium der Durchblutungsstörungen
- betroffene Systeme.

Motorik
- Ursache der motorischen Störung
- Umfang der motorischen Störung
- Beeinträchtigung der ADL.

Inspektion

Die Haut als größtes Organ des Menschen dient zur direkten bzw. indirekten Übertragung elektrischer Energie und bedarf deshalb der sorgfältigsten Untersuchung. So dienen z. B. Narben, kleinere und größere Hautdefekte im Bereich der zu behandelnden Hautareale dem Therapeuten als Hinweis für die entsprechende Befragung. Das therapeutische Verfahren, Stromform und Elektrodenanlage sind nach den vorliegenden Gegebenheiten zu planen.

Darüber hinaus sollte der Therapeut auf Schmerzen, Durchblutungsstörungen und Beeinträchtigungen der Motorik achten:

- Schmerzen haben meist eine Schonhaltung zur Folge und können sich in Mimik und Körpersprache äußern.
- Durchblutungsstörungen lassen sich durch eine auffällige Gefäßzeichnung, Hautfärbung und Hautanhanggebilde (Behaarung) erkennen.
- Motorische Störungen fallen im Haltungsstatus durch funktionelle oder anatomische Fehlstellungen auf. Inaktivität gleich welcher Genese führt zur Veränderung des Muskelreliefs.

Palpation

Schmerzen

Wesentlich für die Elektrodenanlage in der Schmerztherapie ist das Auffinden von Schmerzpunkten, Triggerpoints und den Valleix-Punkten. Valleix-Punkte sind oberflächennahe Druckpunkte im Verlauf des N. ischiadicus; Triggerpoints sind Punkte, an denen eine Schmerzsensation ausgelöst werden kann, aber gleichzeitig eine therapeutische Beeinflussung möglich ist. Die Palpation sollte beim Befund manuell erfolgen.

Durchblutung

Hierbei sind die Palpation der Hauttemperatur, der Ödem- und Hämatombildung sowie das Ertasten des peripheren Pulses wichtig.

Motorik

Für die Motorik ist das Palpieren des Muskeltonus und der Muskelmasse bedeutsam. Palpatorische Reize geben darüber hinaus Aufschluss über die Sensibilität.

Spezielle Testverfahren der Elektrotherapie

Zur Befundaufnahme lassen sich innerhalb der Elektrotherapie die folgenden speziellen Testverfahren heranziehen:

- Reizstromdiagnostik (☞ Kap. 11)
- Biofeedback (☞ Kap. 12)
- Galvanopalpation
- Auffinden von Triggerpoints.

Durchführung der Galvanopalpation

Voraussetzung zur Durchführung ist ein Gerät mit CV-Schaltung. Darüber hinaus wird als Zubehör eine Rollen- oder Pinselelektrode benötigt. Mit dieser wird das betroffene Areal getestet, wobei in veränderten Gewebszonen (Einziehungen oder Quellungen) ein veränderter Hautwiderstand vorliegt. Dies zeigt sich durch einen Anstieg der Intensität und damit verbunden einer verstärkten sensiblen Sensation.

In der Regel wird galvanischer Strom eingesetzt. Bei sensiblen Patienten sollte dieser Test mit der Anode durchgeführt werden. Die Gegenelektrode wird als Plattenelektrode in einem nicht zu untersuchenden Gebiet befestigt. Ein Synonym für dieses Verfahren ist der *Fokaltest*.

Auffinden von Triggerpoints

Mit Hilfe von Ultraschallwellen können auch Triggerpoints herausgefunden werden. Diese zeigen sich im getesteten Hautgebiet als punktuell abgegrenzte, frische, rote Hautflecken.

Therapieziele

Aus der Gesamtheit der physiotherapeutischen und elektrotherapeutischen Befunde müssen abschließend die Therapieziele klar definiert werden, z. B. Schmerzreduktion, Verbesserung der Durchblutung, Ausgleich muskulärer Dysbalancen.

Dokumentation

Alle in der Befunderhebung gewonnen Daten müssen dokumentiert werden. Auch sind Veränderungen, die im Verlauf der Therapie auftreten, festzuhalten. Dabei sind folgende Informationen von Bedeutung:

- gewähltes Therapieverfahren (HF, MF, NF)
- Dosis/Intensität (Maßeinheiten beachten)
- Dauer der Behandlung, Häufigkeit der Therapiesequenz
- Elektrodenplatzierung, ggf. einzeichnen
- Wahl der Elektroden/Strahler
- Besonderheiten, Auffälligkeiten während des Stromflusses
- verfahrensspezifische Daten, z. B. Medikament der Iontophorese, Anzahl der Kontraktion bei Paresen, Wassertemperatur im Stangerbad
- Ergebnisse der Therapie, z. B. schmerzfreie Phasen, einsetzende Motorik, Erweiterung der Gehstrecke, Veränderungen der Haut
- Mitteilung des Therapeuten an den verordnenden Arzt.

Die klassische Form für die Dokumentation sind die Rezepttaschen oder Karteikarten bzw. stationären Verordnungsformulare. Aber auch hier hat die elektronische Datenverarbeitung Einzug gehalten. Moderne Elektrotherapiegeräte erlauben es, sowohl patientenbezogene als auch Messdaten im geräteeigenen Speicher zu hinterlegen und bei Bedarf abzurufen und auszudrucken. Für die gesamte Datensammlung haben sich Patiententagebücher als nützlich erwiesen.

! Merke Nur eine sorgfältig durchgeführte Befundaufnahme sowie eine ausführliche Dokumentation tragen zu dem Effektivitätsnachweis und der Qualitätssicherung der Elektrotherapie bei.

Mitteilung des Therapeuten an den verordnenden Arzt

Die Behandlung wurde vom ☐☐☐☐☐☐ bis ☐☐☐☐☐☐ durchgeführt.

Behandlung gemäß Verordnung ☒

Stand der Therapie (aktueller Befund) im Hinblick auf die Therapieziele:

Eine Schmerzreduktion wurde nach jeder Behandlung erreicht, jeweils für die Dauer von 3–5 Std.

Besonderheiten während des Behandlungsverlaufes:

Verstärkte Schmerzsensationen während der ersten beiden Sitzungen.

Nach Rücksprache mit dem verordnenden Arzt Änderung der ☒ Therapiefrequenz ☐ Einzeltherapie ☐ Gruppentherapie wegen:

Tägliche Behandlung erforderlich.

Behandlungsabbruch am: ☐☐☐☐☐☐ nach ☐☐ Therapieeinheiten wegen:

Fortsetzung der Therapie vorgeschlagen ja ☒ nein ☐

Prognostische Einschätzung:

Eine länger andauernde Schmerzfreiheit ist durch die Kombination Krankengymnastik und Elektrotherapie möglich.

Ggf. Vorschläge zur Änderung des Therapieplanes:

Um einer Akkomodation vorzubeugen, ist eine stochastische Stromform zu empfehlen.

Datum ☐☐☐☐☐☐

Dem verordnenden Arzt nach Beendigung der Behandlung oder für eine Folgeverordnung kurzfristig zurücksenden.

Stempel und Unterschrift des Leistungserbringers

Abb. 3.1 Beispiel einer Mitteilung des Therapeuten an den verordnenden Arzt

? Übungsfragen

❶ Was ist bei der allgemeinen Anamnese speziell zu Elektrotherapie zu erfragen?

❷ Was ist die Galvanopalpation?

❸ Welche technischen Voraussetzungen sind für die Galvanopalpation erforderlich?

4 Hochfrequenztherapie

4.1 — Grundlagen

Hochfrequenz ≥ 300 kHz:
- Kurzwelle
- Dezimeterwelle
- Mikrowelle

Bei der Elektrotherapie im Hochfrequenzbereich wirken im Körper hochfrequente elektrische Felder. Bei der Kurzwelle bezeichnet man die therapeutische Anwendung elektromagnetischer *Felder* als Hochfrequenztherapie, bei der Dezimeterwelle und Mikrowelle die Anwendung elektromagnetischer *Wellen*. Dabei liegt die Frequenz oberhalb von 300 kHz.

Aufgrund der verschiedenen Frequenzbereiche der Hochfrequenztherapie lässt sich eine Differenzierung in drei verschiedene Behandlungsverfahren vornehmen:
- Kurzwellenverfahren
- Dezimeterwellenverfahren
- Mikrowellenverfahren.

Medizinisch sind aber in dem weitgespannten Bereich ≥ 300 kHz nur die folgenden Frequenzen bzw. Wellenlängen zur Therapie freigegeben (☞ Tab. 4.1):

Für die unterschiedliche Erwärmung des Gewebes ist neben dem hochfrequenten Verfahren (Kurzwelle, Dezimeterwelle, Mikrowelle) der histologische Aufbau des einzelnen Gewebes von grundsätzlicher Bedeutung (☞ Abb. 4.1). Die Darstellung zeigt die Verteilung der Wärme bei den einzelnen Verfahren in den unterschiedlichen Gewebeschichten.

Die bei der Hochfrequenztherapie erzeugte elektromagnetische Energie stellt eine Wechselwirkung mit der biologischen Materie dar, wobei die mechanische Energie in thermische Energie umgewandelt wird.

Die Hochfrequenztherapie ist in erster Linie eine Wärmeanwendung tiefer gelegener Gewebsschichten.

Hochfrequenztherapie: v.a. Erwärmung tiefer gelegener Gewebsschichten

Während bei den galvanischen bzw. niederfrequenten Strömen die Wärmeentwicklung als Joule-Energie unerwünscht ist, sondern die elektrolytischen bzw. Reizwirkungen durch Veränderung des Ionenmilieus vordergründig sind, wandelt sich dieses Phänomen mit zunehmender Frequenz um. Ab

Tab. 4.1: Frequenzen und Wellenlängen der Hochfrequenzverfahren

	Frequenz	Wellenlänge
Kurzwelle	27 MHz	11 m
Dezimeterwelle	433 MHz	69 cm
Mikrowelle	2400 MHz	12 cm

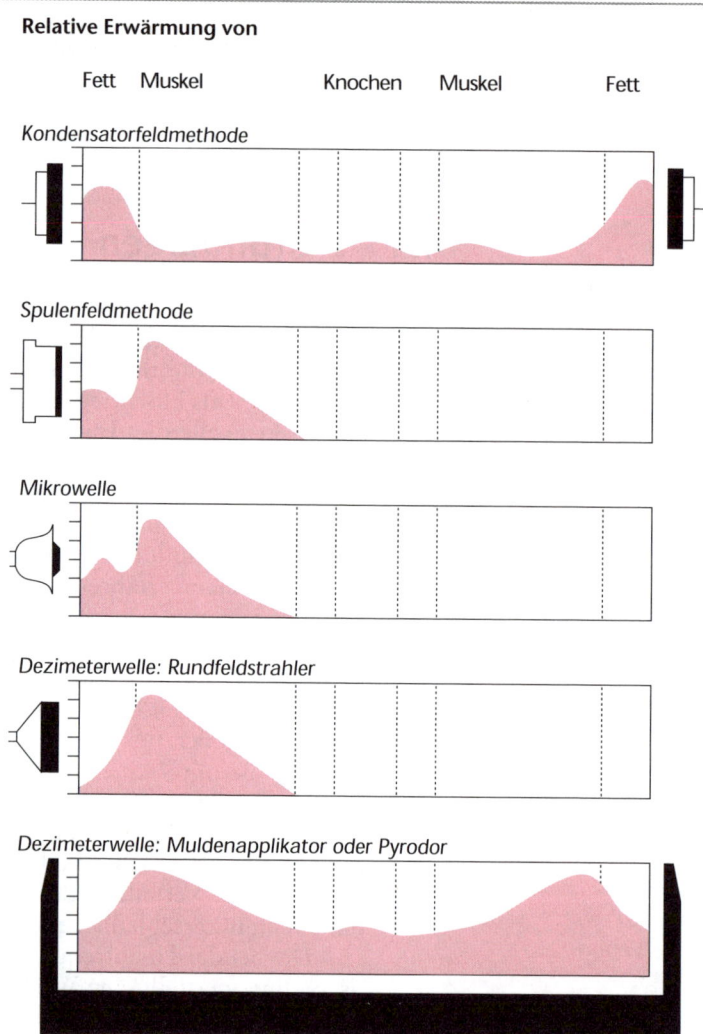

Relative Erwärmung von

Fett   Muskel   Knochen   Muskel   Fett

Kondensatorfeldmethode

Spulenfeldmethode

Mikrowelle

Dezimeterwelle: Rundfeldstrahler

Dezimeterwelle: Muldenapplikator oder Pyrodor

Abb. 4.1   Wärmeverteilungsspektrum

etwa 100 000 Hz steht nur noch die Wärmeentwicklung im Vordergrund.

Die nach Absorption umgesetzte Energie in Wärme stellt bislang die einzige nachweislich bekannte Wirkung der Hochfrequenztherapie dar.

Bei der **Kurzwellenbehandlung im Kondensatorfeld** (☞ Kap. 4.2) befindet sich der Patient im elektrischen Feld, das sich zwischen den beiden Kondensatorplatten bildet. Bei der praktischen Anwendung spielt der Abstand zwischen der Körperoberfläche und den Elektroden eine große Rolle.

Je kürzer der Elektrodenhautabstand (EHA) ist, desto stärker sind die Feldlinien an der Körperoberfläche verdichtet, was eine starke Erwärmung nach sich zieht (☞ Abb. 4.2).

Kurzwellenbehandlung im Kondensatorfeld: Zwischen den Kondensatorplatten bildet sich ein elektrisches Feld.

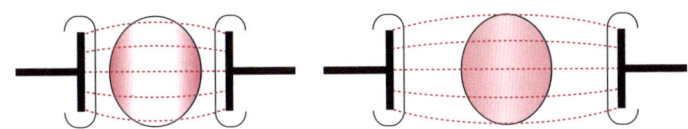

Abb. 4.2 Wärmeverteilung in Abhängigkeit vom Elektrodenhautabstand (EHA)

- kleiner EHA → Erwärmung der Körperoberfläche
- großer EHA → Tiefenerwärmung

Kurzwellenbehandlung im induktiven Spulenfeld: Wechselstrom fließt durch eine Spule.

Dezimeter- und Mikrowellenbehandlung: Elektromagnetische Wellen werden von einem Strahler abgesandt.

Ist hingegen der Elektrodenhautabstand größer gewählt, kann eine relative Wärmeentlastung der Körperoberfläche erreicht werden, und es kommt zu einer größeren Tiefenerwärmung.

Als kleiner Elektrodenhautabstand gilt eine Entfernung von 0–2 cm, als großer Elektrodenhautabstand gilt eine Entfernung von 2–5 cm.

Bei der Kondensatorfeldmethode findet die Energieabsorption überwiegend im Fettgewebe statt. In diesem Gewebe entsteht somit der größte „Wärmeverlust", d. h. die intensivste Erwärmung.

Bei der **Kurzwellenbehandlung im induktiven Spulenfeld** (☞ Kap. 4.2) fließt der hochfrequente elektrische Wechselstrom durch eine Spule, was zur Ausbildung von magnetischen Wechselfeldern um die Spule führt. Es entstehen so genannte Wirbelströme, die in Wärme umgewandelt werden.

Bei der Spulenfeldmethode findet die Energieabsorption überwiegend in der Muskulatur statt, man spricht auch vom größten „Wärmeverlust" in diesem Gewebe.

Bei der **Dezimeter- oder Mikrowellenbehandlung im Strahlenfeld** beruht die Wirkung auf elektromagnetischen Wellen, die von einem Strahler abgesandt werden. Durch die sehr kurze Wellenlänge dieser Behandlungsmethode spricht man von so genannten „Bestrahlungen".

Der größte „Wärmeverlust" ist hierbei im Muskelgewebe gegeben, wobei durch die Reflexion der Strahlen umgebende Gewebsschichten um ein Vielfaches miterwärmt werden.

Behandlungshinweise

Vor der ersten Behandlung ist neben der Anamnese eine ausführliche Inspektion der Haut, der zu behandelnden Körperregion und der umliegenden Gebiete vorzunehmen. Eine Kunststofffaserbekleidung ist während der Anwendung abzulegen. Dies gilt auch für allzu dicke bzw. nicht atmungsaktive Kleidungsstücke. Der unerwünschte Wärmestau soll hierdurch vermieden werden.

Der Patient darf während der Behandlung keine eigenständigen Einstellungen am Gerät vornehmen. Aus hygienischen Gründen sollten die Elektroden immer einen geringen Abstand zur Haut haben. Zur Vermeidung von Schäden und Störungen müssen elektronische Geräte bei gleichzeitigem Betrieb in einem Abstand von ca. 3–5 m entfernt sein. Handys im Behandlungsfeld können Schaden nehmen.

4.2 — Kurzwellenverfahren

Kurzwellenverfahren:
- Kondensatorfeldmethode
- Spulenfeldmethode

Man unterscheidet bei dem Kurzwellenverfahren zwei Methoden: Kondensatorfeld- und Spulenfeldmethode.
Ein Kurzwellengerät besteht im Wesentlichen aus drei Bausteinen:

- einem Transformator, der die notwendige Energie bereitstellt
- einer Röhre oder eines Halbleiters mit den entsprechenden Schwingquarzen, die die nötige Frequenz erzeugen
- zwei Schwingkreise, ein Geräteschwingkreis, der mittels induktiver Kopplung mit dem Patientenschwingkreis verbunden ist.

Abstimmung für die optimale Leistungsabgabe Patient-Geräte-Kreis

Das Hochfrequenzfeld bei der Kurzwelle kann sich erst aufbauen, wenn die Patient-Geräte-Schwingkreise aufeinander abgestimmt sind (☞ Abb. 4.5). Erst dann ist die optimale Leistungsabgabe an den Patienten möglich, welche durch das Aufleuchten einer Kontrolllampe am Gerät ersichtlich wird.

Unter Berücksichtigung der Grundlagen der Hochfrequenztherapie (☞ 4.1) und der Indikationsstellung erfolgt die Wahl der Applikatoren (Elektroden). Daraus resultiert dann die entsprechende Methode.

Bei der Kondensatorfeldmethode kommen stets zwei Applikatoren zum Einsatz, während bei der Spulenfeldmethode nur eine Elektrode appliziert wird. Eine Kombination der beiden Methoden ist nicht möglich.

Der ehemals klassische Anschluss für die Behandlung einer subakuten Lumboischialgie forderte den gleichzeitigen Einsatz von zwei Schliephake-Elektroden und einer Weichgummi-Elektrode. Dafür ist der gelegentlich noch vorhandene Doppelstecker notwendig. Die

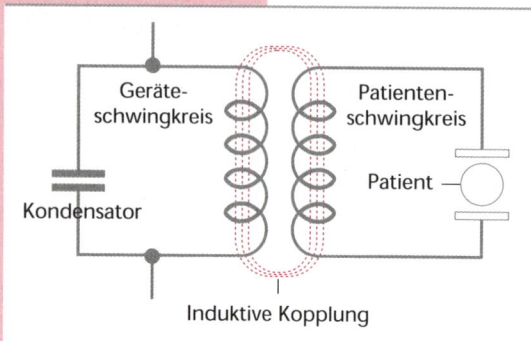

Abb. 4.3 Schwingkreise im Kurzwellengerät

Tab. 4.2 Applikatoren bzw. Elektroden bei Kurzwellenverfahren

Kondensatorfeldmethode	Spulenfeldmethode
Schliephake-Elektroden (Abstandselektroden) Weichgummi-Elektroden	Minode Monode Diplode Induktionskabel

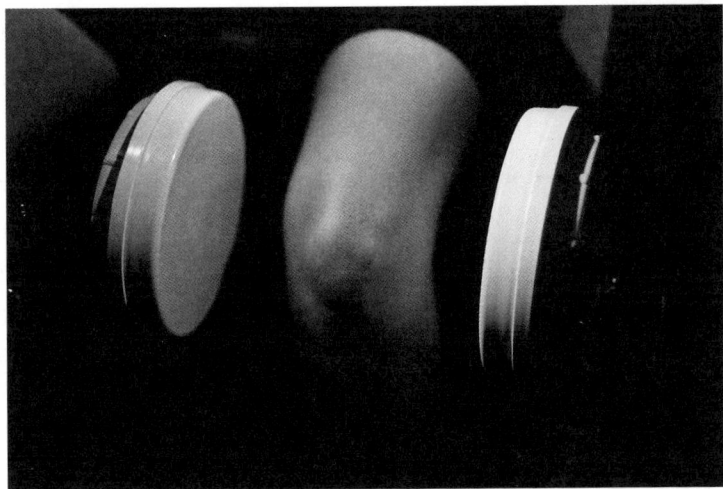

Abb. 4.4 Behandlung bei Gonarthrose mit Schliephake-Elektroden

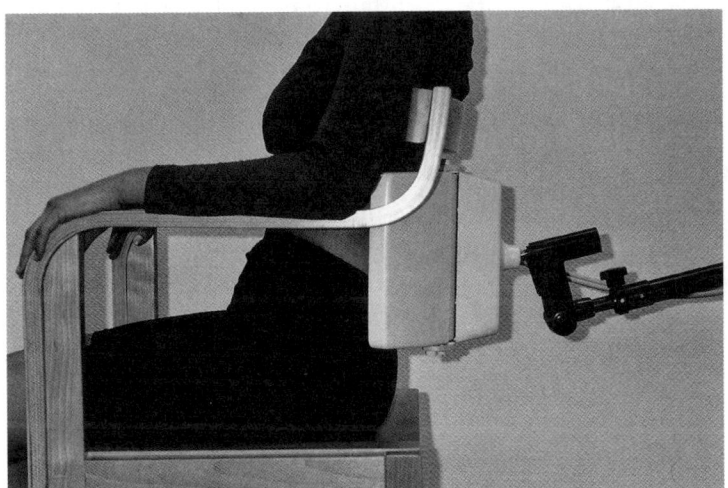

Abb. 4.5 Behandlung bei Lumbago im Spulenfeld mit der Diplode

Verbindung zwischen Applikator und Gerät wird mittels der so genannten Patientenkabel hergestellt. An dem Gerät befinden sich dementsprechende Anschlussmöglichkeiten (Buchsen). Bei den Spulenfeldelektroden Minode, Monode und Diplode ist auf die zulässige Leistungsgrenze am Gerät zu achten.

Dosis und Zeit

Dosierung nach Schliephake

Nach Schliephake lassen sich die folgenden Dosierungseinteilungen vornehmen. Sie richten sich ausschließlich nach dem subjektiven Wärmeempfinden des Patienten.

Tab. 4.3: Dosierung nach Schliephake

Dosis I	keine spürbare Wärme; therapeutisches Vorgehen: Dosierung, bis Wärmeempfinden angegeben wird, dann zurückregeln
Dosis II	gerade spürbare Wärme
Dosis III	deutlich angenehme Wärme
Dosis IV	kräftige, noch gut erträgliche Wärme

Behandlung akuter und subakuter Erkrankungen:
- niedrige Dosis
- kürzere Zeit

Behandlung chronischer Erkrankungen:
- höhere Dosis
- längere Zeit

Prinzipiell gilt für die Wahl von Dosis und Zeit, dass akute und subakute Erkrankungen mit niedriger Dosis (Schliephake I und II) und einer kürzeren Zeit (ca. 3–8 Minuten) behandelt werden. Die Behandlungsintervalle sollten dicht aufeinander folgen, am sinnvollsten erscheint hier die tägliche Behandlung, zunächst über einen Zeitraum von ca. 6–8 Tagen.

Bei chronischen Erkrankungen wird mit höherer Dosis (Schliephake III und IV) und einer längeren Zeit (bis zu 30 Minuten) behandelt. Die Behandlungsintervalle können in größeren Abständen 1–2 mal pro Woche erfolgen.

Elektrodentechnik

Die Kurzwellenbehandlung ist ebenso wirksam wie ungefährlich, wenn sie sachgerecht ausgeübt wird. Dazu empfiehlt sich die Beachtung einiger Regeln bezüglich der Elektrodentechnik und Sicherheit.

Zur Durchflutung von Körperteilen dienen Kondensatorfeld-Elektroden. Dies sind entweder Abstandselektroden mit Haltearmen nach Schliephake oder Weichgummi-Elektroden mit Abstandzwischenlagen aus Filz. Für das Auflegen bzw. Anbandagieren beider Arten von Elektroden an den Körper des Patienten gilt:

Oberflächentherapie: kleiner EHA
Tiefentherapie: großer EHA

- **Oberflächentherapie** (Haut-Unterhaut-Fettgewebe) mit kleinem Abstand zwischen Elektrode und Haut auf der Behandlungsseite und großem Abstand auf der kontralateralen Seite
- **Tiefentherapie** (innere Organe, Gelenke) mit großem Abstand zwischen Elektroden und Haut auf beiden Seiten.

Zur umfassenden Erwärmung der Extremitätenmuskulatur und der Gelenke verwendet man die Diplode, zur bevorzugt einseitigen Erwärmung die Monode. Für kleinere Bezirke (am Kopf, Hals, in der Achselhöhle) setzt man die Minode ein. Das Induktionskabel ist größeren Körperpartien vorbehalten.

Sicherheitsmaßnahmen

Beachte Kontraindikationen und Sicherheitsmaßnahmen der Kurzwellentherapie!

Die Kurzwellentherapie darf nie bei Patienten mit implantiertem Herzschrittmacher angewandt werden, denn die Hochfrequenz kann durch Einwirkung auf den Schrittmacher Herzkammerflimmern und eine Veränderung der Schrittmacherfrequenz hervorrufen.

Bei einer Kurzwellentherapie während der Schwangerschaft ist besondere Vorsicht geboten. Intensive Kurzwellenbehandlung im Bereich des Abdomens kann in der Frühschwangerschaft zu teratogenen Schäden führen. Ursachen sind Durchblutungs- und Diffusionsänderungen im Uterus, besonders im Bereich der Plazenta, die mit einer Verringerung des Sauerstoff- und Nährstoffangebots an den Föten einhergehen.

! Merke

Keine Kurzwellentherapie bei:
- Patienten mit Herzschrittmacher
- Schwangerschaft (relative Kontraindikation)

Um jede Gefahr einer lokalen Überhitzung oder gar Verbrennung auszuschließen, sollten stets alle Metallgegenstände wie Ringe, Spangen, Nadeln, Piercing etc., die sich im Kurzwellenfeld erhitzen könnten, vorsorglich vor der Behandlung entfernt werden. Körperteile mit Metalleinschlüssen wie Marknägel oder ähnlichen ostheosynthetischen Materialien im Behandlungsfeld sind von der Behandlung auszuschließen. Hörgeräte und Uhren sind stets abzulegen.

Das Gleiche gilt für feuchte Kleidungsstücke. Gewebe aus Perlon, Nylon und dergleichen sind wenig saugfähig, so dass die Haut darunter oft feucht wird. Entkleiden der zu behandelnden Körperpartien, ggf. Abtrocknen der Haut (Schweißbildung in Hautfalten!) ist deshalb anzuraten, insbesondere bei stärkerer Dosierung. Die Kurzwellendurchflutung trockener (!) Verbände ist unbedenklich.

Kleinkinder werden zur Behandlung am besten ganz entkleidet. Ihr geringes Körpervolumen bedingt vorsichtige Dosierung und ständiges Beobachten. Die Hauttemperatur sollte durch Auflegen der Hand bei abgeschaltetem Gerät geprüft werden.

Betten, die zur Kurzwellenbehandlung liegender Patienten verwendet werden, dürfen nicht aus Metall bestehen und keine Metallteile oder halbleitende Bezugsstoffe enthalten. Zu empfehlen ist eine Liege aus Holz mit Stoff- oder Kunststoffbezug.

Die Elektrodenkabel sollen stets frei hängen oder auf einer dicken isolierenden Unterlage (Bettdecke) aufliegen. Sie dürfen weder einander noch das Gerät oder den Patienten berühren.

Verkantete Schliephake-Elektroden und vorstehende Kanten von Weichgummi-Elektroden rufen örtliche Überhitzungen hervor. Sofern eine Konzentration der Wärme erwünscht ist, empfiehlt sich eine vorsichtige Dosierung. Gewöhnlich jedoch sollten die Elektrodenflächen möglichst parallel zur Hautoberfläche liegen. Filzunterlagen müssen an allen Seiten etwas über die Weichgummi-Elektrode hervorstehen (☞ Abb. 4.6).

Elektrodenpositionierung

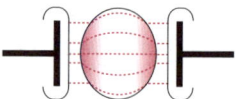

geringer EHA,
starke Oberflächenerwärmung

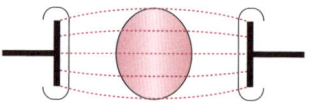

größerer EHA, stärkere Tiefenwirkung,
bessere, gleichmäßige Wärmeverteilung

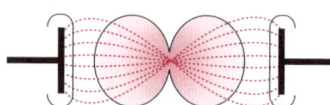

örtliche Erwärmung durch
Spitzeneffekt

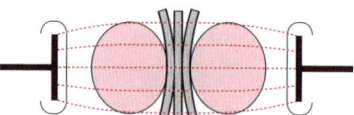

Vermeidung örtlicher Überwärmung
durch Filzunterlagen

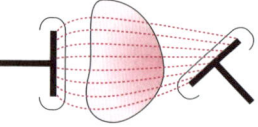

örtliche Erwärmung durch Verkantung
der Elektroden

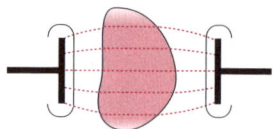

Vermeidung örtlicher Überwärmung
durch parallele Elektrodenstellung

Abb. 4.6   Positionierung von Elektroden

! Merke

Sicherheitsmaßnahmen bei Kurzwellentherapie:
- Schmuck ablegen
- feuchte Kleidung ablegen
- auf trockene Haut achten
- Kleinkinder ständig beobachten
- keine Behandlung auf Metallbetten
- Vorsicht mit den Elektrodenkabeln
- Elektrodenfläche parallel zur Hautoberfläche

4.3   Dezimeterwellenverfahren

Wirkung beruht auf
elektromagnetischen
Wellen

Bei der Dezimeterwellenbehandlung durch das Strahlenfeld beruht die Wirkung auf elektromagnetischen Wellen. Diese werden durch verschieden geformte Strahler abgegeben. Sowohl bei der Dezimeterwelle als auch bei der Mikrowelle spricht man aufgrund der sehr kurzen Wellen von Bestrahlungen.

Für Dezimeterwellengeräte stehen in der Regel folgende Strahler zur Verfügung:

- Langfeldstrahler
- Rundfeldstrahler
- Großfeldstrahler = Muldenstrahler = Pyrodor® (☞ Abb. 4.7)

Die Kontrollleuchte an den einzelnen Strahlern ermöglicht dem Anwender das Einstellen des optimalen Elektrodenhautabstandes.

Dezimeterwelle: größtmögliche Tiefenwirkung

Bei der Dezimeterwelle erreichen wir die größtmögliche Tiefenwirkung. Dies ist für die Dosierung ein wesentliches Kriterium. Wegen der geringen Belastung des subkutanen Gewebes ist das Wärmeempfinden des Patienten relativ gering.

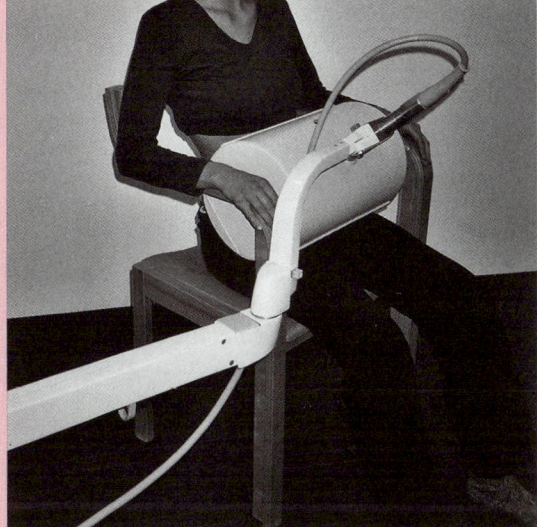

Abb. 4.7 Behandlung einer Adnexitis mit Dezimeterwellen-Pyrodor®

Dosis und Zeit

Für die Dosierung der Anwendung lassen sich die folgenden Stufen unterscheiden:

- Dosisstufe I: deutlich unter der Schwelle der Wärmeempfindung
- Dosisstufe II: eben unter der Schwelle der Wärmeempfindung
- Dosisstufe III: eben fühlbare Wärme
- Dosisstufe IV: angenehme, kräftige Wärme.

Die Dauer der Anwendung lässt sich folgendermaßen unterscheiden:

- kurze Behandlungsdauer: 5 Min.
- mittlere Behandlungsdauer: 10 Min.
- lange Behandlungsdauer: 15 Min.

4.4 Mikrowellenverfahren

Bei der Mikrowellenbehandlung werden nur die oberflächlichen Strukturen erreicht.

Bei der Mikrowellenbehandlung werden durch das Strahlenfeld nur die oberflächlichen Strukturen erreicht. Dabei liegt der größte „Wärmeverlust" im Muskelgewebe (☞ Abb. 4.1).

Die Mikrowelle hat sich als „allround"-Gerät im Bereich der Hochfrequenztherapie durchsetzen können, da das Handling für den Bediener extrem einfach ist, wenig Störungen und Komplikationen auftreten und der Patient sofort spürbar wahrnimmt, dass er therapiert wird.

Für die Mikrowellengeräte stehen unterschiedliche Strahler zur Verfügung (☞ Tab. 4.4).

Eine neuere Variation des Mikrowellenverfahrens ist die Behandlung auf einer Traktionsliege, unter der ein individuell einstellbarer Mikrowellenstrahler angebracht ist. Dies ermöglicht die Kombinationsbehandlung von Extension und Wärme.

Tab. 4.4: Strahler der Mikrowellengeräte

Körperhöhlenstrahler	kein Elektrodenhautabstand
Mehrfeldstrahler	5–15 cm Elektrodenhautabstand
Langfeldstrahler	5–15 cm Elektrodenhautabstand
Rundfeldstrahler	5–15 cm Elektrodenhautabstand
Muldenstrahler	kein Elektrodenhautabstand
Fokusstrahler	kein Elektrodenhautabstand
Ohrenstrahler	kein Elektrodenhautabstand

Dosis und Zeit

Für das Mikrowellenverfahren gilt das Dosierungsschema nach Schliephake (☞ Tab. 4.3). Behandlungszeiten liegen zwischen 5 und 15 Minuten. Wichtig für die Dokumentation ist die Angabe der Leistung in Watt.

Sicherheitsmaßnahmen

Schutzbrille

Während der Behandlung von Sinusitiden mit dem Rundfeldstrahler sind die Augen durch eine spezielle Brille zu schützen. Es handelt sich hier um eine Metallnetzbrille, die im Sinne eines Faraday-Käfigs die elektromagnetischen Wellen ableitet (☞ Abb. 4.8).

! Merke

Schutzbrille bei der Sinusitis-Behandlung anlegen.

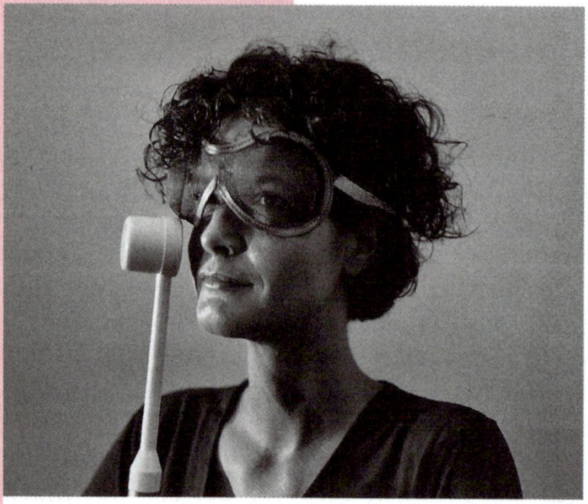

4.5 Indikationen und Kontraindikationen

Indikationen

Bei den Indikationen finden sich auch entzündliche Erkrankungen. Häufig werden diese als Kontraindikation für Wärmebehandlungen gesehen. Bei entsprechend schwacher Dosierung ist eine Behandlung mit HF-Verfahren möglich, da die Phagozytose durch die Wirkung der Bestrahlung beschleunigt wird.

Abb. 4.8 Behandlung einer Sinusitis mit Mikrowelle

Tab. 4.5: Indikationen für die Elektrotherapie im Hochfrequenzbereich

Erkrankung	Kurzwelle	Dezimeterwelle	Mikrowelle
Adnexitis		X	
Amenorrhoe	X K	X	
Arthrose	X K + S		
Asthma bronchiale	X K + S	X	
Bursitis			X
Dismenorrhoe	X K	X	
Epikondylitis			X
Furunkel	X S		X
Harnwegsinfekte	X K		
Herpes Zoster	X K		
Ischialgie	X K		
Karbunkel	X S		X
Laryngitis			X
Lumbago		X	
Mastitis	X K	X	
Myalgie	X K + S	X	X
Obstipation	X K	X	
Otitis media			X
Periostitis	X K	X	X
Prostatitis	X K		
Pyelonephritis	X S	X	
Reizblase	X K		
Rheumatische Erkrankungen	X K + S	X	X
Schweißdrüsenabzess	X S		
Sinusitis			X
Tendopathien			X
Zystitis	X S		X

K = Kondensatorfeld   S = Spulenfeld

- Patienten mit Herz-schrittmacher/Implantat
- Entzündungen
- ungeklärte Tumore
- schwerste Sensibilitätsstörungen
- frische Thrombose
- Abdomenbehandlung bei Schwangerschaft

Kontraindikationen

Aufgrund der Konzentration von Feldlinien dürfen keine Metallteile (z. B. Implantate, Schmuck, Granatsplitter) im Durchflutungsfeld und Behandlungsgebiet liegen. Physikalisch würde das Metall in diesem Moment einen Zwischenkondensator darstellen (ausgenommen Zahnfüllungen, intrauterine Pessare mit progesteronhaltiger Beschichtung).

Patienten mit Herzschrittmacher und anderen elektronischen Implantaten dürfen sich nicht in der direkten Umgebung eines Hochfrequenz-Geräts aufhalten, solange es in Betrieb ist.

Wie bei allen Wärmebehandlungen sind floride Entzündungen, akute Prozesse, ungeklärte Tumoren und schwerste Sensibilitätsstörungen für die Hochfrequenztherapie kontraindiziert. Ebenso stellt die frische Thrombose eine absolute Kontraindikation dar.

Die Gravidität gilt als so genannte relative Kontraindikation, da das Abdomen von einer Behandlung mit Hochfrequenz auszuschließen ist. Feuchte Verbände, sofern sie nicht gewechselt werden können, bezeichnen wir aufgrund der veränderten Wärmeleitung als lokale Kontraindikation.

Hintergrundinformation

Dezimeterwellengeräte werden zur Zeit in Deutschland nicht hergestellt. Da sich aber noch sehr viele Geräte im Einsatz befinden und diese sehr robust sind, wird es dieses Verfahren noch einige Zeit geben.

HF-Geräte können den Funkverkehr beeinträchtigen, daher sind beim Betreiben dieser Geräte die fernmeldetechnischen und meldepflichtigen Bestimmungen zu beachten.

Neuere Kurz- und Mikrowellengeräte erlauben auch eine Impulsbestrahlung, d. h. die HF-Bestrahlung wird in verschiedenen Frequenzen unterbrochen. Durch diese diskontinuierliche Abgabe wird die thermische Wirkung abgeschwächt.

Bei der elektro-kapazitiven Transferenz handelt es sich um ein noch nicht so weit verbreitetes Verfahren der Hochfrequenztherapie. Die Geräte arbeiten in Frequenzen zwischen 400–500 kHz bei einer Wellenlänge von 600–750 m im Langwellenbereich. Durch hochfrequente, elektrostatische Felder entsteht eine Tiefenwärme.

Elektro-kapazitive Transferenz erzeugt Tiefenwärme.

? Übungsfragen

1. Welche drei gängigen Verfahren unterscheiden sich in der Hochfrequenztherapie, und welche Frequenzen haben sie?
2. Welche Wirkung erzielen HF-Verfahren im menschlichen Körper?
3. Welche Methoden unterscheiden Sie bei Kurzwellenverfahren?
4. Welche Faustregel gilt zur Behandlung chronischer Erkrankungen bezüglich der Dosis und der Dauer?
5. Warum müssen Metallgegenstände bei der HF-Therapie aus dem Behandlungsgebiet entfernt werden?
6. Welches der HF-Verfahren erreicht die größte Tiefenwirkung?
7. Nach welcher Methode arbeitet die Mikrowelle?
8. Welchen Zweck erfüllt die Metallnetzbrille bei der Behandlung von Sinusitiden bei der Mikrowellenbestrahlung?
9. Wie ist die Funktion dieser Schutzbrille physikalisch erklärbar?

5   Ultraschalltherapie

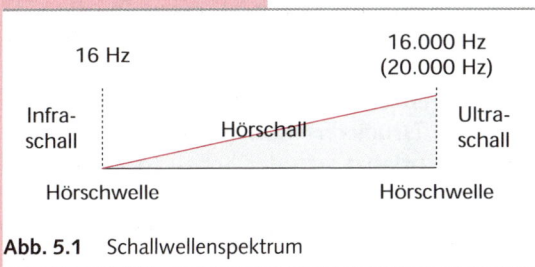

16 Hz   16.000 Hz
                         (20.000 Hz)

| Infra- | | Ultra- |
| schall | Hörschall | schall |

Hörschwelle   Hörschwelle

Abb. 5.1   Schallwellenspektrum

Unter der Ultraschallbehandlung versteht man die Anwendung mechanischer Energie (mechanischer Schwingungen) zu therapeutischen Zwecken; dabei werden Frequenzen oberhalb des Hörspektrums (≥ 20 000 Hz) eingesetzt (☞ Abb. 5.1). Die gängigen Ultraschalltherapie-Geräte arbeiten mit einer Frequenz von 800 kHz–3 MHz.

5.1   Grundlagen

Schallwellen

US-Geräte erzeugen mechanische Wellen

Die therapeutisch genutzten Schallwellen sind mechanische Schwingungen: Ein Hochfrequenz-Wechselstromgenerator erzeugt einen hochfrequenten Strom. Dieser wird einem Quarzkristall zugeführt, der wiederum die elektrische Energie in mechanische Wellen umwandelt. Daher wird die Ultraschalltherapie gelegentlich der Hochfrequenztherapie zugeordnet, obwohl Elektrizität nicht direkt zur Anwendung kommt.

Piezoelektrischer Effekt

Komprimierung eines Quarzkristalls → elektrische Ladung

Die Umwandlung von elektrischer Energie in mechanische Energie geht auf Erkenntnisse der französischen Physiker Jaques und Pierre Curie zurück, die ca. 1880 den piezoelektrischen Effekt am Quarzkristall erkannten: Wird ein Quarzkristall mechanisch komprimiert, so entsteht an der Oberfläche eine elektrische Ladung.

Umgekehrt entsteht der sog. reziproke piezoelektrische Effekt, wenn dem Quarzkristall hochfrequente Wechselspannung zugeführt wird und er daraufhin mechanische Schwingungen erzeugt.

Nach den Entdeckungen der Brüder Curie vergingen noch einige Jahre, bis das erste für die Therapie geeignete Ultraschallgerät in einer Berliner Klinik von Richter und Parow eingesetzt wurde. Nach weiteren technischen Verbesserungen wurde der medizinische Einsatz von Ultraschallgeräten vielfältiger, was ihre Ausbreitung entsprechend beschleunigte. Modifikationen der ursprünglichen Gedanken zeigen sich heute z. B. in den Ultraschall-Geräten der bildgebenden Diagnostik.

Ausbreitung des Ultraschalls

Physikalisch breitet sich Schall in Form von akustischen oder mechanischen Wellen aus und zwar in festen, flüssigen oder gasförmigen Stoffen. Im Vakuum können sich Schallwellen – im Gegensatz zu den elektromagnetischen Wellen – nicht ausbreiten, weil für die Schallausbreitung Masseteilchen vorhanden sein müssen.

Diese Masseteilchen werden durch Ultraschallwellen zu raschen Schwingungen um ihre Ruhelage angeregt. In der Schallausbreitungsrichtung kommt es zu periodischen Anhäufungen und Verdünnungen der Masseteilchen und damit zu rhythmisch wechselnden Druckverhältnissen im entsprechenden Medium. Im Körper pflanzt sich der Schall fort, weil elastisch verformbare Strukturen vorhanden sind.

Longitudinal-Welle →
Tiefenwirkung

Die Ultraschallwelle ist eine Longitudinal-Welle. Sie breitet sich vom Schallkopf longitudinal in die Tiefe des Gewebes aus, während es sich bei elektromagnetischen Wellen um transversale Wellen handelt. Ihre Ausbreitungsrichtung erfasst die Breite der Gewebe.

Die Ausbreitungsgeschwindigkeit der periodisch auftretenden, mechanischen Schwingungen ist medienabhängig und je nach Dichte des Mediums unterschiedlich (☞ Tab. 5.1).

Schallimpedanz

Schallimpedanz =
Schallwiderstand R

Wichtig ist weiterhin die Bestimmung des Schallwiderstandes R, in der Regel als Schallimpedanz bezeichnet. Die Schallimpedanz stellt den Widerstand dar, den ein Medium dem Schall entgegensetzt. Sie gibt insbesondere Auskunft über die Eigenschaften der Schallwellen an den Grenzflächen zweier Medien.

! Merke

Schallimpedanz (lat. *impedre*, hindern): Schallwellen erfahren durch das Medium, das sie durchdringen, einen gewissen Widerstand, der sie an der Ausbreitung hindert. Er ist abhängig von der Dichte der Moleküle.

Tab. 5.1: Ausbreitungsgeschwindigkeit mechanischer Schwingungen

Medium	Ausbreitungsgeschwindigkeit m/s
Eisen	um 6000
Aluminium	5100
Knochengewebe	3445
Sehnengewebe	1750
Knorpel	1665
Muskelgewebe	1552
Wasser bei 20°C	1492
Luft bei 0°C	333

Unterschiedliche Schall-
impedanzen:
- Reflexion/Absorption
- intensive Erwärmung
  v.a. im Bindegewebe

Liegt bei zwei direkt benachbarten Medien die gleiche Impe-
danz vor, so kommt es zu keiner Reflexion und damit auch
nicht zum Energieverlust. Umgekehrt gilt natürlich, dass bei
unterschiedlichen Schallimpedanzen Reflexionen auftreten;
und zwar je größer die Differenz, desto stärker die Schallre-
flexion.

! Merke

Luft absorbiert die Ultraschallwellen fast vollständig, daher ist
ein Kopplungsmittel notwendig.

Wissenschaftliche Untersuchungen haben gezeigt, dass zwischen Muskelgewebe und Knochen eine erhöhte Impedanzdif-
ferenz besteht. Diese Tatsache erklärt, dass es an dieser Grenz-
schicht zu einer verstärkten Reflexion und der damit verbundenen erhöhten Absorption kommt. Da Schallwellen durch Reflexion und Absorption in andere Energieformen umgewandelt
werden, erfolgt an der Muskel-Knochengrenze eine besonders
intensive Erwärmung.

! Merke

Reflexion (lat. *reflectere*, zurückbiegen): Die Reflexion ist das
Zurückwerfen von Wellen, d.h. die Masseteilchen werden von
Oberflächen mit einer gewissen Dichte (Härte) zurückge-
worfen.
Absorption (lat. *absorbere*, aufsaugen): Die Absorption ist die
Abschwächung der Strahlung bei Durchgang durch die Ma-
terie. Dabei wird die Strahlungsenergie in eine andere Energie-
form, z. B. Wärme, umgewandelt.

Bei den Reflexionsschichten handelt es sich um feste glatte
Oberflächen, die der menschliche Körper in Form von Knochen, Sehnenplatten, Faszien, Gelenkkapseln und Sehnen be-
reithält. Bei der Ultraschalltherapie tritt somit der größte
„Wärmeverlust", d.h. die intensivste Erwärmung, an Refle-
xionsebenen auf, die überwiegend aus Bindegewebe bestehen
(☞ Abb. 5.2).

Ultraschallfeld

Das Ultraschallfeld bezeichnet das von Ultraschallwellen erfa-
sste Gebiet bzw. den erfassten Raum. Infolge der Interferenz der
abgegebenen Ultraschallwellen ist das Ultraschallfeld inhomo-
gen, d.h. es bilden sich nebeneinander Intensitätsmaxima und -

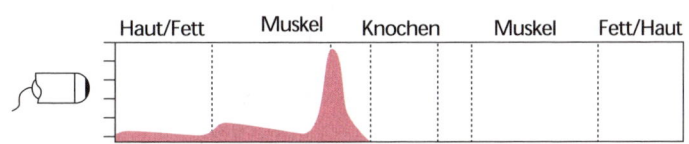

Abb. 5.2   Wärmeverteilungsspektrum beim Ultraschall

Statische Beschallung →
ruhender Schallkopf

Dynamische Beschal-
lung → kreisender
Schallkopf

minima. Durch höhere Intensitäten und längeren Behandlungszeiten können sich diese Intensitätsmaxima verdichten, so dass
es bei der statischen Behandlung mit ruhendem Schallkopf zu
Gewebsschäden kommen kann. Aus diesem Grund wird die dynamische Beschallung mit kreisendem Schallkopf für die Ultraschalltherapie vorgezogen. Ein weiterer Vorteil der dynamischen Beschallung ist das homogenere Schallfeld.

Technische Grundlagen der Ultraschall-Therapie-Geräte

Wie eingangs beschrieben, arbeiten die Ultraschall-Therapie-
Geräte mit einem piezoelektrischen Schallgeber. Dieser arbeitet
aber nicht, wie erstmals beobachtet, im herkömmlichen Sinne,
sondern reziprok; d. h. hochfrequente elektrische Energie wird
in mechanische Energie umgewandelt. Dabei dehnt sich der
Kristallquarz in einer Halbphase des Wechselstromes aus, in
der anderen wird er wieder zusammengedrückt. Es entstehen
die Ultraschallwellen, deren Ausbreitung über eine Schallkopf-
membran erfolgt. Dadurch wird die Luft herangezogen, komprimiert und in Schwingungen versetzt.

5.2 — Wirkungen

Die Wirkungen der Ultraschallwellen auf den menschlichen
Körper sind komplex. In der klassischen Literatur werden von
daher drei große Gruppen von Primärwirkungen angeführt:
- thermische Wirkung
- mechanische Wirkung
- physikalisch-chemische Wirkung.

Thermische Wirkung

Durch die oben beschriebene Absorption und Reflexion der
Schallwellen kommt es an Grenzschichten zur Umwandlung in
Wärme; es entsteht thermische Energie.

Die Erhöhung der Gewebstemperatur steht in Abhängigkeit
von der Intensität, der Zeit und anderen zusätzlichen Faktoren
wie kontinuierliche Beschallung oder Impulsschall. Durch die
nachgewiesene hohe Eindringtiefe spricht Edel von dem „wirksamsten Diathermieverfahren" (Tiefenerwärmungsverfahren).

Durch die thermische Wirkung werden bei richtiger Dosierung gewünschte Folgereaktionen ausgelöst, wie:
- gesteigerte Durchblutung (Hyperämie)
- Stoffwechselsteigerung und erhöhte Permeabilität der Zellmembran infolge der Hyperämie; dies ist insbesondere für
  bradytrophe Gewebe bedeutsam, die einen verlangsamten
  Stoffwechsel haben oder ihren Stofftransport fast ausschl-
  ließlich durch Diffusion erfahren, z. B. Sehnengewebe
- Anhebung der sensiblen Schwelle mit nachfolgender Analgesie.

Folge der thermischen
Wirkung:
- Stoffwechselsteige-
  rung
- Erhöhung der
  Permeabilität
- Analgesie

Mechanische Wirkung

Auflösung von Proto-
plasmastörungen

Die Fortpflanzung der Schallwellen bedingt die Kompression und Expansion elastischer Gewebsbestandteile. Durch den Schallwellenwechseldruck entsteht eine intrazelluläre Reizwirkung, welche Protoplasmastörungen innerhalb der Zelle auflösen kann. Es besteht allerdings bei höheren Intensitäten und ruhendem Schallkopf, d.h. bei statischer Applikation, die Gefahr der Zellzerstörung mit Blutaustritt ins Gewebe. Insofern sollten die derzeit angegebenen Maximalintensitäten von 1 bis 1,2 W/cm^2 und dynamischer Beschallung nicht überschritten werden.

Physikalisch-chemische Wirkung

Vorsicht: Dosierungskriterien beachten!
- Verschiebung des Ionenmilieus
- erhöhte Zellteilung der Osteoblasten
- Steigerung der Regeneration
- Muskelrelaxation

Unabhängig von der Betriebsart „Gleichschall" oder „Impulsschall" (s. u.) lassen sich biologische Effekte aufgrund chemisch-physikalischer Wirkungen der US-Wellen feststellen. Die primären chemischen Reaktionen führen zu folgenden Sekundäreffekten:

- Änderung der Membranpermeabilität; z.B. führt eine höhere Diffusionsrate zur Verschiebung des Ionenmilieus
- erhöhte Zellteilung der Osteoblasten
- Steigerung des Regenerationsvermögens von Geweben
- Muskelrelaxation.

5.3 Techniken der Ultraschallbehandlung

Bei den Behandlungstechniken sind neben der eindeutigen Indikationsstellung folgende Parameter für den Therapieerfolg entscheidend:
- Betriebsart
- Beschallungsort
- Applikationstechniken
- Ankopplungsmedium
- Dosierung.

Betriebsart

- Dauerschall
- Impulsschall

Bei der Betriebsart Dauerschall handelt es sich um eine kontinuierliche Energieabgabe in Form von Schallwellen, d. h. es findet eine Beschallung mit „Gleichschall" ohne Unterbrechung und mit gleichbleibender Intensität statt.

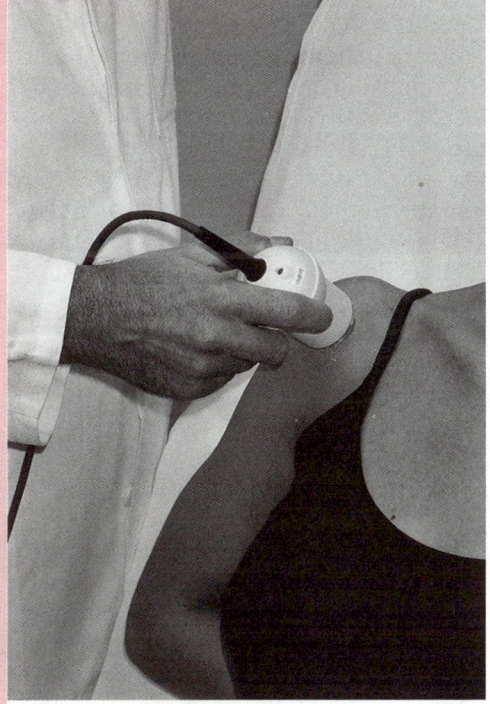

Abb. 5.3 Behandlung eines Impingementsyndroms (M. supraspinatus) mit Ultraschall

Im Gegensatz dazu handelt es sich bei der Betriebsart „Impulsschall" um eine diskontinuierliche Abgabe der Schallwellen, jedoch bleibt die für die Therapie eingestellte Intensität am Gerät konstant. Das Verhältnis der Impulsfolgefrequenz ist oftmals in verschiedenen Varianten im Tastenfeld der Betriebsart „Impulsschall" durch den Therapeuten anwählbar bzw. kann vom Therapeuten selbst modifiziert werden.

Der Impulsschall findet vorwiegend dort sein Einsatzgebiet, wo eine nur geringe thermische Energie gewünscht ist. Zusätzlich kommt es beim Impulsschall durch die Pausen zu einer Verminderung der Leistung bei gleicher Amplitudenhöhe, was zu einer Reduzierung der Intensität im Vergleich zum Dauerschall führt. Demzufolge wird der Impulsschall bei Zuständen eingesetzt, die eine niedrigere Intensität erfordern, z. B. bei der viel diskutierten Behandlung eines Muskel-Sehnen-Schmerzes bei darunter liegendem Implantat.

Die biologische Wirkung der verschiedenen Impulsfolgefrequenzen ist noch nicht nachgewiesen. Die gleiche Wirkung ist mit einer entsprechenden Verringerung der Intensität mit Dauerschall zu erreichen.

Beschallungsort

- direkte Beschallung lokal am Krankheitsgeschehen
- indirekte Beschallung, auch als neurale Behandlung bezeichnet; dazu gehören:
  - die radikuläre, paravertebrale Beschallung, d.h. die Beschallung der Austrittsstellen der Spinalnervenwurzeln
  - die segmentale Beschallung über den kuti-viszeralen Reflexbogen
  - die gangliotrope Beschallung über sympathische Ganglien
  - die Schmerzpunktbehandlung, z.B. Beschallung von Triggerpoints. Diese treten überwiegend bei myofaszialen Syndromen am Hals, den Schultern und am Rücken auf.

Die Beschallung am Krankheitsgeschehen selbst – die direkte Beschallung – stellt die heute wohl am häufigsten durchgeführte Form der Ultraschall-Therapie dar. Dabei muss darauf geachtet werden, dass das Behandlungsfeld nicht zu eng eingegrenzt wird, sondern auch benachbarte pathologische Strukturen, die mit dem Krankheitsbild direkt oder indirekt in Verbindung stehen, mit behandelt werden.

Bei der indirekten Beschallung wird versucht, über nervös-reflektorische Bahnen eine Fernwirkung zu erzielen. Beschallt wird entweder das gesamte Segment oder/und die dazu gehörenden Nervenwurzelareale paravertebral der Wirbelsäule:

- Schultergelenk: C5–C7
- Ellenbogengelenk: C6–C 8
- Hand- und Fingergelenke: C7–Th1

Behandlungsfeld nicht zu eng eingrenzen!

- Hüftgelenk: L4–S1
- Kniegelenk: L3–L5
- Fußgelenk: L5–S2

Applikationstechnik

- dynamische Beschallung (kreisender Schallkopf)
- statische Beschallung (ruhender Schallkopf)
- semistatische Beschallung (Kombination der dynamischen und statischen Beschallung).

Bei der dynamischen Beschallung wird der Schallkopf mit gleichbleibendem Druck und kontinuierlich kreisenden Bewegungen appliziert. Diese Anwendungstechnik der Beschallung wird am häufigsten eingesetzt.

Die statische Technik der Schallkopfführung sollte nur von erfahrenen Therapeuten durchgeführt werden, da hierbei durch den ruhenden Schallkopf, zu hoher Dosierung sowie zu langer Dauer Gewebeschäden entstehen können. Um Spitzeneffekte, d. h. maximale Konzentrationen von Schallwellen, auf ein punktförmiges Gewebeareal zu vermeiden, darf es bei keiner Behandlungstechnik zur Verkantung des Schallkopfes kommen.

Unter dem Begriff der semistatischen Beschallung bezeichnet man eine Kombination von dynamischer und statischer Beschallung, wobei der Schallkopf nur mit sehr geringen, kreisenden Bewegungen um punktförmige Behandlungszonen geführt wird.

Ankopplungsmedium

- Ultraschallgele
- Paraffinöle
- medikamentenhaltige Substanzen (☞ Kap. 5.3)
- Wasser (bei der subaqualen Applikation).

Am gebräuchlichsten ist das **Ultraschallgel**. Es ist in der Relation zu anderen Kopplungsmitteln teuer, lässt sich aber oftmals aufgrund seiner zähen Beschaffenheit besser einsetzen als z. B. Öle.

Das Ultraschallgel Aqua sonic der Firma Parker ist ein Acrylat, welches aus einem Quellstoff und verschiedenen Substanzen, Emulgatoren und Farbstoffen besteht. In der Praxis als besonders günstig hat sich Aqua sonic bewährt, dessen Konsistenz – im Gegensatz zu anderen Ultraschallgelen – temperaturunabhängig ist.

Paraffinöle sind in der Relation kostengünstiger, haben aber den Nachteil, an unebenen Körperflächen den Kontakt zu verlieren, da nur ein dünner Ölfilm entsteht. Paraffinöle eignen sich nicht als Kopplungsmittel bei dem Simultanverfahren, da der Ohm-Widerstand des Öls zu hoch ist und ein ausreichender Stromfluss nicht zustande kommt.

Die **Behandlung im Wasserbad** bei der Beschallung von kleineren Gelenken an der oberen und unteren Extremität hat

Beschallung:
- dynamisch
- statisch
- semistatisch

sich als sehr geeignet erwiesen, zumal vielfach nur eine Schallkopfgröße für die Therapie zur Verfügung steht.

Die Beschallung erfolgt in einem Wasserbad mit einer Temperatur von 36–37°C in einer dafür vorgesehenen Wanne. Diese muss aus Kunststoff sein, um die Reflexion der Wellen zu vermeiden. Der wasserdichte Schallkopf wird über einen langstieligen Schallkopfhalter (ergänzendes Zubehör) in einem Abstand von ca. 2–3 cm zur Behandlungsoberfläche appliziert.

Steht der Schallkopfhalter nicht zur Verfügung, sollte der Therapeut wegen der Reflexionsvorgänge an den Wannenwänden und der damit verbundenen sekundären Schallverdichtung Gummihandschuhe tragen. Aus dem gleichen Grund sollte das Behandlungsbecken nicht zu klein gewählt werden.

Darüber hinaus ist darauf zu achten, dass das Wasser keine Luftblasen enthält; Luftblasen, die sich an Körperteilen oder an der Schallkopfvorderfläche bilden, müssen abgestreift werden, da sonst die Ultraschallübertragung erheblich beeinträchtigt wird.

Besonders geeignet ist die subaquale Applikation bei Patienten mit berührungsempfindlichen Erkrankungen, z. B. einer Rhizarthrose (☞ Abb. 5.4).

Dosierung

- Intensität
- Dauer
- Häufigkeit.

Die **Intensität** wird in Watt pro cm² Schallkopffläche angegeben. Da die Meinungen über die zu verwendende Intensität weit auseinander gehen, haben sich folgende Werte im Laufe der Jahre etabliert, die für eine kontinuierliche Ultraschallbe-

Intensität:
- Dauerschall: 3 Stufen
- Impulsschall:
  1,2 W/cm²

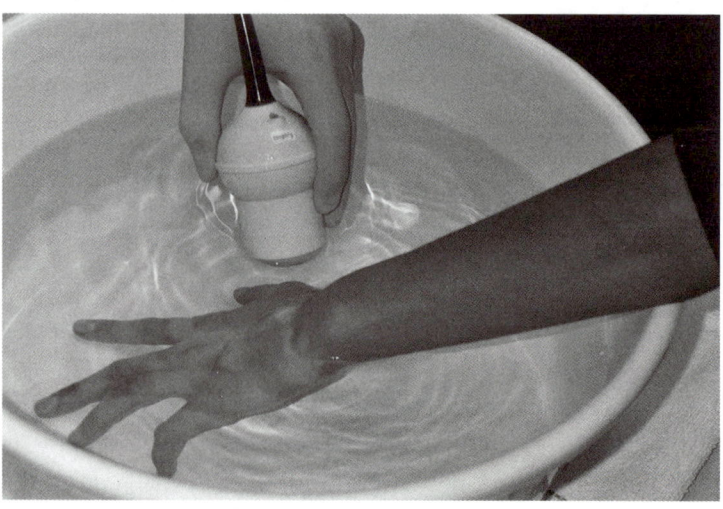

Abb. 5.4 Subaquale Beschallung einer Rhizarthrose

handlung (Dauerschall) als Richtlinie angesehen werden können:

- niedrige Intensität: $< 0,3$ W/cm^2
- mittlere Intensität: $0,3$–$1,2$ W/cm^2 ($0,7$ W/cm^2 derzeit empfohlener Richtwert)
- hohe Intensität: $> 1,2$ W/cm^2.

Für die diskontinuierliche Ultraschallbehandlung (Impulsschall) sollte der Wert von $1,2$ W/cm^2 in Betracht gezogen werden.

Bei der kontinuierlichen und diskontinuierlichen Ultraschallbehandlung mit hoher Intensität kann ein Wärmegefühl zu spüren sein.

! Merke

Für die Dosierung der Intensität gilt immer: Der Patient darf auf keinen Fall während der Behandlung unangenehme Empfindungen oder gar Schmerzen verspüren! Insbesondere Periostschmerzen sind ein Zeichen der Überdosierung.

Dauer:
- je nach Größe des Behandlungsareals

Häufigkeit:
- akute Erkrankungen: tägl.
- chronische Erkrankungen: jeden 2. Tag

Die **Behandlungsdauer** hängt von der Größe des zu behandelnden Körperareals ab. Als Richtlinie gilt: Areale, die nicht größer als der Schallkopf sind, werden in der Regel 3–5 Minuten mittels der statischen oder semistatischen Applikationstechnik behandelt. Größere Areale, die mit der dynamischen Applikationstechnik behandelt werden, erfordern eine längere Behandlungszeit: maximal 10–15 Minuten.

Die **Behandlungshäufigkeit** ist vom Krankheitsbild und der Reaktion des Patienten abhängig, in der Regel aber täglich oder jeden zweiten Tag. Akute entzündliche Erkrankungen sollten schwach dosiert täglich und nach der akuten Phase jeden zweiten Tag behandelt werden. Chronische Erkrankungen werden jeden zweiten Tag behandelt.

Reagiert der Patient positiv, können die Parameter vergrößert werden, um z. B. eine längere schmerzfreie Phase zu erhalten.

5.4 Spezielle Formen der Ultraschalltherapie

5.4.1 Ultraschall-Simultanverfahren

Unter dem Simultanverfahren, auch als Kombinationstherapie bezeichnet, versteht man die gleichzeitige Applikation von Ultraschall und verschiedenen Strömen. Hierdurch entsteht ein Summationseffekt der Wirkungen des Ultraschalls und der einzelnen Reizströme aus den unterschiedlichen Frequenzbereichen.

Klassische Kombination:
Ultraschall und Diady-
namik

Vorsicht beim Simultan-
verfahren:
keine galvanische Basis
→ Verätzungsgefahr

Die klassische und somit erstmalig beschriebene Variante war die Kombination mit den diadynamischen Strömen nach Bernard mit allen möglichen Modulationen (☞ Kap. 7.2.1).

Wichtig ist darauf hinzuweisen, dass beim Simultanverfahren die galvanische Basis entfällt. Dies ist deshalb von Bedeutung, da der Schallkopf mit seiner Metalloberfläche eine Elektrode darstellt und somit die Gefahr der Elektrolyse (Verätzungsgefahr) gegeben wäre. Die verbleibenden Halbwellenströme lösen zwar auch eine geringere Elektrolyse aus, diese stellt aber keine Gefahr dar, weil durch den Einsatz des Ankopplungsmittels (Ultraschallgel) der notwenige Schutz gegeben ist. Darüber hinaus ergibt die kreisende Bewegung des Schallkopfes eine Verteilung der elektrolytischen Reaktionen auf eine größere Fläche, so dass die oben beschriebene Gefahr der Verätzung minimiert wird. Das für das Simultanverfahren zum Einsatz kommende Kopplungsmittel muss elektrisch leitfähig sein. Für das Simultanverfahren ist eine Constant-voltage-Schaltung erforderlich (☞ Kap. 1.3). Bei vielen Geräten erfolgt die Umschaltung mit der Wahl des Verfahrens.

Bei der Grundprogrammierung ist bei den meisten Geräten der Schallkopf die negative Elektrode, kann jedoch gegensätzlich gepolt werden (☞ Abb. 5.5).

Mittlerweile werden auch weitere Therapieströme zur Kombination herangezogen, z. B.:

- mittelfrequente Ströme
- amplitudenmodulierte Ströme
- Hochvoltströme.

Bei diesen Strömen besteht keine Verätzungsgefahr. Die Begründung hierfür sowie die Wirkungen und Dosierungshinweise werden in den entsprechenden Kapiteln ausführlich beschrieben.

5.4.2 ▬ Ultraschall-Phonophorese

Die Phonophorese ist das Einbringen eines Medikamentes durch die Haut mittels der Ultraschallwellen. Durch die mechanischen Schwingungen der großmolekularen Strukturen werden die Substanzen der Medikamente in den Körper eingeschleust. Die Eindringtiefe ist abhängig von den Dosierungsfaktoren.

Medikamente, die für die Phonophorese zum Einsatz kommen, müssen von ihrer Konsistenz so beschaffen sein, dass die wirksamen Substanzen durch Ultraschallwellen herausgelöst werden können und die Kontaktfähigkeit durch das Medikament gewährleistet bleibt. Das Medikament dient somit gleich-

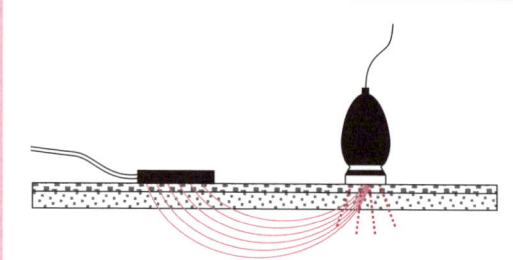

Abb. 5.5 Simultanverfahren Ultraschall und Reizströme, z. B. Diadynamik

zeitig als Kopplungsmittel (Beispiele: Alpha Chymocutan, Voltaren Emulgel).

Bei Unklarheiten, ob ein Medikament für die Phonophorese geeignet ist, sind die Angaben der Hersteller zu beachten. Angaben zu Dosis und Dauer der Behandlung sind individuell zu wählen, da sie von dem Medikament und der Zielsetzung abhängig sind.

Technisch möglich und häufig in der Praxis angewandt ist das Einbringen eines Medikamentes mit dem Simultanverfahren. Hierbei werden Medikamente einmal auf mechanischem Weg durch den Ultraschall und zum anderen auf elektrischem Weg durch den Strom eingebracht. Dabei ist zusätzlich die elektrische Ladung des Medikamentes zu beachten (☞ Kap. 7.1.3). Weist die Wirksubstanz eine positive Ladung auf, so muss der Schallkopf gleichsinnig gepolt sein.

Einbringen des Medikamentes:
- mechanisch
- elektrisch

5.5 — Indikationen und Kontraindikationen

Indikationen

Der Ultraschall eignet sich auch zur Behandlung von myofazialen Triggerpoints.

Kontraindikationen

Kontraindiziert ist die Ultraschalltherapie überall dort, wo Wärme negativ einen Krankheitsprozess beeinflusst. Dazu zählen:

- maligne Tumoren
- akute Infektionen, Infektionskrankheiten, fieberhafte Zustände unklarer und bekannter Genese
- Thrombophlebitiden, tiefe Phlebothrombosen
- hämorrhagische Diathesen (Blutungsneigung)
- Periphere arterielle Durchblutungsstörungen III und IV nach Fontaine
- Veränderung der Haut, insbesondere bei entzündlichen Prozessen
- schlechter Allgemeinzustand.

Die Beschallung ist gleichfalls auf die Testikel (Hoden), den graviden Uterus, auf den Augäpfeln und bei Schrittmacherpatienten kontraindiziert. Des Weiteren müssen Epiphysenzonen bei Kindern ausgelassen werden. Bei anästhesierten Hautarealen oder gestörter Hautsensibilisierung sollte nur vorsichtig Ultraschall appliziert werden, da Schmerz vom Patienten nicht wahrgenommen werden kann.

Tab. 5.2

Erkrankung	Lokal	Segmental	Subaqual	Simultan	Phono-phorese	Bemerkungen
Achillodynie	X		X	X	X	großflächiges Areal als Vor- oder Nachbehandlung von Querfriktion n. Cyriax
Arthrose	X		X		X	
Bandrupturen	X			X		gut kombinierbar mit Querfriktionen n. Cyriax
Bandscheiben-OP	X					Spätphase 7–12 Wo.
Bursitiden	X				X	
Epikondylitiden	X	X		X	X	gut kombinierbar mit Querfriktion n. Cyriax
Fersensporn	X				X	großflächiges Areal
Fibromyalgie	X					
Frakturen	X	X	X			
Hämatome	X					
Kontrakturen	X			X		auch kapsuläre Kombination mit Dehnlagerungen
Lokale u. pseudo radikuläre WS-Erkrankungen	X	X		X		
Muskelfaserrisse	X	X				subakut
Morbus Bechterew	X	X				
Narben	X		X		X	
Sklerodermie	X					
Sudeck-Dystrophie		X				
Tendopathien/ Tendovaginitiden	X			X		

Hintergrundinformation

Der häufigste Fehler bei der Ultraschalltherapie ist das Verkanten des Schallkopfes. Die meisten Geräte zeigen jedoch die optimale Ankopplung in Form eines optischen oder akustischen Signals an. Für unterschiedliche Indikationen stehen verschieden große Schallköpfe bei den meisten Geräten zur Verfügung.

! Vorsicht

Verkanten des Schallkopfes ist immer zu vermeiden.

Im Heilmittelkatalog wird der Ultraschall als Wärmetherapie geführt und auch als solche abgerechnet. Auf dem Rezept muss neben der Wärmetherapie der Ultraschall benannt sein. Die sachgerechte Ultraschall-Therapie muss durch geschultes Fachpersonal ausgeführt werden.

Ein Ultraschallgerät, welches nach den Zulassungsempfehlungen der Kostenträger zur Abgabe der Ultraschalltherapie berechtigt, muss in einem Frequenzbereich zwischen 800–3000 KHz arbeiten.

? Übungsfragen

1. Mit welchen Wellen arbeitet der Ultraschall?
2. Was versteht man unter dem piezoelektrischen Effekt?
3. Was ist die Schallimpedanz R?
4. Welche Art der Schallkopfführung, statisch oder dynamisch, kann eher zu einer Überwärmung führen?
5. Wo im Gewebe ist die thermische Wirkung am intensivsten?
6. Warum sind Ankopplungsmittel notwendig?
7. Warum darf beim Simultanverfahren mit diadynamischen Strömen keine galvanische Basis mit eingesetzt werden?

6 ⏹ Licht- und Strahlentherapie

Strahlentherapie: Licht-
therapie, Heliotherapie

Die Licht- und Strahlentherapie umfasst die Wellenlängen von
1 000 000 nm bis 200 nm. In diesem Spektrum findet man:

- Infrarot-Strahlen: ⎫
- Ultraviolett-Strahlen: ⎬ als Photo- oder
- Strahlen des Sehspektrums: ⎭ Lichttherapie
- natürliche Sonnenstrahlen: als Heliotherapie

Alle genannten Therapieformen lösen chemische und thermische Wirkungen aus, je nach Wellenlänge und Verfahren mit
unterschiedlicher Intensität.

6.1 ▬ Grundlagen

Das Licht als Heilfaktor fand zuerst in der Sonnenbehandlung
seine Anwendung. Die Völker mit hochstehenden Kulturen entwickelten in Gebirgen Sonnenheilstätten. Der Schweizer Natur-
heilkundler Arnold Rikli (1823–1906) eröffnete 1855 in Slo-
wenien die erste Sonnenheilanstalt. Zu dieser Zeit war es nur
der wohlhabenden Bevölkerung möglich, einen der zahlreich
entstandenen Hochgebirgskurorte aufzusuchen. Immer größer
wurde der Bedarf nach künstlichen Lichtquellen. Die Entwicklung begann mit einer Kohlenbogenlichtlampe und endet mit
den modernen Solarien der Neuzeit.

Infrarot

Infrarot unsichtbar:
thermische Wirkung

Infrarotstrahlen sind Strahlen unterhalb des Sehspektrums mit
einer Wellenlänge von 1 000 000 nm (=1 mm) bis zu 780 nm.
Sie entfalten eine thermische Wirkung.

Sichtbares Licht

Sichtbares Licht: thermi-
sche und chemische
Wirkung

Im Bereich zwischen 780 nm und 380 nm befindet sich das
sichtbare Licht mit den Spektralfarben Rot, Orange, Gelb,
Grün, Blau und Violett. Werden alle Farben gleichzeitig reflektiert, entsteht weißes Licht, werden alle Strahlen absorbiert, entsteht Schwarz. Je mehr die Strahlen zu Rot hin tendieren, umso
mehr entwickeln sie eine thermische Wirkung, tendieren sie
mehr zu Violett, steht die chemische Wirkung im Vordergrund.

Ultraviolett

Ultraviolett unsichtbar:
chemische Wirkung

Jenseits der Sehschwelle finden wir im Bereich zwischen
380 nm und 200 nm die kurzwelligen UV-Strahlen. Diese entwickeln eine chemische Wirkung.

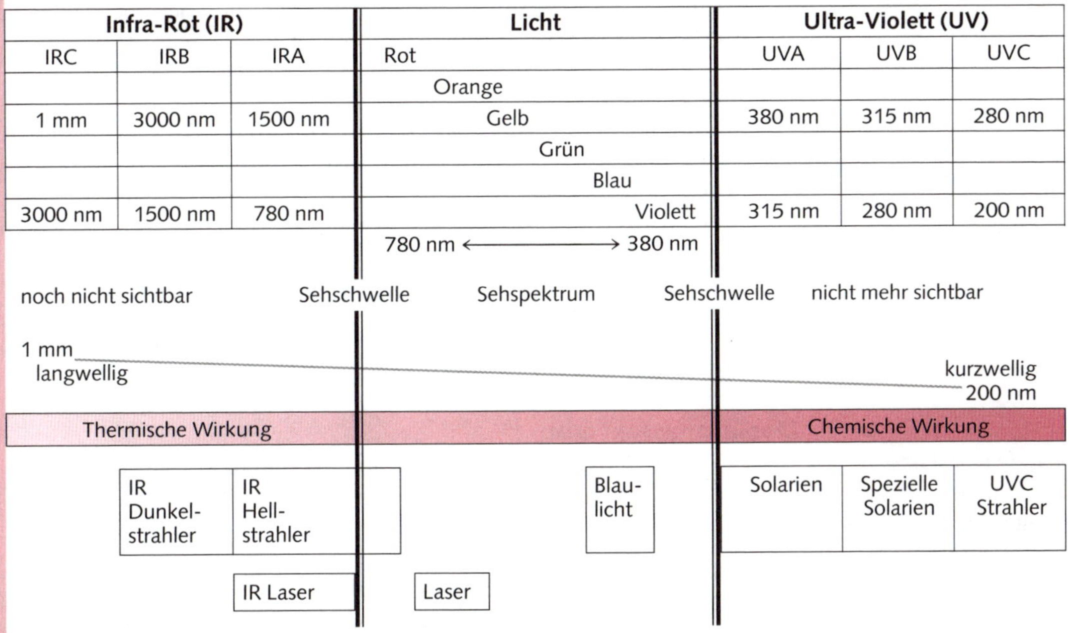

Infra-Rot (IR)			Licht	Ultra-Violett (UV)		
IRC	IRB	IRA	Rot	UVA	UVB	UVC
			Orange			
1 mm	3000 nm	1500 nm	Gelb	380 nm	315 nm	280 nm
			Grün			
			Blau			
3000 nm	1500 nm	780 nm	Violett	315 nm	280 nm	200 nm

780 nm ←——————→ 380 nm

noch nicht sichtbar Sehschwelle Sehspektrum Sehschwelle nicht mehr sichtbar

1 mm
langwelltig   kurzwellig
                                                                    200 nm

Thermische Wirkung					Chemische Wirkung	
	IR Dunkel-strahler	IR Hell-strahler		Blau-licht	Solarien	Spezielle Solarien	UVC Strahler
		IR Laser	Laser			

Abb. 6.1 Wellenlängen in der Licht- und Strahlentherapie

Eigenheiten des Lichts

Lichtstrahlung

- Reflexion: Strahlen werden zurückgeworfen
- Absorption: Strahlen werden aufgenommen

Unter Strahlung versteht man eine Form der Energieausbreitung. Für die Anwendung der Licht- und Strahlentherapie sind die Begriffe *Reflexion* und *Absorption* von Bedeutung. Treffen Strahlen auf eine Oberfläche, so werden sie je nach Beschaffenheit dieser reflektiert (zurückgeworfen) oder absorbiert (aufgenommen).

Neben Beschaffenheit und Farbe der Oberfläche haben der Einfallwinkel und der Abstand zur Strahlenquelle eine wesentliche Bedeutung.

Lichtbrechung

Werden Lichtstrahlen durch ein Prisma geleitet, so kommt es zur Lichtbrechung, d. h. es entstehen die Spektralfarben (Regenbogen).

Lichtbündelung

Gebündelter Lichtstrahl: Laser

Durch ein Prisma können auch Strahlen gebündelt werden. Ein solcher gebündelter Strahl ist der LASER (Light Amplification by Stimulated Emission of Radiation).

Über einen LASER kann sehr viel Energie übermittelt und therapeutisch genutzt werden.

Lasertherapie ist im Lehrplan für Physiotherapeuten nicht vorgesehen und wird in diesem Kapitel nur der Vollständigkeit halber erwähnt, aber nicht weiter erläutert. Auch ist der Einsatz der Laserstrahlen in der Physiotherapie noch nicht ausreichend erforscht.

Interferenz

Durch Überlagerung der Wellen kommt es zu verschiedenen physikalischen Eigenschaften, wie Summation (Verstärkung) oder Subtraktion (Abschwächung) der weitergeleiteten Energie. Durch das Wissen der möglichen Interferenzen wird der Therapeut in die Lage versetzt, Dosierungsverstärkungen und -abschwächen zu erkennen und einer evtl. auftretenden Fehldosierung entgegenzuwirken.

Beispiel: Werden Lichtstrahlen durch einen Spiegel reflektiert, kann es zur Dosierungsverstärkung kommen.

Dosierungsfaktoren

- Reflexionsfaktoren
- Behandlungsdauer
- Alter der Strahlenquelle

Für die Dosierung der Licht- und Strahlentherapie sind folgende Dosierungsfaktoren zu beachten:
- Reflexionsfaktoren:
  - Einfallwinkel
  - Abstand zur Strahlenquelle
  - Farbe und Oberflächenbeschaffenheit der Haut.
- Behandlungsdauer:
  je nach Verfahren und Wellenlänge der Strahlen von einer Minute bis zu mehreren Stunden bei der Blaulicht-Therapie
- Alter der Strahlenquelle:
  Mit zunehmender Brenndauer lassen die Strahlenquellen besonders im UV-Bereich an Leistung nach. Es empfiehlt sich daher, immer die gleiche Lampe zu verwenden und gegebenenfalls die Röhren auszutauschen.

6.2 — Strahlen im Infrarotbereich

Drei verschiedene IR-Strahlen: A, B, C

Die Wärmewirkung der Infrarotstrahlen (IR-Strahlen) beruht auf der Absorption der Strahlenenergie des oberflächlichen Gewebes. Die IR-Strahlen werden wie folgt eingeteilt:
- IRA = 780–1500 nm
- IRB = 1500–3000 nm
- IRC = 3000–1 000 000 nm

Grundsätzlich sind IR-Strahlen unsichtbar, jedoch erzeugen IR-Lampen auch einen geringen Anteil sichtbaren Lichts. Dieses ist sehr gering bei dem Dunkelstrahler vorhanden.

Es lassen sich Dunkelstrahler von Hellstrahlern unterscheiden, die einen vermehrten Anteil sichtbaren Lichts haben.

IR-Dunkelstrahler

Dunkelstrahler: geringe Eindringtiefe

Dunkelstrahler mit langwelligen IRB- und C-Strahlen haben eine geringe Eindringtiefe. Die Oberflächentemperatur der Strahler beträgt zwischen 700 und 1000°C. Als Dunkelstrahler werden bezeichnet:

- Glühspiralen auf Keramikflächen
- Kohlefadenglühlampen
- Auch jeder Heizkörper und jeder Heizofen stellen einen Dunkelstrahler dar.

IR-Hellstrahler

Hellstrahler: etwas tiefer eindringend

Hellstrahler mit den kurzwelligeren IRA-Strahlen dringen mit bis zu 0,5 cm etwas tiefer in die Haut ein. Die Oberflächentemperatur der Strahler beträgt zwischen 2600 und 2700°C. Hellstrahler haben einen Anteil von ca. 5% sichtbaren Lichts.

Hellstrahler sind Lampen mit hoher Wattzahl, die weißes Licht abgeben. Durch vorgeschaltete Filter bzw. Rotlichtglühlampen kommen 95% IRA-Strahlen zur Anwendung. Zu den Hellstrahlern gehört auch der IR-LASER.

Wirkungen

Die Infrarotstrahlen haben folgende physiologische Wirkungen:

- Hyperämie
- Analgesie
- Muskelentspannung
- Resorptionsförderung.

Behandlungshinweise

- Dosierung
- Abstand
- Dauer

- Dosierung:
  Entscheidend ist das subjektive Wärmeempfinden und die Größe der zu bestrahlenden Fläche. Unabdingbar ist die Prüfung der Sensibilität bei der Befunderhebung vor der Therapie.
- Abstand:
  Der Abstand des Strahlers zur Behandlungsfläche beträgt zwischen 40 und 70 cm, je nach Zielsetzung und Einfallwinkel.
- Dauer:
  zwischen 20 und 30 Minuten.

6.3 Strahlen im Sehspektrum

Schon Johann Wolfgang v. Goethe (1749–1832) wusste über den Einsatz des Lichts im Sehspektrum im Sinne der Farbentherapie zu berichten. Seit geraumer Zeit findet eine Renaissance der Lichttherapie statt. Unterschiedliche Farben werden zu verschiedenen therapeutischen Zielen eingesetzt. Beispielhaft seien hier gelb-orange Lichttöne zur Entspannung, weißes Licht als Antidepressivum sowie das gesamte Farbenspektrum in der Farblichtsauna (Biosauna) erwähnt.

Blaulichttherapie

Eine spezielle Form der Lichttherapie ist die Blaulichttherapie.

Blaulichttherapie: Bilirubinspiegel senkend

Blaulicht entwickelt mit einer Wellenlänge zwischen 420 und 480 nm eine photochemische Wirkung. Dabei kommt es durch Photooxydation zur Senkung des Bilirubinspiegels. Bekannt ist die Blaulichttherapie bei Neugeborenen und Frühgeborenen mit Icterus neonatorum. Hierbei wird das Bilirubin in untoxische und ausscheidungsfähige Substanzen umgewandelt. Eine mehrstündige tägliche Behandlung ist dafür erforderlich.

Darüber hinaus werden dem Blaulicht die folgenden Wirkungen zugesprochen:

- nerval dämpfend
- Juckreiz stillend
- Wundheilung fördernd.

Beispielhaft seien hier die Trigeminusneuralgie und das Ulcus cruris als Indikation erwähnt. Die Dauer der Behandlung liegt hier nur bei 20–30 Minuten.

Die Blaulichttherapie wird auch Kaltlichttherapie genannt. Der Abstand zur Körperoberfläche beträgt 15–25 cm, ist jedoch wiederum von der Zielsetzung und dem Einfallwinkel abhängig.

6.4 Strahlen im ultravioletten Bereich (UV)

Die ultravioletten Strahlen werden wie folgt eingeteilt:

- UVA: 380–315 nm
- UVB: 315–280 nm
- UVC: 280–200 nm.

Wirkungen

Ultraviolette Strahlen: photochemische Wirkung

Ultraviolette Strahlen entwickeln über photochemische Reaktion folgende Wirkungen:

- Pigmentierung
- Steigerung der Vitamin D-Bildung
- Anregung der körpereigenen Enzymbildung
- Einflussnahme auf den Eiweißstoffwechsel
- allgemeine Wirkungen auf zentrales und vegetatives Nervensystem
- Erythembildung.

Pigmentierung

Der Hauttyp bestimmt die Lichtempfindlichkeit.

Die Pigmentierung ist hauttypenabhängig. Je geringer die Pigmentierung hellhäutiger Patienten, umso größer ist die Lichtempfindlichkeit. UVA Strahlen rufen eine Sofortpigmentierung hervor, d. h. ein vorhandenes helles Pigment dunkelt nach. Im Vergleich zu diesem Primärpigment wird ein Sekundärpigment beobachtet. Dieses tritt mit einer zeitlichen Verzögerung auf. Es entsteht nach einer „Lichtentzündung" durch Umwandlung von Tyrosin in Melanin. Farblich entsteht eine rotbraune Färbung der Haut. Dieses Pigment ist weniger lang anhaltend.

Steigerung der Vitamin D-Bildung

Eine der ältesten bekannten Wirkungen der UV-Strahlen ist die die Steigerung der Vitamin D-Bildung. Provitamine des Vitamin D werden unter der Bestrahlung in Vitamin D umgewandelt. Das Maximum dieser Wirkung liegt allerdings im Bereich der aggressiven UVC-Strahlen, die z. B. additiv zur Rachitisbehandlung eingesetzt werden.

Anregung der körpereigenen Enzymbildung

Durch diese Wirkung kommt es zu einer Steigerung des Immunsystems.

Einfluss auf den Eiweißstoffwechsel

Durch UV-Strahlen werden freie Radikale (aggressive chemische Verbindungen) aktiviert, die Zelleiweiße zerstören können. Einzeller wie Bakterien werden durch die Strahlung abgetötet. Hieraus lässt die Wirkung der Raumdesinfektion durch UV-Strahlen ableiten. In einem gewissen Maße werden abgebaute Eiweiße durch körpereigene Reparationsmechanismen ersetzt. Bei übermäßiger UV-Bestrahlung können jedoch nicht alle Schäden „repariert" werden und es kommt zu einer vorzeitigen Alterung der Haut.

Allgemeine Wirkungen auf das zentrale und vegetative Nervensystem

Auf das vegetative Nervensystem haben UV-Strahlen eine harmonisierende und normalisierende Wirkung bei Dysbalancen. Zudem zeigt sich eine Leistungssteigerung bei gleichbleibendem O_2-Verbrauch. Es kommt zur Senkung eines erhöhten Blutdrucks und des Blutzuckerspiegels.

Erythembildung

Verschiedene Grade der Erythembildung

Das Wort Erythem bedeutet Röte (griech.), und man versteht darunter die Verfärbung der Haut, z.B. infolge einer Entzündung durch den Lichtreiz. Die Ausprägung des Erythems ist unterschiedlich und für die Dosierung wichtig: Es wird wie folgt unterschieden:

- Suberythem: keine sichtbare Hautreaktion
- Erythem I. Grades: leichte, gerade noch erkennbare Hautrötung 7–10 Std. anhaltend, keine Schuppenbildung auf der Haut
- Erythem II. Grades: deutlich erkennbare Hautrötung, 2–3 Tage anhaltend, leichte Schuppenbildung auf der Haut
- Erythem III. Grades: starke Rötung, Haut ist heiß und ödematös, bis zu einer Woche anhaltend, starke Schuppenbildung der Haut, gleichzusetzen mit einer Verbrennung 1. Grades
- Erythem IV. Grades: sehr starke Rötung, entsteht innerhalb kurzer Zeit (bis 3 Std.), Blasenbildung der Haut, gleichzusetzen mit einer Verbrennung 2. Grades.

Um das geeignete Erythem zu ermitteln, kann der Therapie ein Erythemtest vorgeschaltet werden. Je nach Hauttyp werden mit unterschiedlichen Zeiten kleine Felder bestrahlt und anschließend abgedeckt. Nach einer gewissen Latenzzeit wird das optimale Erythem abgelesen und mit der daraus gewonnen Zeit die Therapie fortgesetzt.

Geräte zur UV-Bestrahlung

UV-Strahler

UV-Strahler: Höhensonnen

Relativ selten werden UV-Strahler, so genannte Höhensonnen, eingesetzt. Wegen der erhöhten Aggressivität der Strahlen ist hier mit besonderer Vorsicht vorzugehen. Neben den UVC-Strahlen enthalten diese Strahler auch UVA- und B-Strahlen. Die Behandlungszeiten liegen im Minutenbereich.

Solarium

UVA- und UVB-Strahler: Solarien

Die heute eingesetzten, gängigen Solarien lassen nur eine Bestrahlung im UVA- und UVB-Bereich zu. Die aggressiven UVC-Strahlen können die Glasröhre nicht durchdringen und werden somit heraus filtert.

Die Behandlungsdauer ist auch hier vom Hauttyp und der Erkrankung abhängig, ist jedoch wesentlich länger als mit UVC-Strahlen.

Neben den UV-Strahlen wird grelles weißes Licht abgegeben. Um Augenschäden zu vermeiden, ist das Tragen einer Schutzbrille Pflicht. Diese soll das Augenareal ganz umschließen und dunkel eingefärbt sein.

6.5 Indikationen und Kontraindikationen

Indikationen (☞ Tab. 6.1)

Infrarot-Bestrahlung ist auch für die vorbereitende Oberflächenerwärmung, z. B. für eine Massage geeignet.

Kontraindikationen

Für die **Infrarotbestrahlung** gelten als Kontraindikationen alle Krankheitsgeschehen, die sich durch Wärme verschlimmern könnten, z. B. fieberhafte Erkrankungen, AVK Stadium III und IV, Thrombose.

Für die **UV-Bestrahlung** gelten folgende wesentliche Kontraindikationen:

- Infektionserkrankungen
- Lichtdermatosen
- Lichtsensibilisierungen, z. B. durch Medikamente
- Lungen-TBC
- Lupus erythermatodes
- Rheumatische Erkrankungen (im akuten Schub)
- Schilddrüsenüberfunktion.

Tab. 6.1 Lichttherapie bei ausgewählten Erkrankungen

Erkrankung	Infrarot	Blaulicht	UV mit UVC	Solarien	Anmerkungen
Akne			X	X	
Dekubitus		X			
Depressionen	X			X	Kombination IR/UV
Ekzeme, bakt.			X	X	
Furunkulose				X	
Icterus neonatorum		X			
Neuralgie		X			
Neurodermitis				X	
Otitis media	X				
Psoriasis				X	
Rachitis			X		
Sinusitis	X				

Hintergrundinformation

In Mitteleuropa werden vier Hauttypen unterschieden. Diese zu erkennen ist für die Dosierung der UV-Strahlen von Bedeutung.

Vier verschiedene Hauttypen

- **Haupttyp I:** rötliche bis blonde Haare, blasse Haut mit Sommersprossen, sehr hohe UV-Empfindlichkeit. Eigenschutz maximal 10 Minuten
- **Hautyp II:** blonde Haare, blasse Haut, hohe UV-Empfindlichkeit, Eigenschutz maximal 20 Minuten
- **Hauttyp III:** dunkelblonde, braune Haare, leicht getönte Haut, geringe UV-Empfindlichkeit, Eigenschutz maximal 30 Minuten
- **Hauttyp IV:** dunkle, schwarze Haare, stark getönte Haut, kaum UV-Empfindlichkeit, Eigenschutz länger als 30 Minuten.

Der Eigenschutz bezieht sich nicht auf UVC-Strahlung

? Übungsfragen

1 Nennen Sie drei Dosierungsfaktoren bei der Lichttherapie.

2 In welchem Bereich sind Strahlen sichtbar?

3 Welcher IR-Strahler hat eine etwas tiefere Eindringtiefe?

4 Welche UV-Strahlen sind am aggressivsten?

5 Welche Wirkung entwickeln UV-Strahlen?

6 Welche Schutzmaßnahme ist bei UV-Bestrahlungen Pflicht?

Niederfrequente Ströme

7.1 ■ Galvanischer Strom, Gleichstrom (DC)

Galvanisation: 0 Hertz

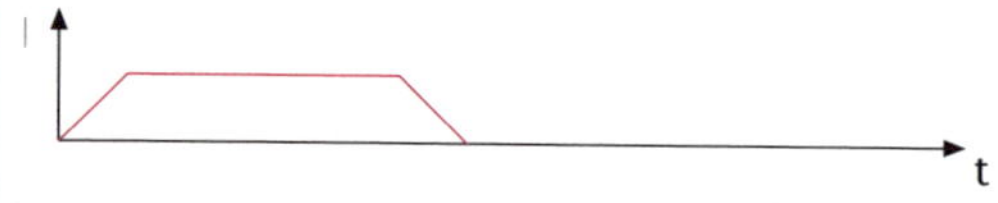

Abb. 7.1 Galvanischer Strom

Eines der ältesten Verfahren in der Elektrotherapie ist die Galvanisation. Hierbei bewegen sich die Elektrizitätsträger (Elektronen, Ionen) in dem leitenden Medium stets in die gleiche Richtung. Der galvanische Strom ist ein Gleichstrom und hat eine Frequenz von 0 Hertz (☞ Abb. 7.1).

Wirkungen der Galvanisation

In dem nachfolgenden Diagramm werden die Wirkungen des Stromes in ihrer graduellen Abstufung dargestellt.

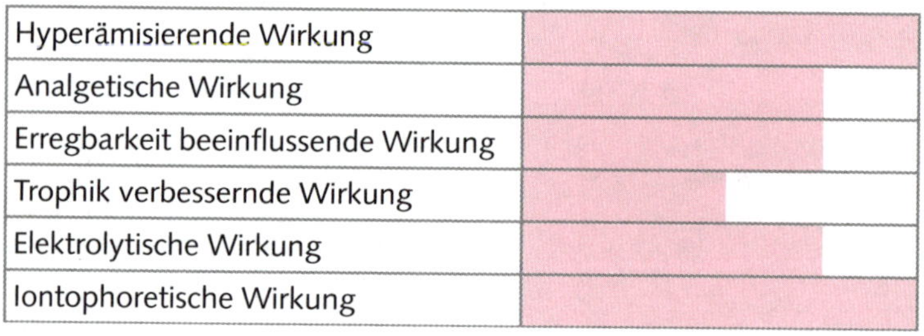

Hyperämisierende Wirkung	
Analgetische Wirkung	
Erregbarkeit beeinflussende Wirkung	
Trophik verbessernde Wirkung	
Elektrolytische Wirkung	
Iontophoretische Wirkung	

Hyperämisierende Wirkung

Die Durchblutung fördernde Wirkung ist an keinen der beiden Pole gebunden, jedoch ist meist die Reaktion an der Kathode zuerst etwas intensiver. Im Bereich der Elektroden entsteht lokal begrenzt ein so genanntes galvanisches Erythem, welches bis zu 4 Stunden anhalten kann. Es entsteht durch die Beeinflussung der Vasomotorik sowie durch die Freisetzung vasoaktiver Gewebsreizstoffe, z. B. Azethylcholin.

Das galvanische Erythem kann nach dem Abklingen erneut auftreten, wenn thermische Reize wirksam werden. Das zeigt, dass die verbesserte Durchblutungssituation längerfristig erhalten bleibt. Die Hyperämie umfasst nicht nur die Haut, sondern auch tiefer gelegene Gewebsschichten. Auch wird eine konsensuelle Reaktion an der kontralateralen Extremität beobachtet.

Somit ist die Galvanisation vielen anderen hyperämisierenden Verfahren überlegen. Häufig erzeugen Salben eine ober-

- Galvanisches Erythem
- vasoaktive Gewebsreizstoffe
- Tiefenwirkung
- konsensuelle Reaktion

flächliche Mehrdurchblutung, welche zu Lasten der tiefer gelegenen Gewebsschichten geht.

Analgetische Wirkung

Schmerzhemmung unter der Anode

Durch den Anelektrotonus kommt es unter der Anode zu einer Hemmung der Erregbarkeit und somit zu einer Abnahme des Schmerzempfindens. Die analgetische Wirkung hält i.d.R. länger an als die Behandlungsdauer.

Während die Behandlung bei nervalen Schmerzen eher eine Symptombehandlung darstellt, kann bei ischämischen Schmerzen durch die Durchblutungssteigerung auch die Kausalität der Beschwerden angegangen werden.

Erregbarkeit beeinflussende Wirkung

- relaxierend
- anbahnend

Während der Anelektrotonus unter der Anode die Erregbarkeit hemmt, wird unter der Kathode die Erregbarkeit gesteigert. Dies ist auf die Verschiebungen der Membranpotenziale zurückzuführen.

Sowohl die muskelrelaxierende Wirkung der Anode als auch die erregbarkeitssteigernde Wirkung der Kathode lassen sich therapeutisch nutzen. So können während einer Galvanisation motorische Reaktionen wieder angebahnt werden, die ansonsten nicht möglich wären. Daraus resultierend eignet sich die Galvanisation auch zur Vorbereitung einer Lähmungsbehandlung.

Trophik verbessernde Wirkung

Wundheilung

Durch die Verschiebung des Ionenmilieus wird eine Verbesserung der Ernährung der Gewebe erreicht. Diese biochemischen Prozesse können zur Verbesserung der Wundheilung bei Ulcus cruris, Dekubitus u.ä. Hautdefekten eingesetzt werden.

Elektrolytische Wirkung

Ionenwanderung

Durch die Ionenwanderung kommt es zu einer Reihe von elektrolytischen Reaktionen unter den einzelnen Polen. Bei der Elektrolyse von NaCl entsteht unter der Kathode Natronlauge, und H_2-Ionen werden freigesetzt.
Unter der Anode entsteht HCl (Salzsäure) unter Abspaltung von O_2-Ionen ($\mathbb{F}$ Kap. 1.2).

! Vorsicht

Verätzungen sind bei unsachgemäßer Galvanisation möglich.

Behandlung von Hämatomen

Durch die Laugen- und Säurenbildung können auf der Haut bei falscher Dosierung oder falscher Elektrodenanlage Verätzungen hervorgerufen werden.

Neben dem therapeutischen Kunstfehler einer Verätzung werden dieselben chemischen Vorgänge aber auch zur Behandlung, z. B. eines Hämatoms, genutzt. Frische Hämatome (nicht älter als 10–12 Std.) werden mit der Anode auf dem Hämatom liegend behandelt, um eine Eiweißkoagulation und eine daraus resultierende Blutstillung zu erreichen. Genau zu beachten sind dabei die richtige Dosierung und die Elektrodenanlage (☞ Kap. 7.11).

Ältere Hämatome werden mit der Kathode auf dem Hämatom behandelt. Dabei soll die Eiweißkolliquation mit der daraus resultierenden Verflüssigung des Hämatoms angeregt werden.

Iontophoretische Wirkung

Unter der Iontophorese versteht man das Einbringen von Medikamenten durch die Haut mittels eines Gleichstroms (☞ Kap. 7.1.3).

Applikationstechnik

Niederfrequenter galvanischer Strom kann auf unterschiedliche Weise appliziert werden, z. B. durch:

- Stabile Galvanisation (☞ Kap. 7.1.1)
- Hydroelektrische Bäder (☞ Kap. 7.1.2)
- Iontophorese (☞ Kap. 7.1.3).

Darüber hinaus gibt es genormte niederfrequente Stromformen, in denen ebenfalls galvanischer Strom oder eine galvanische Komponente zur Anwendung kommt:

- Diadynamische Ströme nach Bernard (☞ Kap. 7.2.1)
- Ultra-Reiz-Strom (URS) nach Träbert (☞ Kap. 7.2.2)
- Impulsgalvanisation nach Jantsch (☞ Kap. 7.2.3)
- Stochastische Ströme (☞ Kap. 7.1.4)

Ihre Applikationstechnik wird in den entsprechenden Kapiteln beschrieben.

! Merke

Die Stromtoleranz ist individuell verschieden. Resultierend daraus lässt sich oftmals eine optimale Dosierung schlecht ableiten, da z. B. Patienten, die stromtoleranter sind, eine höhere Reizschwelle haben als überempfindliche oder ängstliche Patienten. Diese klagen zunächst über negative Sensationen, die bei verzögerter Steigerung der Intensität (Zusammenbrechen des Hautwiderstandes) so weit zurückgehen, dass eine Galvanisation oberhalb der physiologischen Wirksamkeitsgrenze möglich wird. Erlaubt ein Patient nur Stromstärken unterhalb der Wirksamkeitsgrenze (keine sichtbare Reaktion), so sind wesentliche Behandlungserfolge nicht zu erwarten.

7.1.1 Stabile Galvanisation

Trockene Applikation

Die stabile Galvanisation ist eine Durchflutung der Gewebe i.d.R. mit Plattenelektroden. Diese Behandlungsform wird häufig als trockene Applikation bezeichnet, wenngleich auch hierbei ein Anfeuchten der Schwammtaschen *unerlässlich* ist. Im

Unterschied zur stabilen Galvanisation wird die instabile Galvanisation z. B. mit einer Rollenelektrode durchgeführt.

Da galvanischer Strom eine hohe elektrolytische Wirkung aufweist, ist bei zu langer Behandlungsdauer, zu hoher Intensität und bei unsachgemäßer Elektrodenanlage eine Verätzungsgefahr gegeben.

Um diese Gefahr auszuschließen, sollte eine Behandlungsdauer von 20 Minuten nicht überschritten werden. Ebenso ist eine Intensität von 0,1–0,3 mA/cm^2 Elektrodenfläche eine annehmbare Richtgröße. Unter einer unsachgemäßen Elektrodenanlage versteht man den Einsatz zu dünner Elektrodenzwischenlagen.

Die Unterpolsterung sollte mindestens 3 cm betragen. Ebenfalls ist auf eine gleichmäßig angefeuchtete Elektrodenzwischenlage und auf eine vom Druck her gleichmäßige Befestigung zu achten.

Häufige Ursachen für Verätzungen sind beschädigte Schwammtaschen, die die direkte Berührung der Haut mit den Elektrodenplatten oder mit sonstigen Strom führenden Teilen zulassen.

Vermeidung von Verätzungen:
- Behandlungsdauer ≤ 20 min
- 0,1–0,3 mA/cm^2 Elektrodenfläche
- ausreichende Unterpolsterung
- gleichmäßige Befestigung

! Vorsicht

Die seit einigen Jahren von verschiedenen Herstellern angebotenen Klebeelektroden sollten zur stabilen Galvanisation nicht eingesetzt werden, da die Beschichtung der Elektroden derzeit noch keinen hundertprozentigen Elektrolyseschutz bieten und deshalb Verätzungen nicht ausgeschlossen sind.

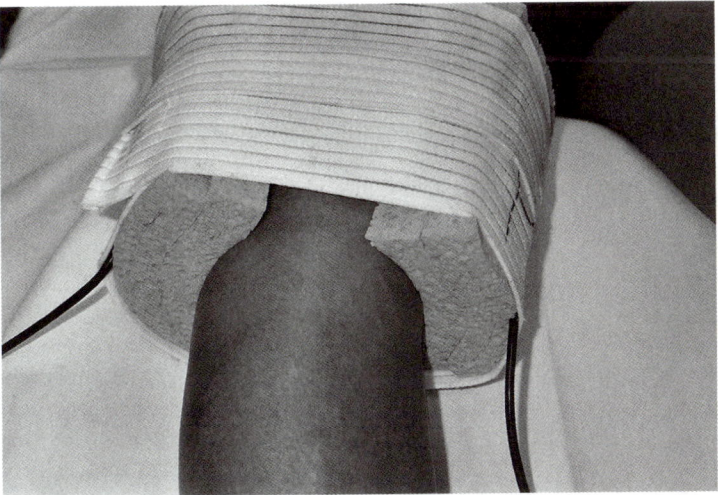

Abb. 7.2 Stabile Galvanisation: Querdurchflutung des Kniegelenks bei Gonarthrose

7.1.2 ▬▬ Hydroelektrische Bäder

Eine weitere Applikationstechnik für den galvanischen Strom ist der Einsatz der hydroelektrischen Bäder. Man unterscheidet das hydroelektrische Teilbad (Zellenbäder) und das hydroelektrische Vollbad (Stangerbad). Hierbei stellt das Wasser die eigentliche Elektrode dar. Es sorgt für einen optimalen Stromübergang und schmiegt sich an die Konturen des Körpers.

Hydroelektrisches Teilbad

Temperatur: 30–37°C

Polung je nach Krankheitsbild

Patienten, die den hydrostatischen Druck nicht vertragen können, bekommen meist ein Teilbad verabreicht. Wenn nur eine lokale Wirkung erreicht werden soll, bedient man sich der Ein-, Zwei-, Drei- oder Vierzellenbäder. Die Geräte haben zwei Arm- und zwei Fußwannen mit je zwei Elektroden.

Die Wassertemperatur soll zwischen 30 und 37°C liegen. Die therapeutische Wirkung entspricht der des galvanischen Stroms und ist dort beschrieben.

Jede Wanne lässt sich als Anode oder Kathode polen. Einige Hersteller haben in ihren Geräten auch die Möglichkeit, jede Wanne für sich als ein galvanisches Bad zu schalten, indem in einer Zelle eine Elektrode plus, die andere minus geschaltet wird. Über 50 Schaltmöglichkeiten geben dem Therapeuten die Möglichkeit, sich individuell nach dem Krankheitsbild des Patienten zu richten (☞ Abb. 7.3).

Sind in einer Wanne Kathode und Anode, so ist die abzulesende Maßeinheit Ampère (A). Da zwei Drittel des Stroms durch das Wasser fließen, sind so hohe Stromstärken relevant. Wenn die eine Zelle plus und die andere minus gepolt ist, so müssen Milliampère abgelesen werden, da der gesamte Strom durch den Körper fließt. Dies ist ein wichtiger Moment für die Dokumentation.

Hydroelektrisches Vollbad – Stangerbad

- Temperatur: 35–37°C
- Behandlungsdauer 20–30 min
- pharmakologische Zusätze

In einer Kunststoffwanne sind an Kopf- und Fußende i.d.R. eine bzw. zwei und an den Längsseiten jeweils drei Plattenelektroden befestigt. Bei einigen Wannen besteht die Möglichkeit, noch eine bewegliche Zusatzelektrode einzusetzen. Die Elektrodenplatten sind aus Metall oder Grafit. Es muss stets so viel Wasser in der Wanne sein, dass die Elektroden ganz bedeckt sind.

Die Wassertemperatur beträgt zwischen 35 und 37°C. Die Behandlungsdauer liegt zwischen 20 und 30 Minuten. Da der Widerstand des Wassers geringer ist als der des Körpers, fließt nur etwa ein Drittel des Stroms durch den Körper. Zwei Drittel fließen durch das Wasser. Deshalb arbeiten wir bei den hydroelektrischen Bädern mit relativ hohen Strömstärken bis zu 1500 Milliampère.

Das früher oft übliche Zugeben von Elektrolytsalzen ist heute umstritten, da nur die Leitfähigkeit des Wassers, nicht

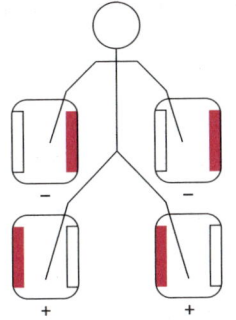

aufsteigende Durchflutung

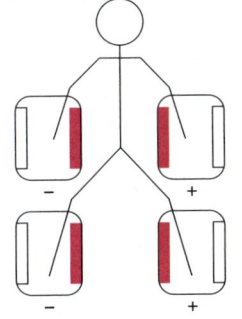

Querdurchflutung rechts/links

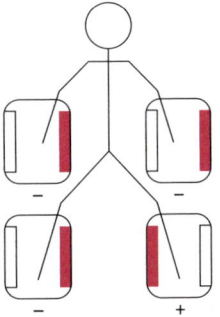

Behandlung eines Beines

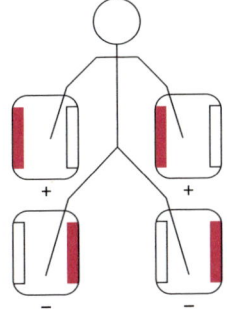

absteigende Durchflutung

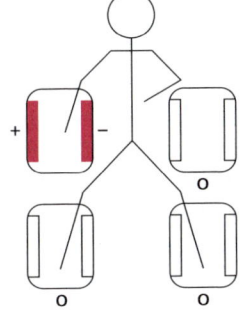

lokale Behandlung eines Armes

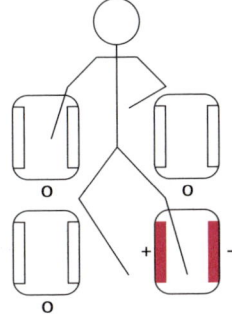

lokale Behandlung eines Beines

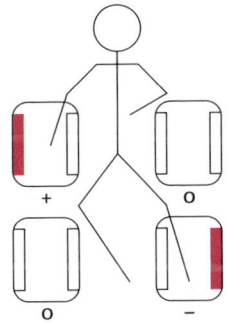

Diagonaldurchflutung (abst.)

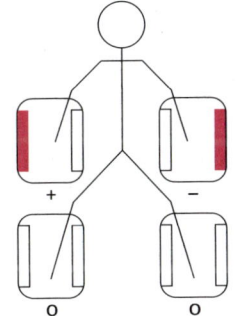

Oberkörper-Querdurchflutung

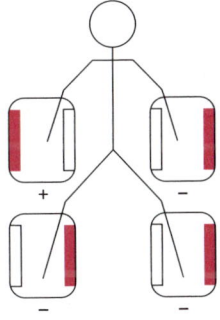

Behandlung eines Armes

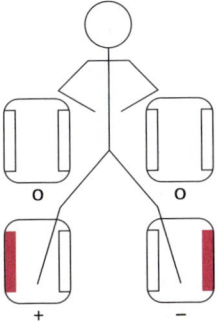

Zweizelleneinsatz Querdurchflutung

Abb. 7.3 Schaltmöglichkeiten im Vierzellenbad

aber die des Körpers verbessert wird. Durch andere pharmakologische Zusätze kann allerdings eine chemische Wirkung erzeugt werden. In einem hydroelektrischen Vollbad wirken die
folgenden Energien:

Energieformen im Stangerbad

- Elektrische Energie (durch den Gleichstrom)
- Thermische Energie (durch die Temperatur des Badewassers)
- Mechanische Energie (durch den hydrostatischen Druck und den Auftrieb)
- Chemische Energie (durch Summation der drei oben genannten Wirkungen und evtl. durch Zusätze).

Umpolen – ja oder nein?

Zu dieser zum Teil sehr kontrovers diskutierten Frage ist Folgendes zu sagen:

Bei einigen Indikationen stellt sich die Frage nicht, weil
z. B. die hemmende Anode bei der spastischen Hemiparese immer auf der spastischen Seite bleibt.

Umpolen individuell entscheiden

Bei Durchblutungsstörungen zeigt es sich, dass bei einigen
Patienten unter der Anode und der Kathode die gleiche Hyperämie auftritt. Bei anderen Patienten wiederum ist die Reaktion
an der Kathode deutlich stärker. In einem solchen Fall ist einer
Umpolung anzuraten. Die Frage, ob umgepolt wird, sollte sich
also immer nach der Reaktionslage des Patienten richten und
individuell entschieden werden.

Sicherheitshinweise

Sorgfaltspflicht

Viele Patienten haben Angst vor der Kombination Badewanne
und elektrischer Strom. Aus diesem Grund verlangt es die Sorgfaltspflicht des Therapeuten, ihn entsprechend aufzuklären und
dadurch sicher durch die Behandlung zu führen. Insbesondere
ist Folgendes zu beachten:

- Unter optimalen Bedingungen bleibt der Therapeut während der gesamten Behandlungsdauer beim Patienten.
- Während der Behandlung darf kein Wasser zu- oder ablaufen (Erdschlussgefahr).
- Alle Körperteile bis zum Hals müssen vom Wasser vollständig bedeckt sind.
- Kleinere Hautdefekte, wie z. B. Einrisse der Nagelhaut, weisen einen geringeren Widerstand auf und führen zu einem unangenehmen Stromempfinden. Durch das Auftragen einer wasserunlöslichen Salbe, z. B. Vaseline, kann der Hautwiderstand kompensiert werden.

Weitere Sicherheitsbestimmungen finden sich in:

- der Medizinprodukte-Betreiberverordnung
- den Bestimmungen des Verbandes Deutscher Elektrotechniker VDE
- den sicherheitstechnischen Bestimmungen für elektrische Betriebsmittel der BG und
- den Produktrichtlinien der Hersteller.

Schaltmöglichkeiten im Stangerbad

Die wesentlichen Schaltmöglichkeiten sind Querdurchflutungen, Längsdurchflutungen in auf- und absteigender Stromrichtung, diagonale Durchflutungen und lokale Durchflutungen.
Im Folgenden werden die gängigsten Schaltmöglichkeiten unterschiedlicher Indikationen genannt und abgebildet.

Aufsteigende Längsdurchflutung

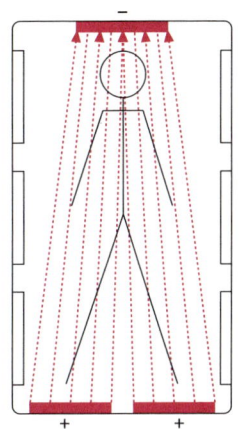

Indikationen	Temperatur
Hypotonie	33°C
Harnverhalt(1)	35°C
Depression	indifferent
Polyneuropathie	34°C

(1) Mit dieser Polung wird die Blasenentleerungsmuskulatur (Detrusor) angeregt.

Abb. 7.4

Absteigende Längsdurchflutung

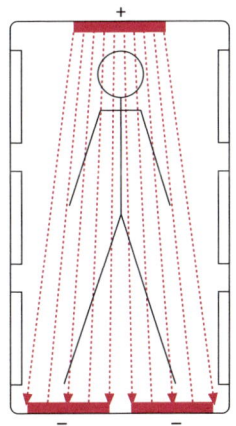

Indikationen	Temperatur
Spastische Paresen	37°C
Hyperkinetische Syndrome	37°C
Polyneuropathie	indifferent
Vegetative Dystonie	37°C
Harnverhalt(2)	37°C

(2) Diese Polung soll eine Dämpfung auf den Detrusor herbeiführen, z. B. nach operativen urogenitalen Eingriffen.

Abb. 7.5

Querdurchflutung

Indikationen	Temperatur
Spastische Hemiparese spast. Seite an die Anode	37°C
Allgemeine periphere Durchblutungsstörung Umpolen	36°C

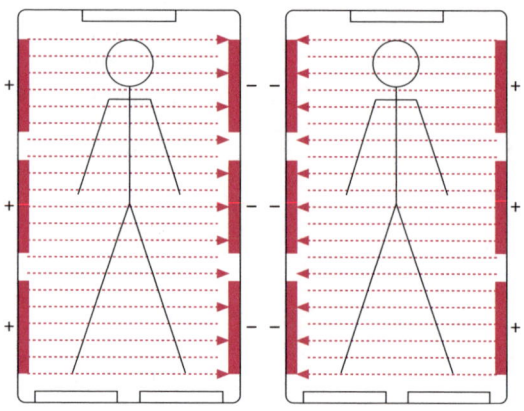

Abb. 7.6

Lokale Querdurchflutungen

Indikationen	Temperatur
Inkontinenz	33°C
M. perthes, rechte Hüfte	37°C
Ischialgie rechts	indifferent
OS-Amputation rechts Phantomschmerz	36°C

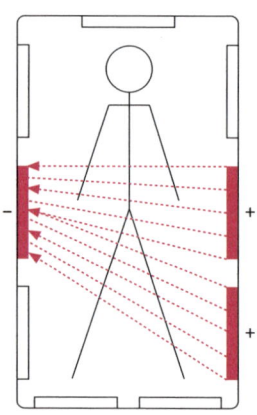

Abb. 7.7

Indikationen	Temperatur
Koxarthrose rechts	37°C
Art. DBST linkes Bein	37°C
ADD Insertionstendo-pathie	37°C
Blockade thorakolumbaler Übergang	37°C

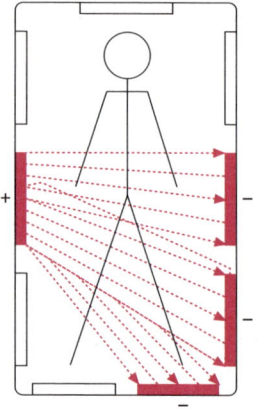

Abb. 7.8

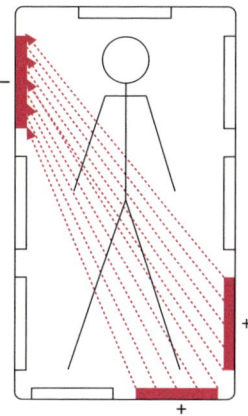

Indikationen	Temperatur
Radialisparese rechts	33°C
Obstipation	37°C
Amenorrhoe	37°C

Abb. 7.9

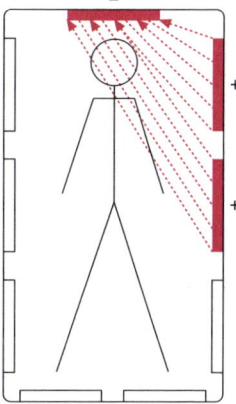

Indikationen	Temperatur
Armplexusparese links	33°C
Plexusneuritis links	34°C
Zervikale DBST	36°C

Abb. 7.10

Nachruhe oder unmittelbar anschließend KG-Techniken

Abschließend sei anzumerken, dass sich viele Wirkungen des Stangerbades über die Beeinflussung des vegetativen Nervensystems ableiten lassen. Für Patienten, bei denen eine Dämpfung des Vegetativums erreicht werden soll, ist Nachruhe obligat. Dient das Stangerbad als vorbereitende oder anregende Maßnahme, sind krankengymnastische, physiotherapeutische Techniken unmittelbar im Anschluss daran durchzuführen.

Hintergrundinformation Galvanisation/Hydroelektrische Bäder

Tripolare Elektrodenanlage

Sollen beide Arme oder beide Beine gleichzeitig bei einer trockenen Galvanisation behandelt werden, so bietet sich die tripolare Elektrodenanlage an. Die in der Peripherie liegenden Elektroden sind mit einem Überbrückungskabel zu verbinden.

Soweit es gerätetechnisch möglich ist, kann auch ein dreiadriges Gerätekabel verwendet werden. Die am Körperstamm liegende Elektrode muss flächenmäßig ebenso groß sein wie die beiden in der Peripherie liegenden Elektroden in ihrer Gesamtfläche.

Für die instabile Elektrodenanlage werden Rollenelektroden bzw. im Stangerbad eine Bürstenelektrode mit elektrisch leitenden Borsten benötigt. Dabei wird die Rollenelektrode, auch faradische Rolle genannt, für die Galvanopalpation eingesetzt (☞ Kap. 1.4). Die Bürstenelektrode verstärkt die Wirkung im Stangerbad durch einen zusätzlichen Hautreiz. Auch für das hydroelektrische Teilbad bieten einige Hersteller Zusatzelektroden an, die i.d.R. an der HWS per Rucksackverband befestigt werden. Hierdurch werden eine kürzere Strecke, ein geringerer Widerstand und somit eine intensivere Wirkung erzielt. Einige Anlagen der hydroelektrischen Bäder erlauben es, neben dem galvanischen Strom auch stabile faradische Ströme zur Verbesserung der Sensibilität einzusetzen.

7.1.3 ▬ Iontophorese

Unter der Iontophorese versteht man das Einbringen von Medikamenten durch die intakte Haut unter Einsatz eines elektrischen Stroms.

Klassischer Versuch nach Leduc

Leduc bewies im Jahre 1900 erstmals die Wirksamkeit der Iontophorese. Hierbei setzte er bei zwei Kaninchen eine ausreichende Dosis des letalen Giftes Strychnin ein. Bei der Versuchsanordnung lag bei beiden Versuchstieren das Gift unter den Elektroden auf der Haut. Die von der Anode abgestoßene toxische Substanz penetrierte in den Körper und wirkte tödlich. Das Strychnin unter der Kathode blieb wirkungslos (☞ Abb. 7.11). In der Folgezeit wurde dieser Versuch durch quantitative, kontrollierte Messungen mit Radioisotopen signifikant bestätigt.

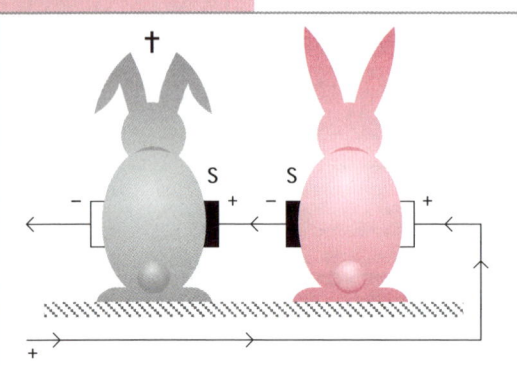

Abb. 7.11 Klassischer Versuch zur Iontophorese nach Leduc

Vorteile

Die Iontophorese bietet die folgenden **Vorteile**:
- hohe lokale Wirkung im Behandlungsgebiet
- geringere Belastung innerer Organe, da die Medikamente unter Umgehung des Gastrointestinaltraktes eingebracht werden
- Der Wirkstoff der Medikamente wird durch den Strom gleichmäßiger verteilt und intensiviert.

Nachteile

Als **nachteilig** erweisen sich die folgenden Faktoren:

- Nicht alle Medikamente sind zur Iontophorese geeignet.
- Eine genaue Dosierung des eingebrachten Wirkstoffes ist schwer zu bestimmen.

Iontophorese-geeignete Medikamente müssen in ionisierter Form vorliegen und für diese Form der Medikation freigegeben sein. Die Konzentration des einzubringenden Medikaments, die Menge sowie Polung und Anwendungsdauer sind der jeweiligen Packungsbeilage zu entnehmen. Wenn diese Informationen fehlen, hat der Therapeut die wirksamen Substanzen und ihre Polarität selbst zu ermitteln, ggf. unter Zuhilfenahme der Roten Liste oder der Informationen eines Apothekers.

Ist die Polarität der Ionen festgestellt, kann das Einbringen erfolgen. Dabei ist zu beachten, dass die abstoßende Wirkung der gleichpoligen Ionen 90%, die anziehende Wirkung ungleichpoliger 10% ausmacht. Die Platzierung der Gegenelektrode ist daher wenig bedeutsam, allerdings ist ein zu großer Elektrodenabstand wegen der sensiblen Belästigung zu vermeiden.

! Merke

- Kationen (+) werden von der Anode (+) her eingebracht.
- Anionen (–) werden von der Kathode (–) her eingebracht.

Einige Medikamente penetrieren direkt in das Gefäßsystem, andere wiederum bilden Depots und geben die wirksamen Substanzen kontinuierlich über mehrere Tage ab.

Medikamentengruppen

Sinnvollerweise lassen sich die Medikamente in Gruppen nach ihrer Wirksamkeit unterteilen.

Antirheumatika, Antiphlogistika

Wirkstoffe	Einzubringen über:
Diclofenac	Kathode -
Salicylate	Kathode -
Idometacin	Kathode -

Gefäß erweiternde Medikamente

Wirkstoffe	Einzubringen über:
Histamin-Lösung 10%	Anode +
Azethylcholin 0,2–0,5 %	Anode +

Lokalanästhetika

Wirkstoffe	Einzubringen über:
Lidocain	Anode +
Procain	Anode +
Novocain	Anode +

Gewebe erweichende Medikamente (Protrolytika)

Wirkstoffe	Einzubringen über:
Kaliumjodat 2%	Anode +
Alpha-Chymotrypsin	Anode +
Hyaluronidase	Anode +

Vitamin-B-Komplex

	Einzubringen über:
Als additive Therapie zur Behandlung peripherer Paresen und Neuralgien	Anode +

Gerinnung hemmende Medikamente

Wirkstoffe	Einzubringen über:
Heparin	Kathode -
Hirudin	Kathode -
Heparinoide	Kathode -

Kortikosteroide

Wirkstoffe	Einzubringen über:
Hydrocortison	Anode +

Dosierungsfaktoren

- Intensität
- Zeit

Die Menge des eingebrachten Medikaments ist von der Intensität (mA) und der Dauer der Iontophorese abhängig. Auch spielt die Konzentration des Stoffes eine nicht unbedeutende Rolle. Sie ist der Packungsbeilage des Medikaments zu entnehmen.

Durchführung der Iontophorese

- Inspektion des Behandlungsgebiets (Befundaufnahme), z. B. Narben, kleine Wunden
- Reinigung der Haut. Keine Reinigungsmittel verwenden, deren Restbestände zu einer „ungewollten Iontophorese" führen könnten.
- Auftragen der Medikamente auf einen Träger, je nach Medikament, z. B. Mullkompressen
- Anlegen und Befestigen der Elektroden mit Klettband (Abb. 7.12, 7.13): Auf die angefeuchtete Mullkompresse wird das Medikament (Salbe oder Gel) aufgetragen. Sollte das Medikament in flüssiger Form vorliegen, erfolgt die Anfeuchtung mit dieser Lösung. Ein weiteres Befeuchten mit Wasser führt zur Veränderung der Konzentration der Lösung. Dann wird die Kompresse mit dem Medikament auf die Haut aufgelegt. Es folgt die permeable Folie, die das Eindringen von Wirksubstanzen in die Schwammtaschen verhindert. Auf

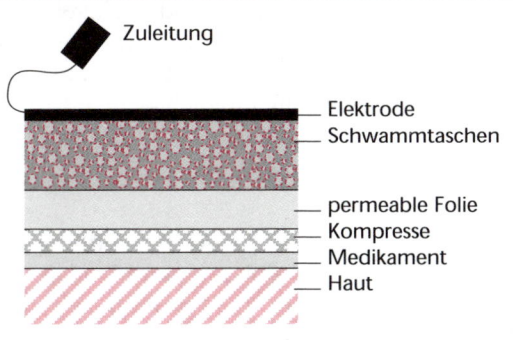

Zuleitung

Elektrode
Schwammtaschen

permeable Folie
Kompresse
Medikament
Haut

Abb. 7.12 Schematische Darstellung der Elektrodenanlage bei der Iontophorese

der Folie werden die Schwammtaschen mit den Elektroden befestigt.

- Vorbereitung des Gerätes, entsprechende Stromform einstellen, i.d.R. Galv./DF, Dosis ermitteln
- Aufklärung des Patienten über Wirkweise und mögliche Reaktionen
- Intensität einschleichend hochregulieren
- Patient nach subjektivem Empfinden befragen
- Nach Ablauf der Behandlungszeit Strom ausschleichen lassen, Elektroden abnehmen und sachgerecht entsorgen. Die Behandlung sorgfältig dokumentieren.
- Um eine bessere Verteilung der wirksamen Substanzen zu gewährleisten, ist bei degenerativen Gelenkerkrankungen unmittelbar im Anschluss das betroffene Gelenk aktiv oder passiv zu bewegen.

Wechselstrom-Iontophorese

Eine Iontophorese ist auch mit Wechselströmen möglich und zwar sowohl mit niederfrequentem Wechsel als auch mit mittelfrequenten Strömen. Unter dem Einfluss eines Wechselstroms kommt es ebenfalls zur Diffusion der Ionen durch die Haut. In mehreren Versuchen wurde nachgewiesen, dass etwa nur ein Drittel der Menge des Stoffes wie unter gleichen Voraussetzungen bei einer Gleichstrom-Iontophorese eingebracht wird. Um dieses zu kompensieren, können die Intensität oder die Behandlungszeit entsprechend verlängert werden, da keine Verätzungsgefahr gegeben ist.

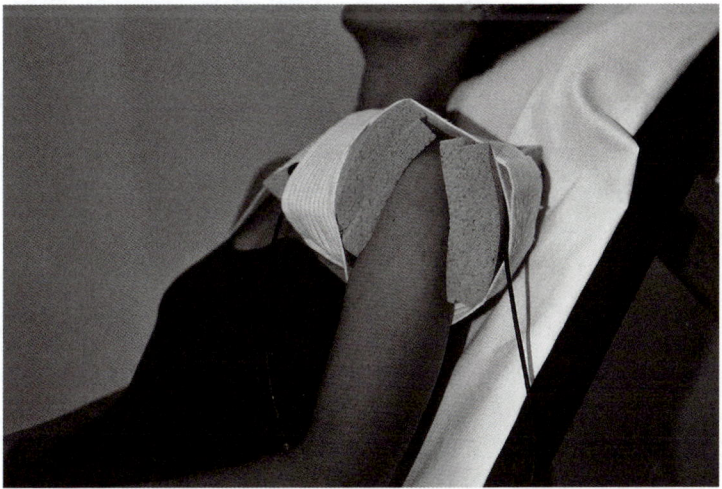

Abb. 7.13 Iontophorese bei Insertionstendopathie an der langen Bizepssehne

Die Medikamente können von beiden Elektroden eingebracht werden. Das ist besonders bei Mischpräparaten mit positiven und negativen Ionen günstig. Auch bei nicht-elektronischen Metallimplantaten ist eine Behandlung möglich.

Hintergrundinformation

Hyperhidrosis = Leitungswasser-Iontophorese

Eine Indikation für die Iontophorese ist die Behandlung der Hyperhidrosis, d. h. abnorme Schweißbildung an Händen und Füßen. Von den Dermatologen wird diese Form als Leitungswasser-Iontophorese bezeichnet. Die Wirksamkeit der Methode ist in Studien belegt, die Wirkweise allerdings nicht bis ins Letzte geklärt. Die Durchführung findet häufig in Arztpraxen statt; ein TENS-Gerät bietet die Möglichkeit einer Heimbehandlung in Eigenverantwortung des Patienten. Im aktuellen Heilmittelkatalog ist dieses Verfahren für Physiotherapeuten als Regelfall nicht aufgeführt.

Stangerbad-Iontophorese

Eine Iontophorese ist auch im Stangerbad möglich. Die Geschichte des Stangerbades zeigt, dass der Gerbermeister Stanger eine noch deutlichere Linderung seiner rheumatischen Beschwerden erfuhr, als er beim Gerbvorgang der Lohbrühe einen Gleichstrom zuführte. So werden heute auch meist adstringionale Zusätze, wie z. B. das Salhumin, bestehend aus Saluzid und Huminsäure, als Wirkstoffe für die Iontophorese im Stangerbad verwendet.

? Übungsfragen

1 Welche Wirkungen hat der galvanische Strom?

2 Wodurch können bei Gleichstromdurchflutungen Verätzungen entstehen?

3 Welche Energieformen wirken im Stangerbad?

4 Wieso fließen im Stangerbad Ampère, während sonst in der Elektrotherapie nur Milliampère fließen?

5 Was versteht man unter der Iontophorese?

6 Nennen Sie drei Medikamentengruppen, die für die Iontophorese geeignet sind.

7.2 Weitere niederfrequente Ströme

7.2.1 Diadynamische Ströme nach Bernard

- monophasische Halb-
  wellenströme
- galvanischer Strom
  als Basis
- unterschiedliche Mo-
  dulationen möglich

Die diadynamischen Reizströme wurden von dem französischen Zahnarzt Bernard entwickelt.

Es handelt sich um monophasische sinusförmige Halbwellen in unterschiedlichen Modulationen. Als so genannter Basisstrom sollte ein galvanischer Strom sensibel unterschwellig unterlegt werden.

Die nachstehend aufgeführten Modulationen basieren auf einer Frequenz von 50 Hz. Jede einzelne Halbwelle hat eine Impulsdauer von 10 ms.

Es lassen sich die folgenden Modulationen unterscheiden:
- MF: Monophasé fixe (☞ Abb. 7.14)
  Frequenz: 50 Hz
- DF: Diphasé fixe (☞ Abb. 7.15)
  Frequenz: 100 Hz
- CP: Modulé en courtes périodes (☞ Abb. 7.16)
  Frequenz: 100 Hz und 50 Hz im rhythmischen Wechsel
- LP: Modulé en longues périodes (☞ Abb. 7.17)
  Frequenz: 50 Hz konstant sowie 50 Hz in die Pausen geschwellt

Applikationstechnik/Elektrodenanlage

Es werden folgende Elektrodenanlagen beschrieben:
- transregionale Applikation
- paravertebrale Applikation
- Schmerzpunkt-Applikation
- gangliotrope Applikation
- Nervenstamm-Applikation.

Transregionale Applikation

Querdurchströmung
z. B. eines Gelenks

Unter dieser Applikationsform versteht man die Durchströmung eines speziellen Behandlungsgebietes, z. B. die Quer-

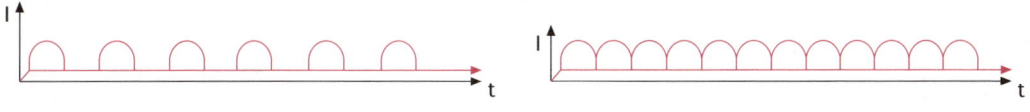

Abb. 7.14 MF-Strom 50 Hz mit galvanischer Basis   **Abb. 7.15** DF-Strom 100 Hz mit galvanischer Basis

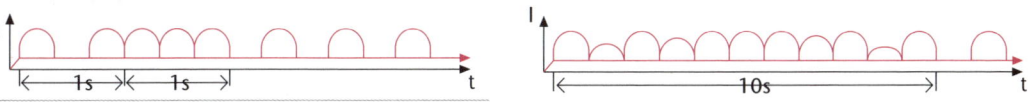

Abb. 7.16 CP-Strom 50/100 Hz mit galvanischer Basis   **Abb. 7.17** LP-Strom 50 Hz, weitere 50 Hz in die Pause
geschwellt, mit galvanischer Basis

- analgetisch
- Durchblutung steigernd
- Resorption fördernd

Wirkungen der diadynamischen Ströme

MF	analgetisch	
	Trophik steigernd	
	motorisch stimulierend	
DF	analgetisch	
	Durchblutung steigernd	
	Sympathikus dämpfend	
CP	analgetisch	
	Resorption steigernd	
	Tonus senkend (quergestreifte Muskulatur)	
LP	analgetisch	
	Trophik steigernd	
	Tonus senkend (glatte Muskulatur)	

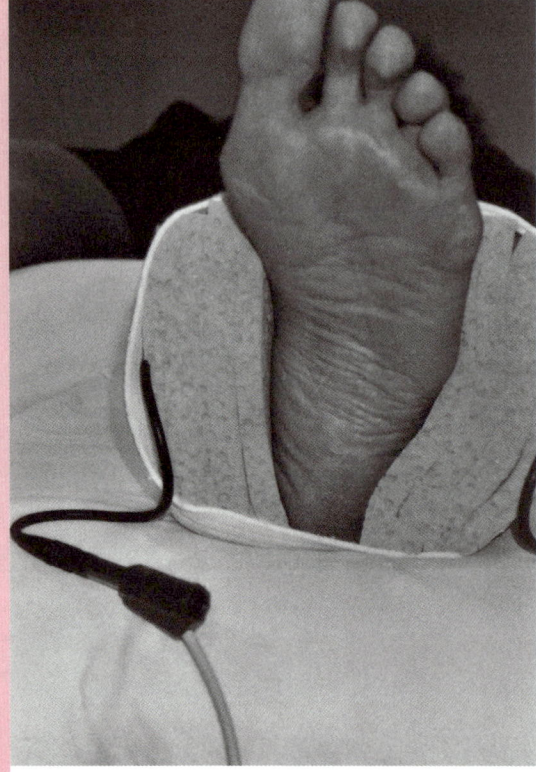

Abb. 7.18 Transregionale Applikation mit diadynamischen Strömen, oberes Sprunggelenk

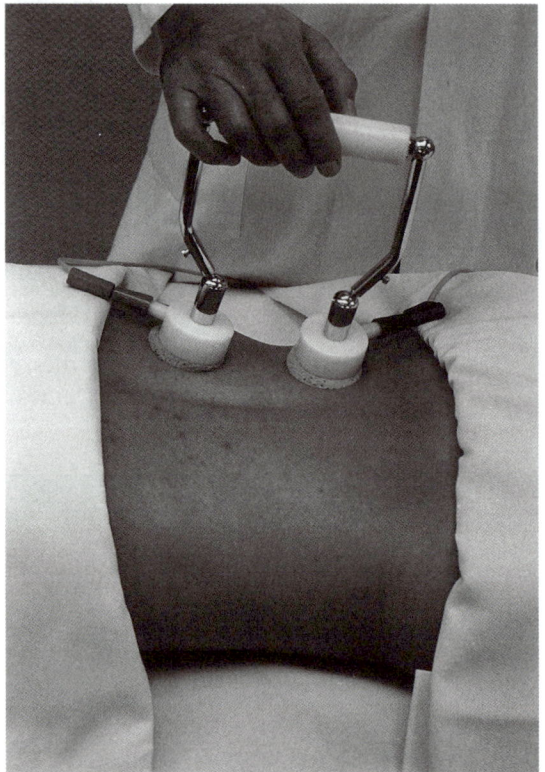

Abb. 7.19 Paravertebrale Applikation mit diadynamischen Strömen

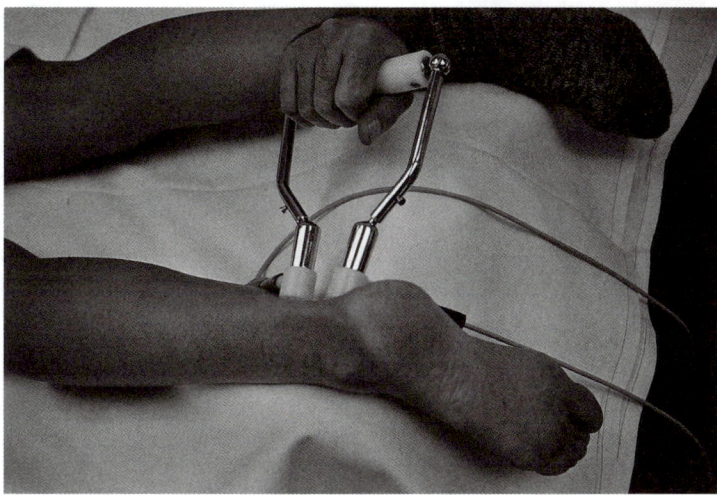

Abb. 7.20 Schmerzpunkt-Applikation mit diadynamischen Strömen

durchströmung eines Gelenks. Häufig findet diese Applikationsform als Initialbehandlung (vorbereitende Behandlung) ihre Anwendung.

Paravertebrale Applikation

Applikation auf den Austrittsstellen der Spinalnerven

Unter dieser Applikationsform versteht man eine Elektrodenanlage auf den Nervenwurzelaustrittsstellen der Spinalnerven neben der Wirbelsäule.

Schmerzpunkt-Applikation

Applikation an gut lokalisierbaren Schmerzpunkten

Unter dieser Applikationsform versteht man eine Elektrodenanlage an gut lokalisierbaren Schmerzpunkten, die oft primär vorhanden sind, z. B. Triggerpoints. Häufig verbleiben im Anschluss an die anderen Applikationstechniken Restschmerzen (Ischiasbehandlung, ☞ Kap. 13.4.3).

Gangliotrope Applikation

Beeinflussung der Sympathikusganglien

Unter dieser Applikationsform versteht man eine Elektrodenanlage an den relativ gut erreichbaren Ganglien des Symphatikus, wie Ganglion cervicale superior, Ganglion Stellatum und den übrigen Ganglien des Grenzstrangs.

Hierbei wird mit der Modulation DF eine Beeinflussung bis hin zur Blockade des vegetativen Nervensystems erreicht. Da diese Beeinflussung aber auch mit anderen Strömen möglich ist, wird die genaue Durchführung an anderer Stelle beschrieben (☞ 13.1.4).

Nervenstamm-Applikation

Längsdurchströmung von Nerven

Unter dieser Applikationsform versteht man das Längsdurchströmen von Nerven in ihrer gesamten Länge oder auch in Teil-

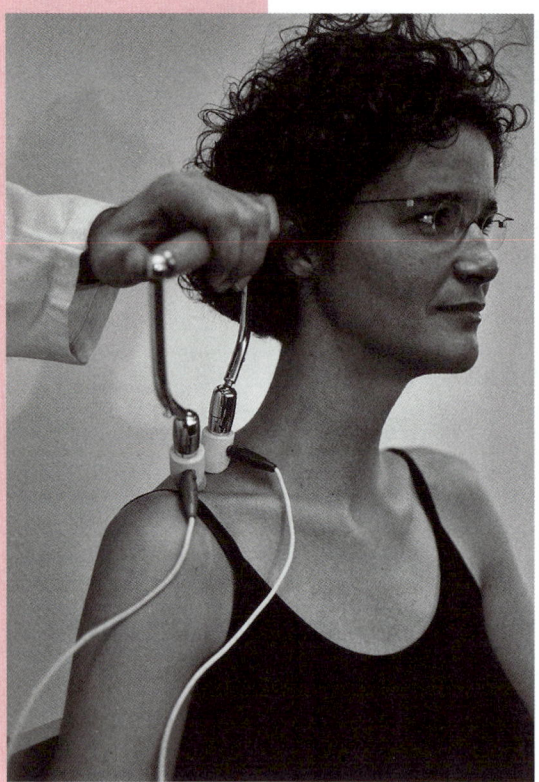

Abb. 7.21 Gangliotrope Applikation mit diadynamischen Strömen

abschnitten. Die am häufigsten angewendete Behandlung findet im Bereich des N. ischiadicus statt.

Hintergrundinformation

In der älteren Fachliteratur sowie in einigen Geräten finden sich die Modulationen RS und MM. RS steht für rythme syncopé, diese ist ein 50 Hz-Strom zur Muskelstimulation. Wegen seiner hohen sensiblen Belästigung wird er nur noch selten angewandt. MM steht für monophasé modulé, ein Halbweg-gleichgerichteter Wechselstrom in einer Gleichstromcharakter-Modulation. Auch diese Stromform findet nur noch geringe Anwendung, da nur noch wenige Geräte über deren Einstellungsmöglichkeiten verfügen.

Zu den Applikationstechniken sei noch anzumerken, dass verschiedene Krankheitsbilder mehrere Elektrodenanlagen in einer Sitzung erforderlich werden lassen. Genauere Angaben siehe Kap. 13.4.3.

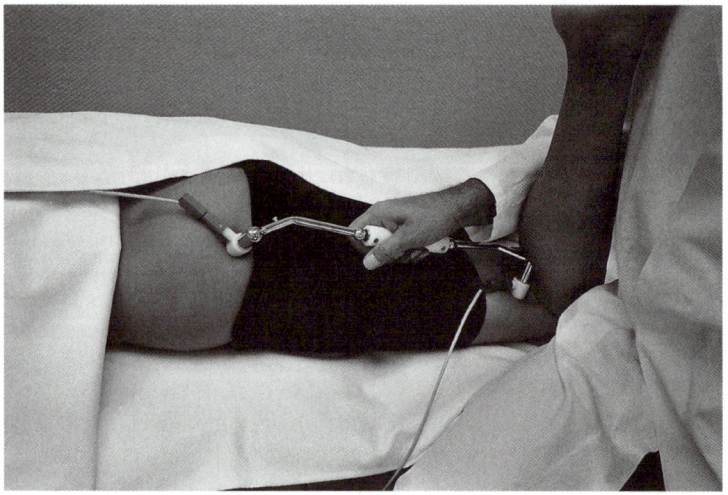

Abb. 7.22 Nervenstamm-Applikation mit diadynamischen Strömen

❶ Sind diadynamische Ströme monophasisch oder biphasisch?

❷ Welche Frequenzen sind bei den diadynamischen Strömen möglich? Ordnen Sie diese den einzelnen Stromformen zu!

❸ Nennen Sie die fünf Elektrodenanlagen nach Bernard.

❹ Mit welcher Stromform wird eine Grenzstrangblockade durchgeführt?

❺ Mit welcher Elektrodenanlage ist eine Ischialgie besonders gut zu beeinflussen?

7.2.2 Ultra-Reiz-Strom (URS) nach Träbert

Rechteckimpulsstrom 143 Hz
- Impulsdauer 2 ms
- Pausendauer 5 ms

Diese Stromform wurde 1957 empirisch von Träbert entwickelt. Es handelt sich um einen Rechteckimpulsstrom mit einer Frequenz von 143 Hz. Die Impulsdauer beträgt 2 ms und die Pausendauer 5 ms. Seine Hauptanwendung findet er zur Analgesie.

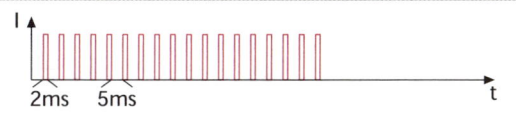

Abb. 7.23 Ultra-Reiz-Strom, 143 Hz

Wirkungen

- analgetisch
- hyperämisierend
- detonisierend

analgetische Wirkung		
hyperämisierende Wirkung		
detonisierende Wirkung		

Sofortwirkung!

Die analgetische Wirkung zeigt sich häufig in einer Sofortwirkung und kann bis zu mehreren Stunden anhalten.

Da der Ultra-Reiz-Strom eine analgetische und detonisierende Wirkung hat, ist es wesentlich, den Patienten auf ein rückengerechtes Aufstehen hinzuweisen. Es sollten nach der Behandlung einige korrigierende und stabilisierende Übungen durchgeführt werden, da der Patient ansonsten in die sternosymphysale Belastungshaltung zurückfallen könnte.

Applikationsschema

3 Phasen der Intensitätsregelung

Der Ultra-Reiz-Strom sollte nach einem bestimmten Schema verabreicht werden:
- 1. Phase (1–2 Minuten): Intensität eben sensibel überschwellig

- 2. Phase (7–8 Minuten): Intensität mehrmals an die Toleranzgrenze heranführen
- 3. Phase (weitere 7–10 Minuten): Den zuletzt eingestellten Wert einwirken lassen.

Es werden tägliche Behandlungen empfohlen; meist reichen kurze Serien von 6–8 Behandlungen aus.

Applikationstechnik/Elektrodenanlage

Polare Wirkung → Verätzungsgefahr

Als Elektroden eignen sich Plattenelektroden von der Größe 6x8 cm oder 8x12 cm. Da der Ultra-Reiz-Strom eine polare Wirkung hat, sind die Elektroden wegen der Verätzungsgefahr ausreichend zu unterpolstern (2–4 cm dick).

Die Kathode wird beim URS auf die stärkste Schmerzzone gelegt. Um die Relation zur optimalen Strömstärke zu gewähren, ist der Abstand der Elektroden 3 cm zueinander.

Segmentale Elektrodenanlagen (EL)

EL 1
Mögliche Indikationen:
- Kathode oben: Kopfschmerzen
- Kathode unten: Blockade im oberen BWS-Bereich

EL 2
Mögliche Indikationen:
- Kathode oben: Myogelosen → Muskel
- Kathode unten: Schmerzzustände nach Rippenfraktur

EL 3
Mögliche Indikationen:
- Kathode oben: Interkostalneuralgie
- Kathode unten: Schmerzzustände im thorakolumbalen Übergang

EL 4
Mögliche Indikationen:
- Kathode oben: Lumbago
- Kathode unten: Sprunggelenksdistorsion

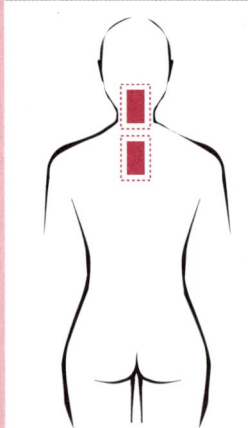

Abb. 7.24 Segmentale Elektrodenanlage EL 1

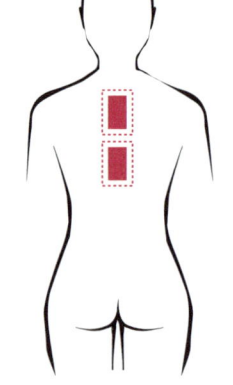

Abb. 7.25 Segmentale Elektrodenanlage EL 2

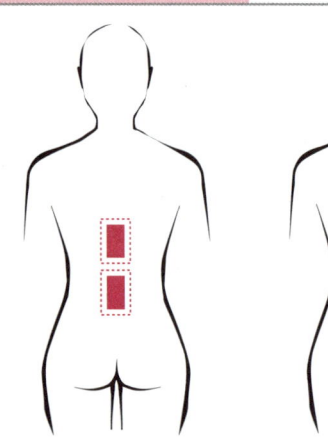

Abb. 7.26 Segmentale Elektrodenanlage EL 3

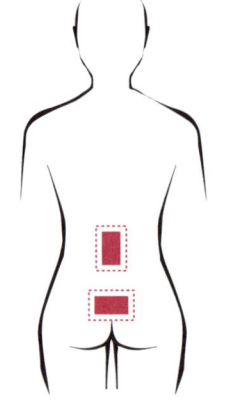

Abb. 7.27 Segmentale Elektrodenanlage EL 4

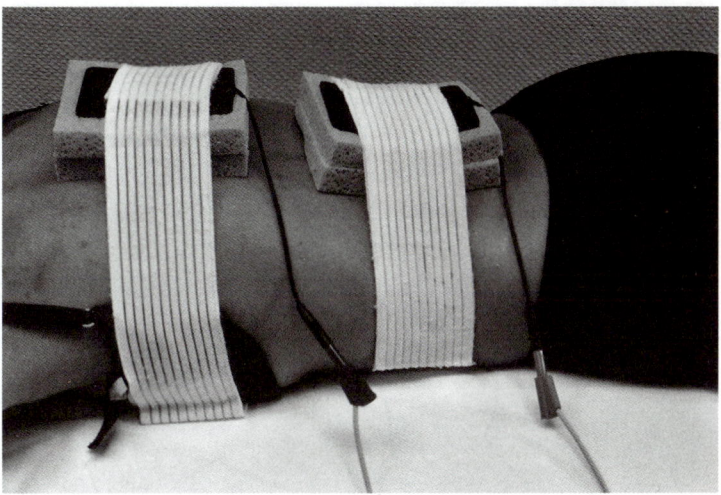

Abb. 7.28 Segmentale Elektrodenanlage für Ultrareizstrom bei kostovertebraler Blockade der BWS

Lokale Elektrodenanlagen

Neben den segmentalen Elektrodenanlagen gibt es auch die Möglichkeit einer lokalen Elektrodenanlage.

Hintergrundinformation

Modifizierungen des Ultra-Reiz-Stromes

Ein Hersteller bietet einen URS mit einer Frequenz von 181 Hz an. Die Impulsdauer beträgt 0,5 ms und die Pausendauer 5 ms.

Andere Hersteller bieten die Möglichkeit an, den Ultra-Reiz-Strom so zu verändern, dass die Pause zur negativen Amplitude wird. Es entsteht so ein biphasischer Strom.

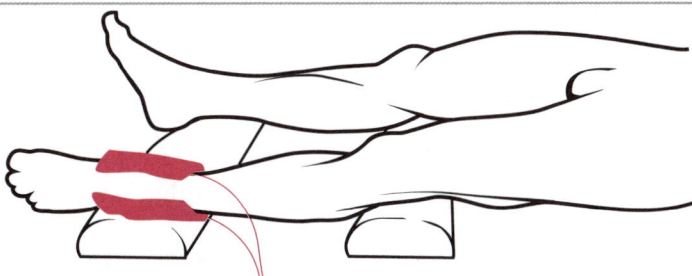

Abb. 7.29 Lokale Elektrodenanlage: Schmerzbehandlung des Sprunggelenks, z. B. nach Distorsionen

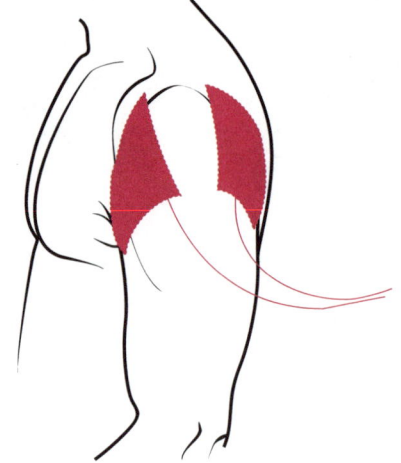

Abb. 7.30 Lokale Elektrodenanlage: Schmerzbehandlung im Schultergelenk, z. B. PHS, Arthrose, Distorsionen

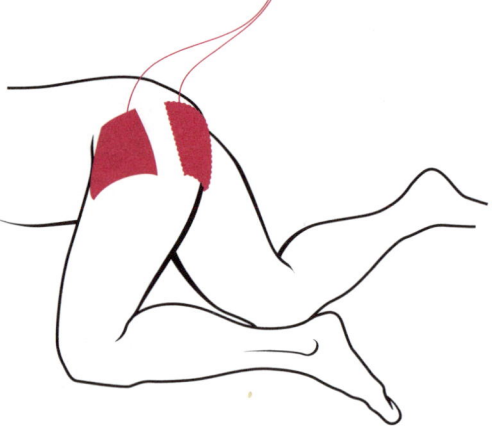

Abb. 7.31 Lokale Elektrodenanlage: Schmerzbehandlung im Hüftgelenk, z. B. Arthrose, nach operativer Spongiosa-Entnahme, Hämatome

? Übungsfragen

1. Welche Impuls- und Pausendauer sowie welche Frequenz hat der Ultra-Reiz-Strom?
2. Welche physiologischen Wirkungen werden mit dem URS erreicht?
3. Erläutern Sie das Applikationsschema zur URS-Behandlung.
4. Warum ist es wichtig, bei der Therapie mit URS die Elektroden ausreichend dick zu unterpolstern?
5. Warum sind nach einer URS-Behandlung stabilisierende, krankengymnastische Übungen empfehlenswert?

7.2.3 ▬ Impulsgalvanisation nach Jantsch

Impulsgalvanisation IG30/IG50

Impulsgalvanisation: rhythmisch unterbrochene galvanische Ströme

IG 30:
- Impulsdauer 30 ms
- Pausendauer 50 ms
- Frequenz 12,5 Hz

IG 50:
- Impulsdauer ≤ 1 ms
- Pausendauer ≥ 19 ms
- Frequenz 50 Hz

Bei der Impulsgalvanisation (IG) handelt es sich um rhythmisch unterbrochene galvanische Ströme. Damit liegen sie in ihrer Wirksamkeit zwischen einer Galvanisation und einer Reizstrombehandlung.

IG 30 steht für einen Strom mit einer Impulsdauer von 30 ms und einer Pausendauer von 50 ms, was einer Frequenz von 12,5 Hz entspricht. Diese Stromform zeigt Dreieckimpulse. Sie wurde gewählt, um der sensiblen Belästigung entgegenzuwirken (☞ Abb. 7.32).

IG 50 ist ein Schwellstrom mit einer Schwellfrequenz von 8,33 Hz. Die Impulsdauer beträgt 1 ms und weniger, die Pausendauer wird mit 19 ms und mehr angegeben. Daraus resultiert eine Frequenz des Stroms von 50 Hz. Der Strom wird

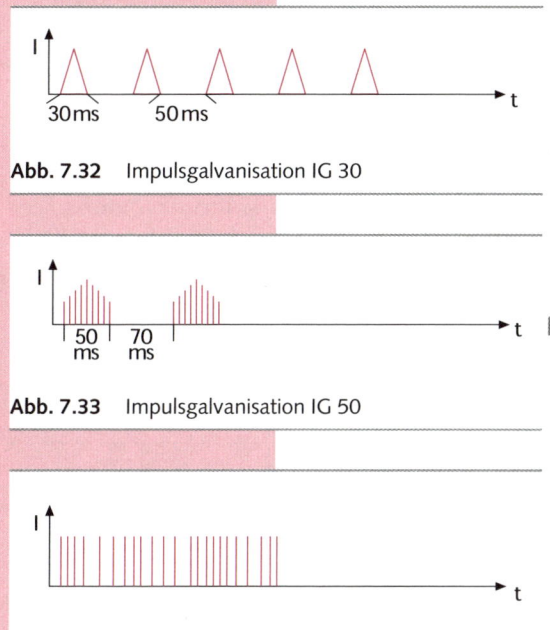

Abb. 7.32 Impulsgalvanisation IG 30

Abb. 7.33 Impulsgalvanisation IG 50

Abb. 7.34 Frequenzmodulation FM

Frequenzmodulation
möglich:
- Impulsverdichtung
- Impulsausdünnung

- analgetisch
- hyperämisierend
- detonisierend

Eigenmassage

geschwellt, wobei die Schwelldauer 50 ms anhält, die Schwellpause 70 ms.

Bei den kurzen Impulsdauern dieser Stromform ist es unerheblich, ob es sich um einen Rechteck- oder Dreieckstromcharakter handelt, da das gereizte Erfolgsorgan dies nicht mehr differenzieren kann. Zugrunde liegt ursprünglich eine Rechteckstromform.

Frequenzmodulation (FM)

Bei der Impulsgalvanisation lässt sich die Frequenz modulieren. Unter der Frequenzmodulation (FM) versteht man das Durchlaufen verschiedener Frequenzbereiche von 5 bis 50 Hz. Dabei finden kurze Impulse von 1 ms und weniger Anwendung.

Die Frequenzmodulation wird durch eine unterschiedlich lange Pausendauer (50 bis 250 ms) erreicht. Dadurch entstehen Phasen der Impulsverdichtung und der Impulsausdünnung.

Im Bereich der Impulsverdichtung kommt es zu einer tetanisierenden Kontraktion und im Bereich der Impulsausdünnung zu Einzelkontraktionen. Auf diesen rhythmischen Wechsel zwischen Tetanisierung und Einzelkontraktion ist die detonisierende Wirkung der FM-Impulsgalvanisation zurückzuführen.

Wirkungen der Impulsgalvanisation

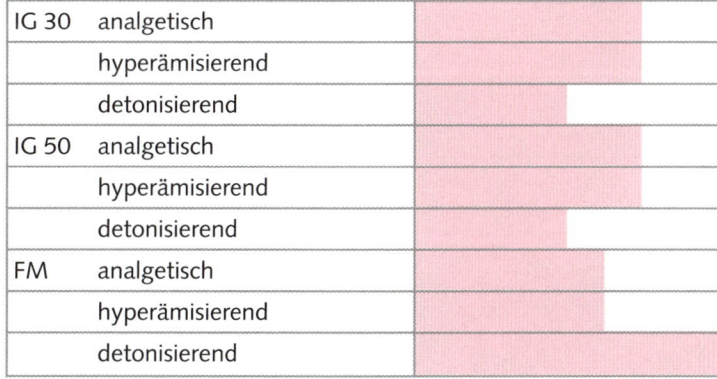

IG 30	analgetisch	
	hyperämisierend	
	detonisierend	
IG 50	analgetisch	
	hyperämisierend	
	detonisierend	
FM	analgetisch	
	hyperämisierend	
	detonisierend	

Das Haupteinsatzgebiet der Impulsgalvanisation ist in der Sportphysiotherapie zu finden.

Dies beruht auf der Tatsache, dass die Vibrationen der Muskulatur, welche auch als Klopfen beschrieben werden, besonders an den Extremitäten im Sinne einer Eigenmassage wirken.

113

Applikationstechnik/Elektrodenanlage

Die Impulsgalvanisation eignet sich für gut lokalisierbare pathologische Geschehen. Dabei liegt die Anode über dem betroffenen Areal. Die Intensität ist motorisch schwellig bis überschwellig. Es kann ein deutliches Fibrillieren des Muskelgewebes erreicht werden.

Bei größeren Behandlungsgebieten sollte das ganze Segment durchströmt werden. Die Kathode als indifferente Elektrode wird auf der Wirbelsäule platziert, die kleinere, differente Anode distal in der Peripherie.

Auch die Ströme der Impulsgalvanisation entwickeln eine polare Wirkung und somit besteht eine Verätzungsgefahr.

? Übungsfragen

❶ Welche Wirkungen haben die Stromformen IG 30 und IG 50?

❷ Was bewirkt auf die Motorik gesehen die Frequenzmodulation FM?

7.2.4 ▬ Stochastische Ströme

Zufälligkeitssteuerung: Gewöhnungseffekt tritt nicht auf

Bei dieser Stromform handelt es sich um Rechteck- oder Dreieckimpulsströme mit einer Impulsdauer von 0,3–1 ms. Die Pausendauer zwischen den Impulsen wird stochastisch, d. h. zufällig gesteuert. Dabei bleiben die Amplitudengröße sowie die Impulsdauer unverändert. Durch die asynchrone Pause wechselt die Frequenz im Bereich zwischen 5 Hz und 30 Hz.

Hauptziel der stochastischen Stromform ist das Herabsetzen des Gewöhnungseffekts. Da eine Akkomodation auch bei längerer Behandlung nicht auftritt, werden die im Indikationskatalog vorgegebenen Langfristverordnungen sinnvoll und in ihrer Wirkung nicht abgeschwächt. Daher werden stochastische Stromformen häufig auch in TENS-Geräten eingesetzt (☞ Kap. 9.2). Um die Verätzungsgefahr zu minimieren, wurden die Ströme dazu häufig biphasisch abgegeben.

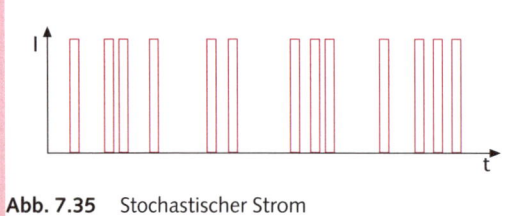

Abb. 7.35 Stochastischer Strom

Wirkungen stochastischer Ströme

- analgetisch
- hyperämisierend

analgetisch		
hyperämisierend		

Applikationstechnik/Elektrodenanlage

Bei den stochastischen Strömen sind die bei dem Ultra-Reiz-Strom beschriebenen segmentalen oder lokalen Applikationstechniken möglich (☞ Kap. 7.2.2).

? **Übungsfragen**

❶ Was bedeutet der Begriff stochastisch?

❷ Was ist das Hauptziel stochastischer Stromfolgen?

7.2.5 Mikroampère-Ströme (MENS)

Für diese Stromform wird häufig das Synonym MENS (Microcurrent Electrical Neuromuscular Stimulation) verwendet.

- nicht sensibel wahrnehmbar
- keine Verätzungsgefahr

Es handelt sich um Ströme im Mikroampèrebereich, d.h. es fließen nur millionstel Ampère, die kaum oder nicht spürbar sind. Die gängigen Intensitäten liegen zwischen 10 und 700 µA. Es kommen biphasische Rechteckimpulse mit einer Impulsdauer von 250 ms und einer gleichlangen Pausendauer zur Anwendung.

Neben dieser Stromform unterscheidet man den Mikroampère-Gleichstrom und den Mikroampère-Hochvoltstrom. Außer den klassischen Indikationen wurden in den USA Konzepte für Störungen am Bewegungsapparat für eine Kombinationsbehandlung mit Mikroampère-Strömen und manueller Therapie erarbeitet. Die sehr kurzen Impulse des Mikroampère-Stroms lassen es nicht zu, das Ruhepotenzial in ein Aktionspotenzial umzuwandeln. Somit ist eine Reizung der erregbaren Substanzen nicht gegeben und die Bezeichnung Mikroampère-Reizstrom nicht schlüssig.

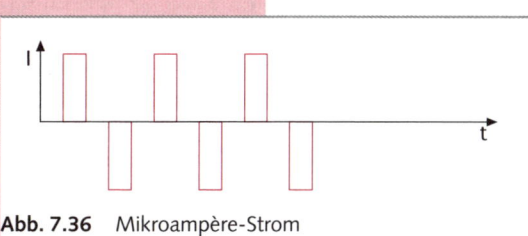

Abb. 7.36 Mikroampère-Strom

Wirkungen der Mikroampère-Ströme

- analgetisch
- Trophik verbessernd
- antiphlogistisch

Analgetisch		
Trophik verbessernd		
Antiphlogistisch		

Besonders geeignet ist der MENS-Strom bei akuten Schmerzzuständen, nach Sportverletzungen, Regelschmerzen u.ä. Auch Entzündungszustände können behandelt werden. Die Trophik verbessernde Wirkung begünstigt den Heilungsprozess von offenen Wunden.

Da der Patient i.d.R. kein Stromempfinden wahrnimmt, bleibt die bei der Physiotherapie übliche informelle Wirkung aus. Psychosomatische Krankheitsgeschehen eignen sich daher nicht für die Behandlung mit Mikroampère-Strömen.

- verschiedene Elektro-
  denplatzierungen
  möglich
- Behandlung mehr-
  mals täglich
- Behandlungsdauer:
  20–40 min

Applikationstechnik/Elektrodenanlage

Mögliche Elektrodenplatzierungen:

- auf den Schmerzpunkten
- auf den Triggerpoints (Auslösepunkte)
- auf den Reflexpunkten
- auf den Akupunkturpunkten
- auf den Hautdefekten.

Die Behandlungsdauer liegt zwischen 20 und 40 Minuten und ist mehrmals täglich möglich. Bei der Verteilung über den gesamten Tag sollte der Einsatz im Sinne einer Medikation gesehen werden.

Zum Einsatz kommen Selbstklebeelektroden.

0–600 Volt
Impulsformen:
- Kirchturmimpuls
- monophasischer
  Doppelimpuls
- Einzelimpuls

7.2.6 Hochvolt-Ströme (HV)

Hochvolt-Ströme, auch *High voltage* genannt, sind Reizströme, die mit einer konstanten Stromstärke, aber unterschiedlich hohen Spannungen (bis zu 600 V) verabreicht werden.

Diese hohen Spannungen können nur toleriert werden, weil die Dauer der einzelnen Impulse zwischen 1:15 000 und 1:30 000 Sekunden liegt.

Drei verschiedene Impulsformen werden im deutschen Sprachraum unterschieden. Dazu gehören ein biphasischer „Kirchturmimpuls", der auf Grund seiner steilen Amplitude auch Nadelspitzenimpuls genannt wird, ein m-förmiger monophasischer Doppelimpuls sowie ein monophasischer Einzelim-puls.

Die Pulsseparation ermöglicht es, beim monophasischen Doppelimpuls die Abstände zwischen den beiden Einzelimpulsen zu verändern.

Hautverätzungen können aufgrund der kurzen Impulse und des negativen Gegenschwingers nicht entstehen.

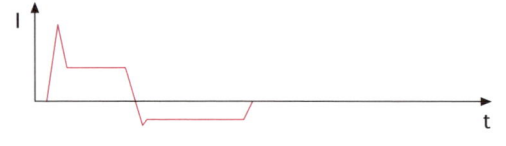

Abb. 7.37 „Kirchturmimpuls": Der positive Nadelspitzenimpuls und der negative Gegenschwinger sind flächengleich.

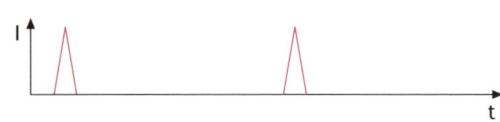

Abb. 7.38 Monophasischer Einzelimpuls

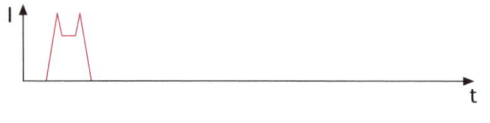

Abb. 7.39 M-förmiger monophasischer Doppelimpuls

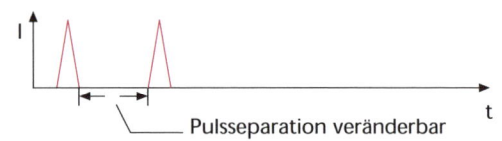

Abb. 7.40 Monophasischer Doppelimpuls mit veränderbarem Abstand der Einzelimpulse durch eine Pulsseparation (PS)

Wirkungen der Hochvolt-Ströme

Hochvolt-Ströme haben auf Grund ihrer guten Verträglichkeit eine breites Wirkungsspektrum besonders im analgetischen Bereich.

- analgetisch
- hyperämisierend
- Motorik beeinflussend
- Resorption steigernd

HV Einzelimpulse	analgetisch	
	hyperämisierend	
	Muskelstimulation	
	Muskeldetonisierung	
	Resorption steigernd	
HV Doppelimpulse	analgetisch	
	hyperämisierend	
	Muskelstimulation	
	Muskeldetonisierung	
	Resorption steigernd	

Frequenzabhängige Wirkung

Die Wirkung der Hochvolt-Ströme ist frequenzabhängig.

Applikationstechnik/Elektrodenanlage

HV:
- sensibel verträglich
- VDR wird leicht überwunden
- Tiefenwirkung
- keine Verätzungen

Hochvolt-Ströme zeichnen sich durch eine gute sensible Verträglichkeit aus. Der Hautwiderstand (VDR = Voltage Dermatom Resistent) wird durch Anlegen der hohen Spannung besser überwunden, so dass auch eine größere Eindringtiefe ins Gewebe erreicht wird.

Da keine Verätzungen entstehen können, ist laut Angaben der Hersteller der Einsatz von Schwammtaschen nicht erforderlich. Empfehlenswert sind jedoch zur besseren Stromverteilung dünnere Viskoseschwämme.

Unterbrechungen des eingeschalteten Stromkreises durch Abheben der Elektroden führen zu keiner Öffnungszuckung (☞ Kap. 2.4).

Es wird zwischen einer bipolaren und tripolaren Elektrodenanlage unterschieden.

Tabelle 7.1: Wirkungen und Frequenzen der Hochvolt-Ströme

Wirkungen		Frequenzen
Analgetische Wirkung		80–200 Hz
Hyperämisierend	Venös	10 Hz
	Arteriell	70–100 Hz
Muskelstimulation (nur bei innervierter Muskulatur möglich)		20–50 Hz
Muskeldetonisierung		100 Hz
Resorptionssteigerung		100 Hz

117

Schmerzbehandlung

Zur Schmerzbehandlung eignen sich die bisher beschriebenen Platzierungen der Elektroden. Als eine besondere Form ist die tripolare Elektrodenanlage zu sehen.

Tripolare Elektrodenanlage

Zur Anwendung kommen dabei zwei getrennt regelbare Stromkreise mit zwei flächenmäßig kleineren Elektroden und einer doppelt so großen passiven Elektrode. Diese Anlage eignet sich für die Ischialgie, den Phantomschmerz und pseudoradikuläre Schmerzsensationen beidseits (☞ Abb. 7.41).

Die Muskelstimulation ist nur bei intaktem Nerv-Muskelsystem möglich. Sie kann mit beiden Elektroden als Reizelektrode über den jeweiligen motorischen Reizpunkt durchgeführt werden.

Für die weiteren Wirkungen der Elektrodenanlagen, die hier nicht speziell aufgeführt sind, gelten die üblichen Grundsätze.

Hintergrundinformation

Bei den meisten Geräten wird in der Intensitätsanzeige die Voltzahl angegeben. Dies ist unbedingt bei der Dokumentation zu berücksichtigen. Die sensible Reizschwelle liegt relativ hoch, je nach Elektrodenanlage und Patient zwischen 80 und 120 V. Dies kann gelegentlich zu Verunsicherungen führen, da der angezeigte Wert für die sensible Reizschwelle bei der Angabe in mA in wesentlich geringeren Bereichen liegt. Bei Unklarheiten über die angezeigten Maßeinheiten sind die Angaben der Gerätehersteller zu beachten.

Bei der tripolaren Elektrodenanlage ergibt sich die Möglichkeit der alternierenden Durchströmung zu den beiden aktiven Elektroden in zeitversetzten Zyklen.

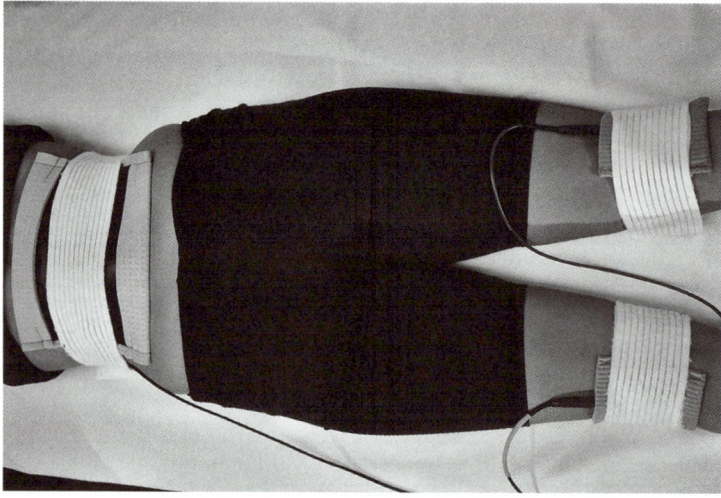

Abb. 7.41 Pseudoradikuläre Schmerzsensationen – tripolare Elektrodenanlage mit Hochvoltstrom

Hochvolt-Ströme sind auch bei Metallimplantaten einsetzbar. Ausgenommen sind die elektronischen Implantate (z. B. Schrittmacher).

HV-Ströme sind auch in TENS-Geräten vertreten (☞ Kap. 9.2).

? **Übungsfragen**

❶ Warum können MENS-Ströme keine Verätzungen bewirken?

❷ Wo werden die Elektroden bei der Therapie mit MENS-Strömen bevorzugt platziert?

❸ Warum können bei HV-Strömen Spannungen bis 600 V schadlos toleriert werden?

❹ Welches ist das Synonym für den Begriff Nadelspitzenimpuls?

❺ Bei welcher Stromform wird die Möglichkeit einer Pulsseparation geboten?

7.2.7 Indikationen und Kontraindikationen

Indikationen (☞ Tab. 7.2)

Tab. 7.2 Anwendung niederfrequenter Ströme bei ausgewählten Krankheitsbildern

Erkrankungen	Diadynamische St.				URS	Impulsgalvanisation			Stochastisch	MENS	HV
	MF	DF	CP	LP		IG30	IG50	FM			
Achillodymie			X		X			X	X		X
Adnexitis									X	X	
Arterielle Durchblutungsst.		X			X		X				
Arthrose			X		X						X
Amputation					X				X		X
Bandscheibenvorwölbung			X	X	X						X
Bechterew			X		X			X	X		X
Bursitis										X	
Brachialgie					X						X
Commotio cerebri			X$_{(1)}$		X$_{(1)}$					X	
Dekubitus	X	X				X				X	
Distorsion		X	X		X				X		
Dysmenorrhoe						X				X	
Epikondylitis		X	X		X			X			
Frakturen Z.n.						X				X$_{(2)}$	X
Gelenkergüsse			X								X
Haltungsschwäche	X								X		X
Hypertonus			X		X	X	X	X			X
Ischialgie		X	X	X	X						X
Kontrakturen		X	X	X				X			
Kontusion		X			X		X				
Kopfschmerz		X$_{(3)}$	X		X					X	X$_{(3)}$
Lumbalgie		X	X	X	X	X					
Luxation Z.n.	X		X								X
Muskelathrophie$_{(4)}$											X
Muskelzerrung		X	X			X	X				
Myalgie		X	X		X		X				
Myogelosen		X	X	X	X			X			
Narben		X				X			X		
Neuralgien		X	X		X					X$_{(5)}$	
Phantomschmerz					X				X		X
Osteosynthesen Z. n.										X	X
PHS$_{(5)}$		X	X	X	X		X	X	X		X

Tab. 7.2 Anwendung niederfrequenter Ströme bei ausgewählten Krankheitsbildern *(Fortsetzung)*

Erkrankungen	Diadynamische St.				URS	Impulsgalvanisation			Stochastisch	MENS	HV
	MF	DF	CP	LP		IG30	IG50	FM			
Periostitis			X	X						X	
Polyarthritis		X							X	X	
Scheuermann		X		X	X						
Schlafstörungen(6)						X					
Sehnen, Kapsel u: Gelenkaffektion		X				X	X			X	X
Sympathische Reflexdystrophie (M. Sudeck)(7)		X	X								
Thoraxtrauma					X						
Ulcus cruris	X	X				X				X	
Varizen		X									X
Wirbelsäulenblockaden(8)					X			X			X
Zervikalsyndrom		X	X		X						

(1) Bei postkommotionellen Zuständen ist abzuklären, ob nicht eine intrakranielle Blutung vorliegt. Die hyperämisierende Wirkung der Ströme könnte diese verstärken.

(2) Amerikanische Untersuchungen haben gezeigt, dass MENS-Ströme die Trophik deutlich verbessern. Sie werden bei Störungen der Frakturheilung eingesetzt. Diese Wirkung kann durch Implantation eines Drahtes um die Fraktur verstärkt werden.

(3) Die Stromform DF und Hochvoltströme mit 100 Hz können zur Behandlung vegetativ bedingter Kopfschmerzen eingesetzt werden.

(4) Die Muskelatrophie stellt nur dann eine Indikation dar, wenn die faradische Erregbarkeit noch vorhanden ist.

(5) PHS ist eine unspezifische Diagnosestellung. Die Wahl der Stromform hängt von der jeweiligen betroffenen Struktur ab. Diese lässt sich durch die physiotherapeutische Befund- und Untersuchungstechnik ermitteln.

(6) ☞ Kap. 13.3.4

(7) Im Stadium 1 (entzündliches Stadium) zur Resorptionssteigerung Stromform CP, in Stadium 2 (Minderdurchblutung) Strom DF Gangliotrope Applikation.

(8) Zur Vorbereitung manualtherapeutischer Mobilisationstechniken durch Senkung hypertoner Muskulatur.

Kontraindikationen (☞ Tab. 7.3)

Absolute Kontraindikationen gibt es im strengeren Sinne nicht, wenn unter Einhaltung gewisser Voraussetzungen die beschriebenen Reizströme angewendet werden. Es werden regional und zeitlich begrenzte Kontraindikationen beschrieben. Nachstehende Tabelle zeigt:

▪ R für regional begrenzte Kontraindikationen und
▪ Z für zeitlich begrenzte Kontraindikationen.

Erläuterungen

▪ **Depressionen**
Das durch die Ströme URS + IG 30 erzeugte Druckgefühl kann bei depressiven Patienten mit schmerzhaften Wirbelsäulenerkrankungen zur Verstärkung der Symptomatik führen.

Tab. 7.3: Kontraindikationen für die Behandlung mit niederfrequenten Strömen

Erkrankungen	Diadynamische St.				URS	Impulsgalvanisation			Stochastisch	MENS	HV
	MF	DF	CP	LP		IG30	IG50	FM			
Depressionen					R	R					
Entzündl. Hauterk.	R	R	R	R	R	R	R	R	R		
Elektronische Impl. Schrittmacher	R	R	R	R	R	R	R	R	R	R	R
Infektionserk. Fieberhafte Erk.	Z	Z	Z	Z	Z	Z	Z	Z	Z		Z
Kardiologische Erk.	R	R	R	R	R	R	R	R	R	R	R
M. Bechterew	Z	Z	Z	Z	Z	Z	Z	Z	Z		Z
Psychosen	Z	Z	Z	Z	Z	Z	Z	Z	Z	Z	Z
Rheumatisches Fieber	Z	Z	Z	Z	Z	Z	Z	Z	Z		Z
Schwangerschaft	R/Z	R/Z	R/Z	R/Z	R/Z	R/Z	R/Z	R/Z	R/Z	Z	Z
Sensibilitätsstörung	R	R	R	R	R	R	R				
Strahlenschäden der Haut	R	R	R	R	R	R	R	Z	Z		R
Tumore ungeklärter Genese	R	R	R	R	R	R	R	R	R	R	R

R = regional begrenzte Kontraindikationen
Z = zeitlich begrenzte Kontraindikationen

- **Entzündliche Hauterkrankungen**
  In den entzündlichen Hautarealen ist der Hautwiderstand herabgesetzt, dadurch entsteht eine starke sensible Belästigung. Zudem besteht eine erhöhte Verätzungsgefahr.
- **Herzschrittmacher und andere elektronische Implantate**
  Bisher gibt es keine allgemein verbindliche wissenschaftliche Studie, in der beschrieben wird, welche Reaktionen bei welchem Schrittmacher ausgelöst werden. Aus diesem und forensischen Gründen wird von der Behandlung abgeraten. Sollte eine Elektrotherapie dennoch dringlich erforderlich und verordnet sein, ist genau dokumentarisch festzulegen, wie weit die Elektroden von den elektrischen bzw. elektronischen Teilen entfernt sind. Bei einem Abstand der Elektroden von 50 cm dürfte nach dem derzeitigen Stand der Erkenntnisse keine störende Irritation auftreten. Darüber hinaus sollte zur weiteren Absicherung die Angaben des Operateurs sowie die des Herstellers zu Rate gezogen werden.
- **Infektionserkrankungen**
  Eine Ausbreitung sowie ein erneutes Aufflammen der Infektion können provoziert werden.

- **Kardiologische Erkrankungen**
  Irritationen des Reizleitungssystems sind bei einer transkardialen Durchströmung möglich.
- **M. Bechterew**
  Da ein Schub im allgemeinen zeitlich nicht genau zu begrenzen ist, kann eine Elektrotherapie zum ungeeigneten Zeitpunkt einen Schub verstärken oder erneut auslösen.
- **Psychosen**
  Aufgrund einer häufig gestörten Interaktionsfähigkeit können die erforderlichen Parameter nicht eindeutig bestimmt werden.
- **Rheumatisches Fieber**
  Vgl. M. Bechterew; im fieberhaften Schub keine Elektrotherapie.
- **Schwangerschaft**
  In den ersten und letzten 3 Monaten keine segmentale Applikation unter Th 7, damit keine Beeinträchtigung der Nidation entsteht bzw. eine vorzeitige Wehentätigkeit ausgelöst wird.
- **Sensibilitätsstörungen**
  Durch Beeinträchtigung der sensiblen Rückmeldung kann keine indikationsbezogene Dosierung erfolgen.
- **Strahlenschäden**
  Die durch die Bestrahlung vorgeschädigte Haut sollte durch die elektrolytischen Vorgänge nicht weiter geschädigt werden.
- **Tumoren ungeklärter Genese**
  Es muss eine klare Bestimmung des Tumors vorliegen, um die weitere differentialtherapeutische Vorgehensweise festzulegen.

? Übungsfragen

❶ Warum ist vor der Behandlung von postkommotionellen Kopfschmerzen eine intrakranielle Blutung auszuschließen?

❷ Mit welchen Strömen ist bei einem Zustand nach einer Osteosynthese eine Schmerzbehandlung möglich?

❸ Welche Stromform und welche Elektrodenanlage wenden Sie bei der Sudeck-Dystrophie im Stadium II an?

❹ Warum soll ein depressiver Patient nicht mit URS im Bereich der Wirbelsäule behandelt werden?

❺ Warum stellen kardiologische Erkrankungen eine regional begrenzte Kontraindikation dar?

❻ Warum ist in den ersten und letzten 3 Monaten der Schwangerschaft eine Elektrotherapie im Bereich unter Th7 kontraindiziert?

8 Mittelfrequente Ströme

MF-Bereich
1000–300 000 Hz

Der Bereich mittelfrequenter Ströme umfasst die Frequenzen zwischen 1000 Hz und 300 000 Hz. Gildemeister definierte erstmals den Begriff Mittelfrequenz (1944) für den Bereich von 1000 Hz bis 100 000 Hz. Mittelfrequenz ist eine medizinspezifische Bezeichnung, die in der Elektrotechnik nicht so weit verbreitet ist.

8.1 Grundlagen

Kapazitiver Widerstand: Widerstand in Abhängigkeit von der Frequenz

Mittelfrequente Ströme zeichnen sich durch eine gute Verträglichkeit aus; selbst bei hoher Dosierung ist die sensible Belästigung durch die Ströme relativ gering. Die Begründung hierfür leitet sich vom kapazitiven Widerstand der Haut ab. Der kapazitive Widerstand ist der Widerstand in Abhängigkeit von der Frequenz. Die Maßeinheit für die Kapazität ist 1 Farad.

Der Widerstand verhält sich zur Frequenz umgekehrt proportional, d. h. bei niedrigen Frequenzen steigt der Hautwiderstand, während er bei höheren Frequenzen abnimmt (☞ Abb. 8.1).

J. Dumoulin und G. de Bisschop stellten in einer Messung fest, dass bei einer Elektrodenfläche von 100 cm² und einer Kapazität von 1 Mikrofarad bei einem Wechselstrom von 50 Hz sich ein Widerstand von 3200 Ω ergab und bei 4000 Hz nur noch ein Widerstand von 39,8 Ω gemessen wurde.

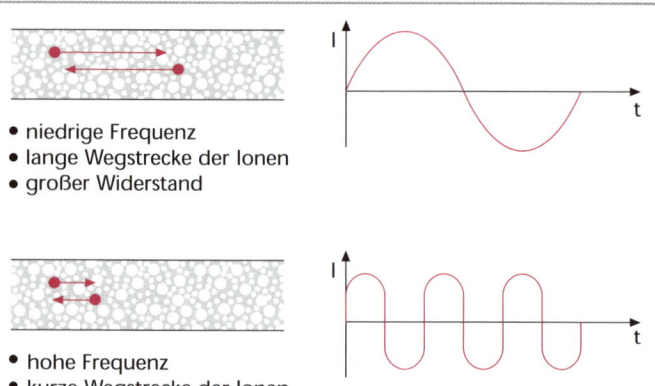

- niedrige Frequenz
- lange Wegstrecke der Ionen
- großer Widerstand

- hohe Frequenz
- kurze Wegstrecke der Ionen
- geringer Widerstand

Abb. 8.1 Frequenzabhängiger Widerstand

MF-Therapie:
- 4000–8000 Hz und höher
- geringer Widerstand
- Tiefenwirkung
- normalerweise keine Verätzungsgefahr

In der Therapie werden bei den gängigen Verfahren Frequenzen zwischen 4000 Hz und 8000 Hz eingesetzt. Neuere Verfahren gehen sogar bis 32 000 Hz. Bei den genannten Frequenzen ist der Widerstand so gering, dass hohe Intensitäten appliziert werden können. Diese haben zur Folge, dass auch tiefer liegende Gewebe erreicht werden.

Mittelfrequente Ströme sind in der Regel nulllliniensymmetrische Wechselströme, dadurch ist eine Verätzungsgefahr ausgeschlossen. Sollte jedoch eine galvanische Komponente oder monophasische Stromformen abgegeben werden, wie z. B. bei dem in der Schweiz verbreiteten Gerät NOVODYN®, so ist eine Verätzungsgefahr wieder gegeben.

Gildemeister-Effekt

Gildemeister-Effekt = Summationseffekt: viele kleine Reize wirken als ein Reiz

100 000 Hz Wechselströme führen noch zu einer Reizung erregbarer Strukturen, obwohl ihre einzelnen Perioden kürzer sind als die absolute Refraktärzeit des gereizten Substrates. Normalerweise könnte ein Einzelimpuls eine Erregung nicht erreichen. Kommt eine Reizung dennoch zustande, so ist diese auf die Summation vieler kurzer Perioden zurückzuführen. Diese Erkenntnis bezeichnet man als Gildemeister-Effekt.

8.2 Wirkungen

Neben einer mittelfrequenten Trägerfrequenz entsteht im NF-Bereich eine Wirkfrequenz. Erreicht wird dies durch die Amplitudenmodulation und die Interferenz (☞ Kap. 8.4, 8.5). Die Wirkungen der mittelfrequenten Ströme im NF- bzw. MF-Bereich sind der Tabelle 8.1 zu entnehmen.

Niederfrequente Wirkungen
- **Analgesie**
  Eine dominante Wirkung der MF-Therapie ist die analgetische Wirkung (☞ Kap. 2.2). Durch die gute Verträglich-

Tab. 8.1: Nieder- und mittelfrequente Wirkungen

Niederfrequente Wirkungen	Mittelfrequente Wirkungen
Trägerfrequenz 4000–8000 Hz Wirkfrequenz: siehe Wirkung	Frequenz 4000–8000 Hz
Analgesie 50–200 Hz Muskelstimulation:	Analgesie antiphlogistisch
• dynamische Funktion 20–30 Hz	
• statische Funktion 30–50 Hz	Ödemreduktion
• Muskelrelaxation 100 Hz	
Ödemreduktion 3,5–10 Hz	Förderung der Regeneration
Förderung der Reinnervation 10–20 Hz	Steigerung der Zellfunktionen

125

Niederfrequente Wirkungen:
- Analgesie
- Muskelstimulation
- Ödemreduktion
- Förderung der Regeneration

keit der Ströme ist bei entsprechender Dosierung eine massive Schmerzlinderung bis hin zur mehrtägigen Schmerzfreiheit zu erreichen.

Hauptwirkwege sind der Plateaueffekt und die zentrale Hemmung.

- **Muskelstimulation**

Muskulatur, die mit MF-Strömen gereizt werden soll, muss faradisch erregbar sein (☞ Kap. 11.1). Alternativ hierzu kann auch der MF-Test nach Lange aussagen, ob eine Reizung möglich ist (☞ Kap. 11.1).

Quergestreifte Muskulatur reagiert auf Reize von 20–50 Hz, während die glatte Muskulatur auf Frequenzen von 0,5–5 Hz anspricht. Beide Muskelfasertypen relaxieren bei 100 Hz.

- **Ödemreduktion**

Für die Ödemreduktion sind mehrere Wirkwege möglich. Über die Aktivierung der Muskelpumpe mit 3,5 Hz wird der Abbau beschleunigt. Arbeitet man über den Wirkweg der Sympathikusreizung, kommt die Frequenz von 10 Hz zum Einsatz. Moderne Geräte kombinieren beide Wirkwege in einem speziellen Ödemprogramm.

- **Förderung der Reinnervation**

Voraussetzung für dieses Behandlungsziel ist eine Therapiedauer von 30 Minuten und mehr. Die Elektroden werden so platziert, dass das geschädigte Areal eng umschrieben durchströmt wird. Die Intensität soll sensibel überschwellig sein, motorisch aber unterschwellig bleiben.

Mittelfrequente Wirkungen:
- Analgesie
- Antiphlogistische Wirkung
- Ödemreduktion
- Förderung der Regeneration
- Steigerung der Zellfunktionen

Mittelfrequente Wirkungen

- **Analgesie**

Mittelfrequente Ströme bewirken eine Schmerzlinderung über das Verteilen der Schmerzmediatoren im Gewebe (Schütteleffekt, ☞ 2.2). Wegen der geringen sensiblen Belästigung haben sich diese Ströme bei akuten Schmerzzuständen bewährt.

- **Antiphlogistische Wirkung**

Durch Anregung des Zellstoffwechsels werden entzündliche Prozesse in ihrem Abbau beschleunigt. Der Rückgang der Entzündungszeichen ist oft schon nach einer Behandlung zu erkennen. Diese Wirkung stößt an ihre Grenzen, wenn es sich um systemische Entzündungen handelt.

- **Ödemreduktion**

Ebenfalls durch den Schütteleffekt werden die Diffusionsvorgänge begünstigt und somit eine schnellere Ödemreduktion erreicht.

- **Förderung der Regeneration**

Durch die vermehrte Zufuhr von Nährstoffen werden regenerationsfähige Gewebe in ihrer Funktion unterstützt.

■ **Steigerung der Zellfunktionen**
Enzyme und Koenzyme, z. B. das cAMP, werden durch mittelfrequente Ströme aktiviert und so der Zellstoffwechsel verbessert.

! Merke

Mittelfrequente Ströme mit niederfrequenter Wirkung erzielen eine Reaktion im Muskel- und Nervengewebe.
Reine mittelfrequente Ströme haben eine Wirkung auf den Zellstoffwechsel.
Je mehr sich die Frequenz dem hochfrequenten Spektrum nähert, desto mehr tritt die thermische Wirkung in den Vordergrund.

? Übungsfragen

❶ In welchem Frequenzbereich ist die Mittelfrequenz angesiedelt?

❷ Was bezeichnet man als den kapazitiven Widerstand?

❸ Was versteht man unter dem Gildemeister-Effekt?

❹ Was ist eine Trägerfrequenz?

❺ Mit welcher Frequenz ist eine Aktivierung der Muskelpumpe zu erreichen?

❻ Warum eignen sich akute Schmerzustände für die Behandlung mit MF-Strömen?

❼ Wie lange ist die Behandlungsdauer zur Förderung der Reinnervation bei einer peripheren Nervenläsion?

❽ Welche Hertzzahl wird zum Aufbau der quergestreiften Muskulatur benötigt?

8.3 Unmodulierte Ströme

Unmodulierter Strom – Ein-Kreisverfahren

Die einfachste Form mittelfrequenter Ströme sind die „reinen" MF-Ströme oder die unmodulierten Ströme. Es handelt sich um ein Ein-Kreisverfahren, d. h. es gelangt nur *ein* Stromkreis zur Anwendung.

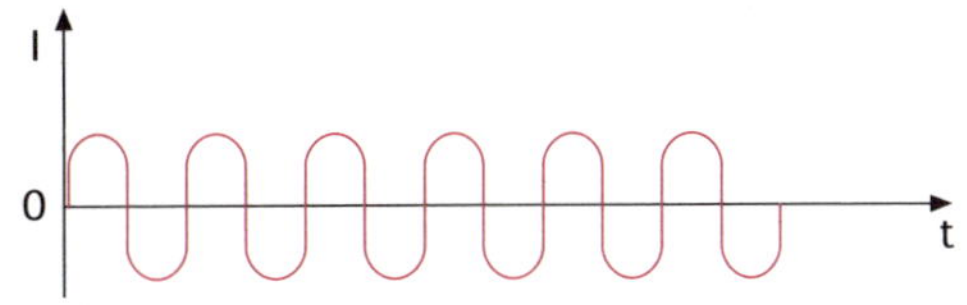

Die Stromform wird von jedem MF-Gerät abgegeben. Die Frequenzen sind unterschiedlich, je nach Hersteller zwischen 4000 und 8000 Hz. Die Wirkung verteilt sich auf das ganze durchflossene Gebiet, ist aber elektrodennah am intensivsten.

Abb. 8.2 Unmodulierter Strom/reine MF

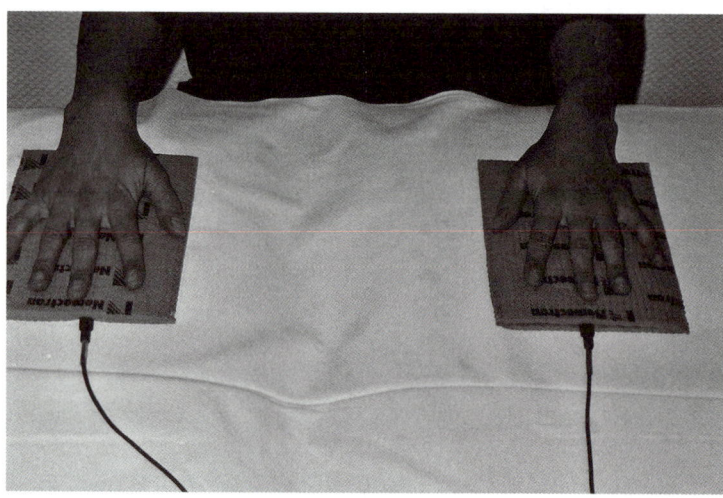

Abb. 8.3 Unmodulierte Mittelfrequenz zur Behandlung einer leichten Polyneuropathie

Wirkungen

Elektrodennahe Wirkung: v.a. Stoffwechsel- förderung

Unmodulierte MF-Ströme wirken nur bedingt als Reizströme, d.h. zur Auslösung von motorischen Reaktionen sind diese nicht geeignet. Ihre Hauptwirkung ist die Stoffwechselförderung.

Analgesie		
antiphlogistisch		
Ödemreduktion		
hyperämisierend		
Stoffwechsel anregend		

Für unmodulierte Ströme werden in der Regel transregionale Elektrodenanlagen eingesetzt, wie sie von anderen Stromarten bekannt sind. Am Beispiel einer leichten Polyneuropathie wird hier eine Durchflutung der oberen Extremität gezeigt (☞ Abb. 8.3).

Eine weitere Form unmodulierter mittelfrequenter Stromarten ist der Endosan®-Strom. Dieser wurde von der Fa. Nemectron, Karlsruhe, entwickelt. Zwei MF-Ströme mit 4000 Hz laufen deckungsgleich, so dass es endogen zu einer annähernden Intensitätsverdoppelung kommt. Dabei müssen sich die beiden Stromkreise endogen kreuzen. Dies bezeichnet man als Zwei-Kreisverfahren.

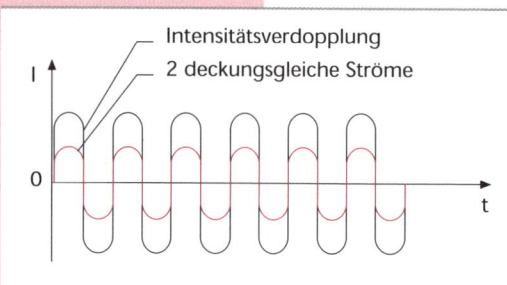

Abb. 8.4 Endosan®-Strom

Durch die Intensitätsmaxima der MF-Ströme wird eine erhebliche Tiefenwirkung erreicht.

In der firmeneigenen Philosophie, dem EDIT®-Konzept (Elektrische Differential-Therapie), wird dieser Strom primär als Heilstrom bezeichnet.

Mit großem Erfolg werden diese Ströme in der Sportphysiotherapie eingesetzt.

Zwei-Kreisverfahren →
Tiefenwirkung

8.4   Amplitudenmodulierte Ströme (AMS)

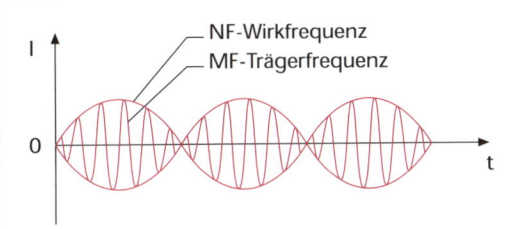

NF-Wirkfrequenz
MF-Trägerfrequenz

Abb. 8.5   Amplitudenmodulierter Strom

Bei diesen Stromformen wird die Mittelfrequenz genutzt, um eine niederfrequente Wirkung reizarm im Körper zu erreichen. Durch die unterschiedlichen Intensitäten der MF-Impulse entsteht ein An- und Absteigen der Impulsfolgen und dadurch eine eigene Frequenz im NF-Bereich.

Ein-Kreisverfahren:
gleichmäßiger Strom-
fluss

AMS-Ströme werden im Ein-Kreisverfahren appliziert. Zwischen den beiden Elektroden kommt es zu einer eindeutigen Definition des durchströmten Gebietes, d.h. die Feldkonzentration ist im gesamten Gebiet gleichmäßig.

Die Trägerfrequenzen liegen zwischen 4000 und 8000 Hz, während die Wirkfrequenz sich im biologischen Spektrum zwischen 0,5 und 250 Hz bewegt.

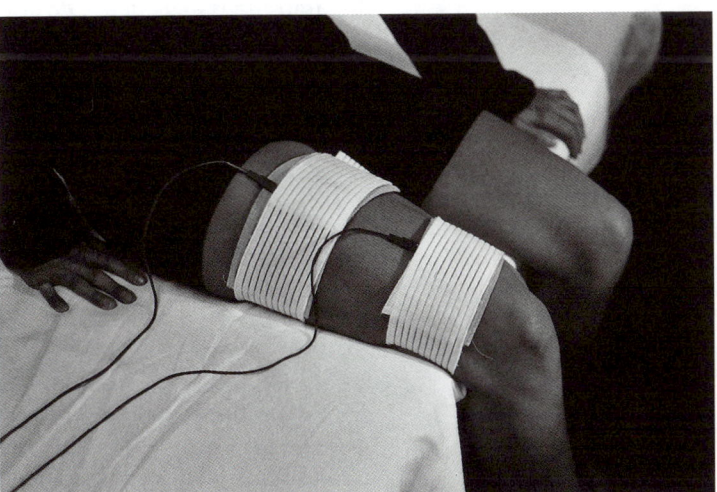

Abb. 8.6   Amplitudenmodulierter Strom NF, 20 Hz zur Muskelstimulation des M. quadriceps femoris

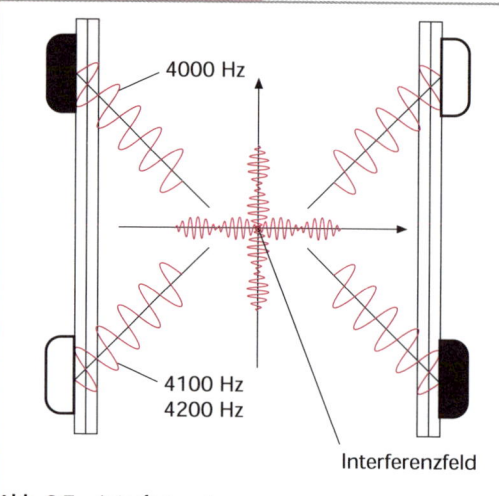

4000 Hz

4100 Hz
4200 Hz

Interferenzfeld

Abb. 8.7 Interferenzstrom

Interferenz: Überlagern von Wellen

Niederfrequente Wirkung durch Phasenverschiebung:
- subtraktive Superposition
- additive Superposition
→ Schwebung

Zwei-Kreisverfahren
Kreuzungsfeld = Interferenzfeld
Dynamisches IF-Feld

Die Wirkungen sind frequenzabhängig und können der Tabelle 8.1 entnommen werden.

Wenn die faradische Erregbarkeit erhalten ist, besteht die Möglichkeit, auch mit mittelfrequenten Strömen/AMS eine Muskelstimulation durchzuführen (☞ Abb. 10.22).

8.5 Interferenzströme

Unter dem Begriff Interferenz versteht man das Überlagern von Wellen. Die Ursprünge gehen auf den österreichischen Physiker Nemec zurück. Die Interferenz zählt zu den ältesten Verfahren in der Mittelfrequenztherapie.

Durch Überlagerung zweier mittelfrequenter, frequentdifferenter Ströme entsteht endogen um die Schnittstelle das eigentliche Therapiefeld (☞ Abb. 8.7).

In dem Therapiefeld entsteht eine niederfrequente Wirkung. Dies geschieht durch die Phasenverschiebung der beiden MF-Ströme. Wenn der Wellenberg eines Stromkreises dem Wellental des zweiten Stromkreises gegenübersteht, kommt es zur Aufhebung der Stromwirkung; dies wird auch als *subtraktive Superposition* bezeichnet. Laufen die Wellenberge der beiden Ströme deckungsgleich, so kommt es zur Addition der Intensität, man spricht von der *additiven Superposition*. Durch die Phasenverschiebung werden alle möglichen – gegenüber liegenden und überlagernden – Positionen erreicht, so dass ein neuer Strom mit einer Frequenz im niederfrequenten Spektrum entsteht. Dieser Strom wird als Schwebung bezeichnet.

Vektor-Dynamik – Endodyn®

Durch unterschiedliche Intensitäten in den beiden Stromkreisen werden die Wirklinien des Interfrequenzfeldes rhythmisch verschoben. So entsteht aus einem statischen Interferenzfeld ein dynamisches Feld. Hierdurch wird eine Akkommodation vermieden und ein gleichmäßiges Therapiefeld erzielt (☞ Abb. 8.8).

Elektrodenanlagen

Bei der Applikation der Elektroden ist darauf zu achten, dass das Behandlungsgebiet in den Therapiefeldern um die Schnittstelle liegt.

Eine Vielzahl verschiedener Elektroden ermöglicht eine gezielte Therapie. In der Regel werden die vier Elektroden quadratisch oder rechteckig angelegt. Aber auch bei einer linearen Applikation entsteht ein Interferenzfeld (☞ Abb. 8.9).

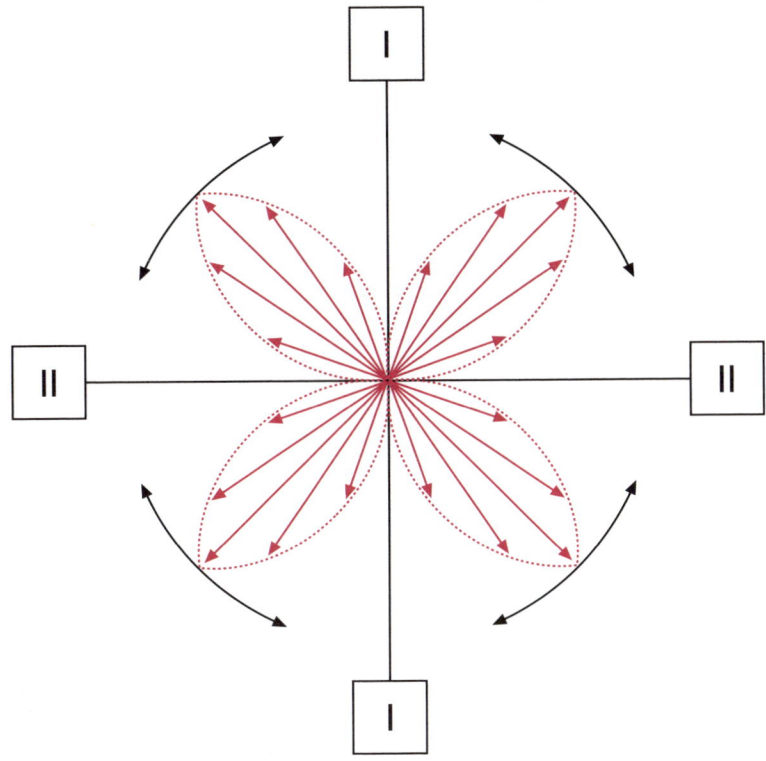

Abb. 8.8   Dynamisches Interferenzfeld

Stereodynamische Interferenz

Stereodynamische =
dreidimensionale Inter-
ferenz

Grundgedanke dieser Technik ist es, dass die Ionen sich im Körper in alle Richtungen, also dreidimensional bewegen. Um dieses räumliche Verfahren umzusetzen, werden drei mittelfre-

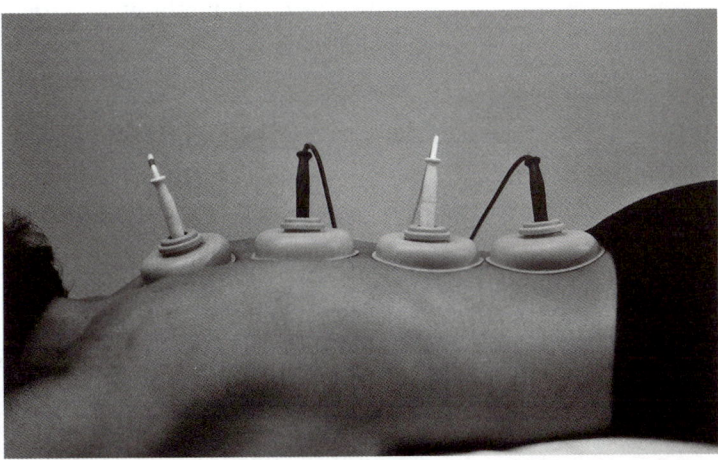

Abb. 8.9   Lineare Applikation von Interferenzströmen an der Wirbelsäule

131

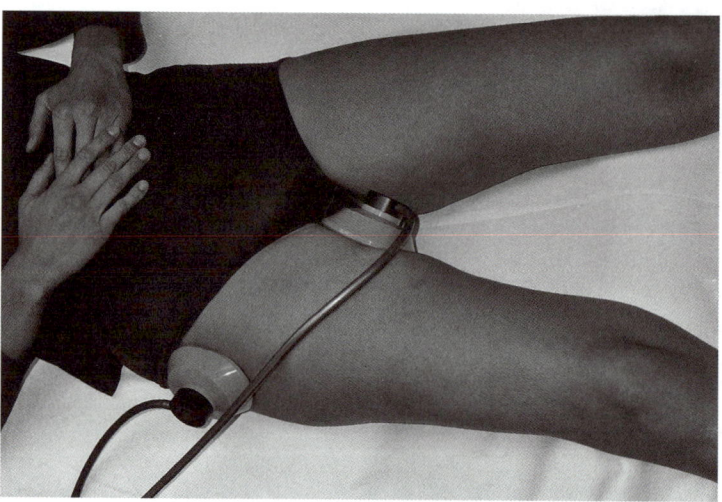

Abb. 8.10 Durchflutung des Hüftgelenks mit stereodynamischer Interferenz. In den Vakuumelektroden befinden sich jeweils 3 Elektrodenflächen. Bei Gelenkdurchflutungen ist eine Überlagerung der 3 Stromkreise zu gewährleisten, daher müssen die Kabelansätze der zuführenden Patientenkabel voneinander weg weisen, z. B. wie hier nach kranial und kaudal oder nach dorsal und ventral.

quente Wechselströme (5000 Hz) verwendet. Die Behandlung erfolgt über drei Stromkreise, die dem Körper über zwei Elektrodensets zugeführt werden.

Die Reizorte können am Gerät durch die Tasten Endo- bzw. Exogen im Körper verlagert werden.

Die **Indikationen** leiten sich für alle MF-Verfahren aus dem Kapitel 2 ab.

Kontraindikationen sind auch hier elektronische Implantate sowie frische Thrombosen. Bei Schwangerschaft darf der Uterus nicht durchflutet werden.

8.6 Sonderformen der Mittelfrequenztherapie

WYMOTON®-Verfahren

- reine Wechselströme
- Muskelaufbautraining

Ein primär auf die Reizung der Skelettmuskulatur ausgerichtetes Verfahren ist die WYMOTON®-Therapie. Die Untersuchungen der physiologischen Wirkweisen dieser reinen Wechselströme auf die Skelettmuskeln gehen auf die Initiatoren des Wymoton®-Verfahrens Wyss und Senn zurück.

Dieses Elektrotherapiekonzept ermöglicht die synchrone Applikation eines niederfrequenten (250 Hz) analgetisch wirksamen und eines mittelfrequenten (11 kHz) Muskel aktivierenden Wechselstroms, wobei die beiden Ströme überlagert werden können. Beide Stromkreise sind getrennt regelbar und lassen sich in einem therapeutisch erforderlichen Verhältnis mischen.

Eine Besonderheit der Elektrodenanlage ist, dass alle Elektroden längs zum Muskel fixiert werden. Die zu stimulierende Muskelgruppe soll durch flächenmäßig große und passende Elektroden umfassend bedeckt werden.

Ein Vorteil stellt der im Gerät integrierte Myofeedback-Anteil, respektive für das Muskelaufbautraining dar (☞ Kap. 12).

Hochton-Therapie/HiTOP®

Wirkung:
- Zellaktivierung
- Schmerzdämpfung

Hochton-Therapie ist eine Weiterentwicklung der klassischen Mittelfrequenztherapie. Unter dem Namen HiTOP® wird dieses Gerät von der Fa. gbo (Gerätebau Odenwald) vertrieben. Der „Vater" der Hochton-Therapie ist der Neurologe May.

Zur Zeit werden diese Geräte überwiegend in Arztpraxen eingesetzt, finden aber auch in Kliniken und Physiotherapiepraxen Eingang.

Das Hochton-Therapiegerät arbeitet im Frequenzbereich zwischen 4096 und 32 768 Hz. Diese Frequenzen wirken auf den Stoffwechsel der Zellen. Die Ströme werden über mehrere Kanäle (bis zu 4) dem Patienten zugeführt. Eine Behandlung dauert 60 Minuten.

Zu der praktischen Anwendung werden folgende Anlagen beschrieben:
- Anlage 1: Lokale Elektrodenanlage am Behandlungsort zur lokalen Zellaktivierung
- Anlage 2: Lokale oder zentrale Elektrodenanlage zur Schmerzdämpfung
- Anlage 3: Ganzkörperelektrodenanlage zur Ganzkörper-Zellaktivierung.

Alle drei Elektrodenanlagen werden in einer Sitzung gleichzeitig durchgeführt.

Da das HiTOP®-Verfahren eine neue Innovation darstellt, müssen die bisherigen Ergebnisse in weiterführenden klinischen Untersuchungen verifiziert werden.

? Übungsfragen

1. Welche Wirkungen haben unmodulierte MF-Ströme?
2. Wo entsteht das Interferenzfeld?
3. Was ist eine additive Superposition?
4. Welche Aufgabe hat der Vektor oder Endodyn?
5. Was ist eine stereodynamische Interferenz?

9 Transkutane Elektrische Nerven-Stimulation (TENS-Therapie)

Bedingt durch die Tatsache, dass die Verweildauer der Patienten in den Kliniken immer kürzer und voraussichtlich ab dem Jahr 2003 über DRGs (Diagnosis Related Groups) festgeschrieben wird, haben sich TENS-Geräte zur Heimbehandlung immer mehr in das Behandlungsspektrum der Elektrotherapie und Stimulation etabliert. Diese Geräte werden von den Krankenkassen in der Gerätegruppe 09 geführt und sind somit vom Arzt verordnungsfähig. Darüber hinaus finden sie schon seit längerer Zeit – wie in den folgenden Kapiteln beschrieben – auch im rein ambulanten Bereich ihren Einsatz.

Wichtig ist die fachgerechte Einweisung und begleitende Kontrolle durch das geschulte Therapiepersonal.

9.1 TENS-Verfahren bei Hautschädigungen und Funktionsstörungen der Haut

Im Wesentlichen werden hier drei Therapieziele verfolgt:

- Leitungswasser-Iontophorese zur Behandlung der Hyperhidrosis (übermäßige Schweißabsonderung)
- Gleichstromtherapie zur Behandlung chronischer Wunden
- Interferenzstrombehandlung der Psoriasis.

Hyperhidrosis-Behandlung

Für die Hyperhidrosis-Behandlung wird die so genannte Leitungswasser-Iontophorese empfohlen und mit sehr guten Erfolgen eingesetzt. Der Begriff ist irreführend, weil es sich um keine Iontophorese im eigentlichen Sinne handelt, sondern um eine Galvanisation. Da die Patienten in gewissen Zeitabständen eine Auffrischung der Therapie benötigen, ist eine Heimbehandlung geradezu ideal. Das Gerät besteht aus zwei Fuß- oder Handwannen mit Elektroden, die an ein batteriebetriebenes Gerät angeschlossen werden. Schon nach einigen Behandlungen zeigt sich eine deutliche Reduzierung der Schweißbildung (☞ Kap. 13.6.1).

Behandlung chronischer Wunden

Es ist seit längerem bekannt, dass der Gleichstrom zur Verbesserung der Wundheilung geeignet ist. In mehreren Studien wurde die Effizienz der Therapie signifikant nachgewiesen. Das Indikationsspektrum liegt zwischen Ulcus cruris venosa und schlecht heilenden chronischen Hautdefekten.

Vorbedingung ist das sterile Arbeiten, auf das der einweisende Therapeut den Patienten aufmerksam machen muss. Wegen des besseren Handlings wäre es empfehlenswert, eine zweite Person, z. B. Angehörige, mit der Durchführung der Therapie zu beauftragen. Vor der Behandlung ist die Reinigung der Wunde mit Ringer-Lösung oder Kochsalzlösung notwendig. Der Wundrand ist mit einer Salbe zu schützen. In die Wunde wird eine sterile Kompresse gelegt und mit physiologischer Kochsalzlösung getränkt. Darauf kommt die Elektrode; ihre Polarität ist abhängig vom Wundzustand. Die Behandlung wird mit der Kathode eingeleitet, solange der Wundgrund schmierig eitrig belegt ist. Zeigt sich eine ausreichende Granulationsbildung, wird mit der Anode weiter behandelt. Um auch die Wirkungen der Kathode beizubehalten, wird im dreitägigen Wechsel umgepolt.

Die Dosierung erfolgt sensibel unterschwellig bis schwellig. Die Dauer der Behandlung liegt zwischen 30 und 120 Minuten und kann mehrmals täglich erfolgen (1–3x).

Um eine höhere Strömstärke applizieren zu können, gibt es – wie eingangs beschrieben – medizinische Geräte, welche eine gepulste, elektrische Wundstimulation erlauben. Die Impulsfrequenz beträgt z. B. 64 oder 128 Hz, die Impulsdauer 140 Mikrosekunden.

Interfrequenzstrombehandlung der Psoriasis

Durch klinische Untersuchungen wurde der Nachweis erbracht, dass Interferenzströme schon nach kurzer Behandlungsdauer eine Konzentrationsveränderung des intrazellulären Botenstoffes cAMP (zyklisches Adenosinmonophosphat) und die Freisetzung von Interleukin 8 bewirken. Diese Stoffe stehen in einem direkten Zusammenhang mit dem Krankheitsbild der Psoriasis. Bei einer Frequenz von 100 Hz und einer Trägerfrequenz von 4000 Hz wurde das Maximum der Wirkung beobachtet (☞ Kap. 13.6.2).

Seitenspalte:

Wundheilung mit Gleichstrom oder pulsierenden Gleichströmen

- steriles Arbeiten
- vor der Behandlung Reinigung der Wunde
- sterile Kompresse mit physiologischer Kochsalzlösung
- mit der Kathode einleiten

- Dosierung: sensibel unterschwellig bis schwellig
- Dauer: 30–120 min
- 1–3x tägl.

Tab. 9.1: Wirkungen

Anode	Kathode
■ Förderung der Epithelisierung ■ Vasokonstriktorische Wirkung ■ Reduktion der Mastzellen in der Wunde	■ Ödemreduktion ■ Abbau von nekrotischen Gewebsteilen ■ Anregung der Wundgranulation ■ Anregung des Fibroblasten-Wachstums und der Kollagensynthese

? **Übungsfragen**

❶ Welche drei Therapieziele werden bei den TENS-Verfahren bei Hautschädigungen/Funktionsstörungen unterschieden?

❷ Mit welcher Polarität wird die Wundheilungsbehandlung mit Gleichstrom eingeleitet?

❸ Ab welchem Zeitpunkt kann bei der Wundheilungsbehandlung mit Gleichstrom die Polarität umgewechselt werden?

❹ Wie wird bei der Wundheilungsbehandlung mit Gleichstrom dosiert?

❺ Welche Stoffe stehen im direkten Zusammenhang mit dem Krankheitsbild der Psoriasis und können mit den TENS-Inferenzstrombehandlungen aktiviert werden?

9.2 TENS-Verfahren zur Schmerztherapie

Seit Mitte der 70er Jahre sind die TENS-Verfahren zur Schmerztherapie in Deutschland bekannt und finden in vielen schmerztherapeutischen Einrichtungen ihren Einsatz. Dabei handelt es sich um 9-Volt-Batterieblock-betriebene Kleingeräte, deren meist selbstklebende Elektroden segmental oder im Schmerzgebiet selbst appliziert werden.

Die Wirkung der verschiedenen Ströme zur Schmerztherapie beruht auf den physiologischen Wirkungen des Stromes auf den menschlichen Organismus (☞ Kap. 2.1). Die TENS-Verfahren zur Schmerztherapie müssen als Medikation gesehen werden und sollten bei Einsetzen des Schmerzes mindestens 20–40 Minuten appliziert werden.

Dies kann je nach Schmerzausprägung und Häufigkeit der Schmerzen ein- bis viermal täglich vorgenommen werden. Um eine Therapieresistenz auszuschließen, ist dieses Verfahren für mindestens 4 Wochen durchzuführen, wobei auch verschiedene Elektrodenpositionierungen sowie der Wechsel von mindestens zwei Stromfrequenzbereichen eingesetzt werden sollten.

TENS-Ströme stehen in monophasischer als auch in biphasischer Rechteckimpulsform zur Verfügung.

Nachstehend sind exemplarisch einige TENS-Ströme aufgeführt.

Die signifikant besten Ergebnisse wurden bei subakuten und chronischen Schmerzen des Bewegungsapparates erzielt; aber auch der Spannungskopfschmerz sowie die sympathische Reflexdystrophie gehören zum Behandlungsspektrum der TENS-Verfahren zur Schmerztherapie.

Die Geräte der TENS-Verfahren zur Schmerztherapie sind Krankenkassenleistungen. Es muss auch hier darauf geachtet

Elektrodenplatzierung:
- segmental
- im Schmerzgebiet

- 20–40 min
- 1–4x tägl., 4 Wochen lang

Tab. 9.2: TENS-Ströme zur Schmerztherapie

Strom	Impuls-dauer ms	Pausen-dauer ms	Fre-quenz Hz	Impuls-form	Schwell-ungen pro min	Schwell-dauer s	Schwell-plateau s	Schwell-pausendauer s
TENS 1	0,4	8,37	114	⎍	–	–	–	–
TENS 2 (frequenz-moduliert)	0,4	7,01–11,5	84–135	⎍	–	–	–	–
TENS 3 (Burst)	0,4	26,63	37	⎍	120	0,25	0,25	0,25
TENS 4	0,1	6,5	137	⌐⌐	–	–	–	–

werden, dass der Patient eine ausreichende Aufklärung durch den Therapeuten erfährt und eine ständige Kontrolle der Elektrodenpositionierung durch das nicht ärztliche Therapiepersonal erfolgt. Abbildung 9.1 zeigt die Elektrodenpositionierung bei Spannungskopfschmerzen in entspannter Ausgangsstellung, um zusätzliche Halteaktivität zu vermeiden.

Die neuesten Geräte der TENS-Verfahren zur Schmerztherapie erlauben es dem Patienten, über eine im Gerät integrierte Schmerzskala, analog der Borg-Skala, seinen aktuellen Schmerz festzulegen und nach jedem Einsatz neu zu bestimmen. Darüber hinaus kommt hinzu, dass nach einem Beobachtungszeitraum der Schmerztherapeut über ein im Gerät vorhandenes Speicherelement die Häufigkeit, die Dosis und die Anwen-

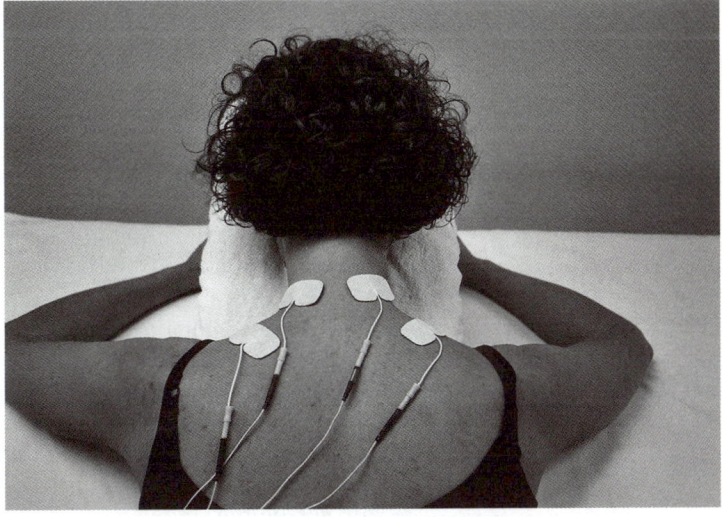

Abb. 9.1   TENS-Therapie bei Spannungskopfschmerzen

137

dungszeit der einzelnen „Schmerzmedikationen" des Patienten abrufen kann. Dies ist ein wesentliches Moment für die Dokumentation der Effizienz (☞ Kap. 3). Dieser Effektivitätsnachweis wird auch zusehends mehr von den Kostenträgern gefordert, so dass langfristig bei den zur Heimtherapie vorgesehenen TENS-Geräten dieses Speichermodul oder ähnliche Systeme unabdingbar sein werden.

? Übungsfragen

❶ Wo werden die Elektroden bei den TENS-Verfahren zur Schmerztherapie appliziert?

❷ Welche Möglichkeiten haben Sie, um eine Therapieresistenz auszuschließen?

❸ Bei welchen Krankheitsbildern werden die besten Ergebnisse bei den TENS-Verfahren zur Schmerztherapie erreicht?

9.3 TENS-Verfahren zur therapeutischen Stimulation der Muskulatur

Elektromyostimulation bei postoperativen Funktionsstörungen

Adjuvant zum rehabilitativen Behandlungsverfahren kann die Elektromyostimulation (EMS) bei postoperativen Funktionsstörungen in Bezug auf Schmerz, Durchblutung und der damit verbunden Stoffwechselerhöhung sowie Kraft und Koordination eingesetzt werden. A. Schuhmacher, D. Welsink, M. Zeller sehen die Elektromyostimulation als passive Therapiemaßnahme, vor allem in der postoperativen Entzündungsphase bei „reflektorischen Paresen" zur Minimierung der Muskelatrophie. Die reflektorische Parese bildet sich aufgrund der Tatsache, dass in der postoperativen Phase die Aktivierung der Muskulatur für die Mobilisation eines entsprechenden Gelenkes oftmals sehr schmerzhaft sein kann (☞ Kap. 2.4). Durch eine zielgerichtete Therapiesteuerung kann die Elektromyostimulation als additive Maßnahme beim propriozeptiven Training in die aktive Rehabilitation integriert werden. Somit stellen muskuläre und neuronale Dysfunktionen unterschiedlicher Genese eine Indikation für die unterstützende Elektromyostimulation in der Physiotherapie dar.

Kontraktile Strukturen können über „ZNS-Bypass" effektiv trainiert werden.

R. Carbon und C. von Frankenberg sprechen davon, dass über einen so genannten „ZNS-Bypass" eine Simulation direkt über neuromuskuläre Impulse durch das TENS-Gerät hervorgerufen werden kann.

Wichtig bei dem Einsatz der TENS-Verfahren ist die Vermeidung stereotyper Behandlungsmuster, unklar definierten Therapiezielen, einem undifferenziert abgegrenzten Einsatz der zur Verfügung stehenden Variablen (Stromform, Dosierung, Intensität, Wiederholungen) und einer nicht ausreichenden Instruktion der Patienten. Dem zu Folge ist die Effektivitätskontrolle der Elektromyostimulation oftmals noch mangelhaft.

Physiologische Wirkungsweise

Ein wesentlicher Vorteil für die Indikationen der Funktionsminderungen an Gelenken, Kraftdefiziten, Atrophien, Muskeldysbalancen oder Innervationsschwächen ist, dass der Patient nach entsprechender Einweisung in das Handling des Gerätes eine so genannte „Selbstbehandlung" durchführen kann. Eine Vielzahl von Studien belegt die physiologische Wirkung der Elektromyostimulation, welche mittels klinischer und apparativer Untersuchungen verifiziert wurde.

Der physiologische Hintergrund der Elektromyostimulation ist die neuromuskuläre Erregung über die motorische Endplatte. Als chemischer Energiespeicher dient das ATP, welches in mechanische Energie umgewandelt wird und sich in Form von Kontraktions- und Bewegungsvorgängen wiederspiegelt. Einen nicht außer Acht zu lassenden Anteil an der Versorgungsstruktur der motorischen Einheiten haben die Motoneurone, welche asynchron aktiviert werden und somit eine gleichmäßige Spannung der Muskulatur hervorrufen.

Bei den TENS-Geräten, welche so früh wie möglich, z. B. postoperativ während des Klinikaufenthaltes, zum Einsatz kommen sollten, werden Ströme abgegeben, die biphasischen Schwellströmen entsprechen. Gleichzeitig gibt es auch Geräte, bei denen sich die Parameter der Ströme so verändern lassen, dass Einzelimpulse im Sinne von Exponentialströmen mit längerer Impulsdauer abgegeben werden können. Hier sei noch einmal darauf hingewiesen, dass diese Ströme über die meist mitgelieferten speziell beschichteten Klebeelektroden appliziert

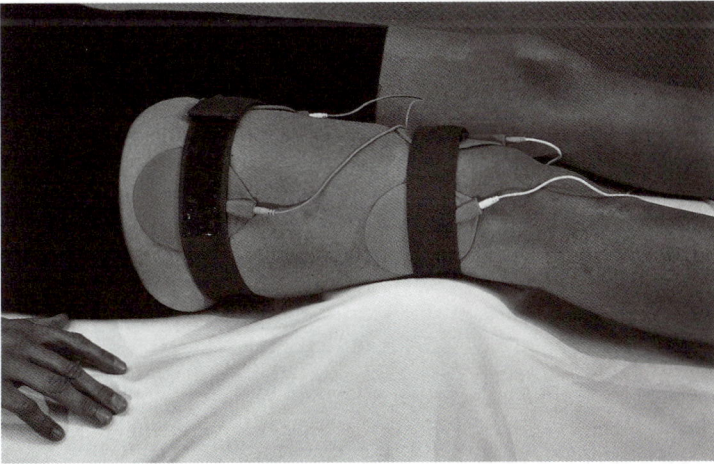

Abb. 9.2 TENS-Verfahren zur therapeutischen Stimulation des M. quadriceps femoris

werden. Es ist besondere Sorgfalt darauf zu legen, dass das Beschichtungsmaterial, welches eine Verätzung bei längeren Impulsdauern verhindern soll, stets intakt ist und ggf. durch Austausch der Elektrode wieder die erforderliche Sicherheit gewährleistet wird.

Funktionelle Elektrostimulation (FES)

- Behandlung zentraler Paresen
- biphasische Rechteckimpulse
- Impulsdauer 0,25 ms
- Frequenz 20 Hz

Mit Hilfe der Funktionellen Elektrostimulation (FES) lassen sich zentrale Paresen behandeln. Hierbei steht die Wiederherstellung motorischer Funktionen im Vordergrund. Die Stimulation erfolgt mit biphasischen Rechteckimpulsen mit einer Impulsdauer von 0,25 ms und einer Frequenz von 20 Hz.

Die FES wird vor dem Hintergrund durchgeführt, dass bei zentralen Lähmungen, wie z. B. nach Querschnitt- oder Halbseitenlähmungen, die periphere Nerv-Muskeleinheit durch äußere elektrische Stromimpulse erregbar bleibt. Die Stromimpulse werden wie bei der Schmerztherapie mittels selbst klebender Oberflächenelektroden appliziert, welche die fehlende supranukleare Kontrolle ersetzen sollen. Die FES ist hier als adjuvante Therapie – z. B. beim Stehen am Rollator – zu sehen, die das aktive krankengymnastische Übungsprogramm im Stand und Gang ergänzt.

Peroneus-Stimulator

Kontraktion des M. tibialis ant. in der Spielbeinphase

Sowohl bei zentralen als auch bei peripheren Paresen ist der Peroneus-Stimulator ein Mittel zum Behinderungsausgleich. Es erfolgt eine Stimulation des M. tibialis anterior, wobei die Kontraktion dieses Muskels durch einen Fersenschalter regelmäßig unterbrochen wird. Auf diese Weise kann die Spielbeinphase wieder beübt werden. Nach angepasstem Training kann so dem Patienten ein annähernd physiologisches Gangbild ermöglicht werden (☞ Abb. 9.3 a,b).

Voraussetzung für eine dementsprechende Stimulation ist der Erhalt der faradischen Erregbarkeit des M. tibialis anterior.

? Übungsfragen

❶ Was versteht man unter der so genannten „reflektorischen Parese" bei den TENS-Verfahren zur therapeutischen Stimulation der Muskulatur?

❷ Worauf ist bei den TENS-Geräten zur therapeutischen Stimulation der Muskulatur mit Selbstklebeelektroden zu achten, bei denen sich die Parameter bis hin zu einem Exponentialstrom verändern lassen?

❸ Was versteht man unter dem Begriff FES?

❹ Bei welcher Form der Paresen kann die FES eingesetzt werden?

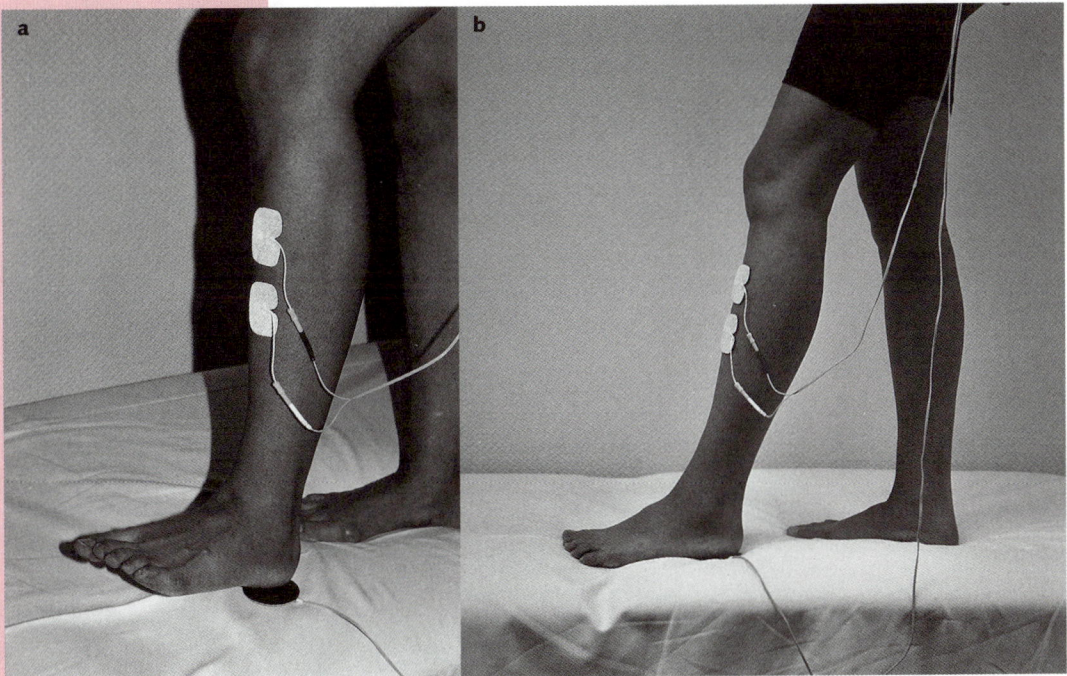

Abb. 9.3 Peronäus-Stimulator
a) Phase der Kontraktion, b) Abrollphase

9.4 TENS-Verfahren bei Inkontinenz

Die Behandlung der Harn- und Stuhlinkontinenz stellte schon immer eine besondere Herausforderung für Ärzte und nicht ärztliche Therapeuten dar.

Dabei liegen die Ursprünge der Elektrostimulation in der Urologie und gehen bis in das 19. Jahrhundert zurück. Der dänische Chirurg Saxtorph beschrieb 1878 die endovesikale Elektrotherapie bei der atonen Blase. Der geschichtliche Rückblick zeigt, dass respektive seit den 60er Jahren des letzten Jahrhunderts vielseitige Methoden entwickelt wurden. Die meisten von ihnen werden heute nicht mehr angewandt. Die unterschiedlichen Erfahrungen haben aber die aktuellen Entwicklungen maßgeblich beeinflusst.

Zunächst konzentrierte sich die Elektrostimulation auf eine transkorporale Stimulation mit Exponentialströmen. Diese Ströme wurden deshalb gewählt, weil die glatte Muskulatur wie die entartete Skelettmuskulatur auf Impulse mit längeren Impulsdauern reagiert. Durch die verlängerte Impulsdauer wurde gleichzeitig verhindert, dass die (gesunde) Bauchmuskulatur anstelle der Blasenmuskulatur kontrahierte. Die Kathode

Elektrostimulation bei Inkontinenz:

- transkorporale Stimulation
- implantierbare Stimulatoren
- vaginal/anal einsetzbare Stimulatoren
- Behandlung der Stress- sowie Urge-Inkontinenz möglich

als Reizelektrode wurde oberhalb der Symphyse platziert, die Anode im Bereich des Kreuzbeins.

Weitere Versuche, eine direkte Reizung der Verschlussmuskulatur zu erzielen, wurden zunächst bei Stuhlinkontinenz und später auch bei Harninkontinenz mit einer zellstoffumwickelten Handstückelektrode unternommen. Als Anode diente eine bis zu 200 cm² große Elektrode auf dem Bauch. Eine diagnostische Differenzierung, ob eine Reizung mit dem faradischen Strom oder mit dem Exponentialstrom vorgenommen werden musste, konnte an der Kontraktionsqualität erkannt werden und war individuell verschieden.

Caldwell (1963) entwickelte implantierbare Stimulatoren, welche durch kontinuierliche Reizung die tonische Aktivität der quergestreiften Muskulatur am Blasenauslass kräftigen sollten. Aufgrund der schlechten Langzeitergebnisse wurde von diesen Methoden der implantierten Stimulatoren Abstand genommen. Von Hopkins und Lightwood (1968) wurde zur Behandlung der Stuhlinkontinenz ein anal zu positionierender Stimulator entwickelt, der auch als Anal-Plug bezeichnet und später auch für die Behandlung der Harninkontinenz eingesetzt wurde.

Stimulatoren, die vaginal und anal zum Einsatz kamen, sollten durch Reizung der motorischen Fasern der Nn. pudendi über Kontraktion der Beckenbodenmuskulatur zur Kontinenz führen. Tanagho (1990) zeigte an tierexperimentellen Untersuchungen, dass durch die Langzeitelektrostimulation der Beckenbodenmuskulatur die Anzahl der weniger ermüdbaren slow-twitch-Fasern zunahm, die vor allem zur Aufrechterhaltung des Muskeltonus dienen.

Alle Therapieerfahrungen zeigen jedoch, dass die Elektrostimulation als Langzeitbehandlung über Wochen und Monate durchgeführt werden muss, um den gewünschten Erfolg zu erzielen, was aber oftmals zu einer geringeren Akzeptanz durch die Patienten führt.

Klinische Studien um die Arbeitsgruppe aus Göteborg und Laibach (Plevnik und Janez, 1979; Fall 1984) zeigten, dass mit den Geräten, die ursprünglich für die Reizung des Beckenbodens zur Behandlung der Harnstressinkontinenz entwickelt wurden, auch eine hemmende Wirkung auf den Detrusor ausgeübt werden kann. Somit wurde eine Behandlung der Urge-Inkontinenz und der damit verbundenen Drangsymptomatik ermöglicht.

Nach der Entwicklung von sanduhrförmigen Stöpseln als Elektrodenträger zur Stimulation der Verschlussmuskulatur begann die Entwicklungsphase von Elektroden, bei denen beide Pole in einer Elektrode vereint sind.

Von walnussgroßen V4A-Stahlelektroden bis hin zu ellipsenförmigen sterilisierbaren Sonden sind zwischenzeitlich sämtliche Formen an Elektroden zur direkten intravaginalen und anurektalen Reizung vorhanden.

Entwicklung unterschiedlicher Elektroden:

- beide Pole in einer Elektrode
- direkte intravaginale/anurektale Reizung

Kritisch wurde die Elektrostimulation bei der Harn- und Stuhlinkontinenz betrachtet, da sie zunächst nur als passive Maßnahme gesehen wurde und die Kontrolle der Eigenaktivität des Patienten fehlte.

Aktuelle Formen der Elektrostimulation und des Biofeedback

Biofeedback:
- motorische Aktivität erscheint als optisches oder akustisches Signal
- fördert die Eigenaktivität der Patienten

Zunächst wurden für die Stuhlinkontinenz Biofeedback-Geräte mit entsprechenden Elektroden entwickelt. An den Elektroden befinden sich Sensoren, die die geringste willkürliche motorische Aktivität ableiten und als optische oder akustische Signale wiedergeben.

Die Effektivität eines Biofeedback-Trainingsprogramms zur konservativen Behandlung der Stuhlinkontinenz wurde in mehreren Studien an konsekutiv inkontinenten Patienten belegt (Enck & Bossert). Die Einstellung der Ausgangsempfindlichkeit des Gerätes wird dabei individuell auf den Patienten abgestimmt. Die Patienten werden angewiesen, durch die Anspannung der Analmuskulatur die Anzahl der aktivierten Leuchtdioden zu erhöhen. Das Ergebnis wird in Mikrovolt dokumentiert.

Durch die nicht ärztlichen Therapeuten ist bei der Anleitung zum Biofeedback-Training darauf zu achten, dass es bei der Durchführung der Übungen nicht zum Anspannen der Bauch- oder der Gesäßmuskulatur kommt.

Elektromyostimulation:
- bei Stuhlinkontinenz initiale Behandlung
- bei Harnstress- und Urge-Inkontinenz additive Maßnahme

Stromformen:
- niederfrequente tetanisierende biphasischen Rechteck- oder Dreieckimpulse
- interferente Ströme
- Heimgeräte mit Strömen verschiedener Frequenzen

Die ausschließliche Elektromyostimulation wird bei der *Stuhlinkontinenz* lediglich als initiale Behandlung gesehen, damit der Patient die willkürlichen Fähigkeit, die Verschlussmuskulatur (sphinkter ani) anzuspannen, wiedererlangt.

Bei *Harninkontinenz* zeigte sich darüber hinaus eine Verbesserung des Therapieerfolgs, wenn die Elektromyostimulation zur Verbesserung der Beckenbodenperzeption vor dem krankengymnastischen Beckenbodentraining durchgeführt wurde. Somit wird die Elektormyostimulation sowohl bei der Harnstressinkontinenz als auch bei der Urge-Inkontinenz als sinnvolle additive Maßnahme bestätigt. Genauere Hinweise zur weiblichen und männlichen Harn- und Stuhlinkontinenz finden sich in Kap. 13.5.2.

Aufgrund der Studien und dokumentierten Erfahrungsberichte stehen zwischenzeitlich die ersten Geräte zur Verfügung, die beide Verfahren (Elektromyostimulation und Biofeedback) zur Behandlung der Harn- und Stuhlinkontinenz erlauben. Diese sind auch unter dem Begriff der EMG-getriggerten Elektrostimulation bekannt. Hierbei kontrahiert der Patient – soweit er in der Lage ist – seine Verschlussmuskulatur. Wird der eingestellte Wert der Ausgangsempfindlichkeit des Biofeedbackanteils nicht erreicht, so setzt automatisch ein Strom ein und vollendet die Kontraktion.

In der Regel handelt es sich bei den elektrischen Strömen der oben beschriebenen Geräte um niederfrequente tetanisierende (ca. 30 Hz) biphasischen Rechteck- oder Dreieckimpulse mit einer kurzen Impulsdauer. Seltener werden auch monophasische Impulsströme eingesetzt.

Darüber hinaus werden transkorporale Stimulationen mit interferenten Strömen durchgeführt, und gleichfalls gibt es Heimgeräte, die eine vaginale bzw. anurektale Stimulation mit mittelfrequenten Strömen zulassen.

! Merke

Bei den Elektrostimulationsgeräten zur Heimbehandlung bei Inkontinenz darauf achten, dass eine klare Indikationsstellung gegeben ist.

Untersuchungen der Inkontinenzbehandlung mit TENS-Elektrostimulatoren bei neurogenen Ursachen sind noch nicht abgeschlossen. Ebenso ist die Inkontinenzbehandlung bei querschnittsgelähmten Patienten nicht analog der oben beschriebenen Behandlung zu sehen.

? Übungsfragen

1 Was ist Voraussetzung bei der Inkontinenzbehandlung, um die gewünschten Therapieerfolge zu erreichen?

2 Wie arbeiten Bio-Feedback-Geräte?

3 Was versteht man unter dem Begriff der EMG-getriggerten Elektrostimulation bei der Behandlung der Inkontinenz?

4 Mit welchen Stromformen (Frequenzen) wird die Behandlung mit den analen bzw. vaginalen Elektroden durchgeführt.

10 Reizung des Nerv-Muskelsystems

Elektrodiagnostik bei Störungen des Nerv-Muskelsystems

Eine der wesentlichen Säulen der Elektrotherapie ist die Reizung des Nerv-Muskelsystems. Anatomische, physiologische und pathophysiologische Kenntnisse sind für die Stimulation von Bedeutung. Anhand der muskulären Antwort wird die Stimulation bestätigt.

Die in Kapitel 2.4 beschriebenen Grundlagen dienen als Basiswissen für die folgenden Kapitel.

Um motorische Störungen adäquat zu behandeln, ist ein genauer physiotherapeutischer Befund unabdingbar. Wenn Störungen des Nerv-Muskelsystems vorliegen, wird dieser Befund durch die Elektrodiagnostik erweitert.

In der Physiotherapie-Ausbildung wird die Elektrodiagnostik häufig erst nach der Elektrotherapie gelehrt, wodurch die Wertigkeit der Befunderhebung resp. der Elektrodiagnostik vernachlässigt wird.

Im Heilmittelkatalog (Indikationskatalog) nach § 92, Absatz 6, Satz 1, Nr. 2 SGB V ist die Elektrostimulation nach Durchführung einer It-Kurve bei einigen neurologischen Krankheitsbildern vorgesehen. Bei peripheren Paresen ist eine Langfristverordnung im Regelfall möglich. Zentrale Nervenschädigungen sind im Heilmittelkatalog kein Regelfall. Dies bedeutet allerdings nicht, dass sie von der Elektrobehandlung generell ausgeschlossen sind. Bei entsprechend begründeter Prognose ist die elektrotherapeutische Behandlung als Ausnahmefall möglich. Die nachfolgenden Kapitel, insbesondere Kap. 11.3, sollen hierfür als Argumentationshilfe dienen.

10.1 Differenzial-therapeutische Vorgehensweise

Um ein differenziertes therapeutisches Vorgehen zu gewährleisten, sind die Wechselwirkungen zwischen Ursachen und Folgen der motorischen Störungen zu berücksichtigen.

Abbildung 10.1 zeigt die Ursachen, die zu motorischen Störungen führen können. An allen motorischen Störungen sind immer die Psyche des Patienten, die Nervensysteme und das arthromuskuläre System beteiligt. Sie sind immer in einer Wechselwirkung zu sehen.

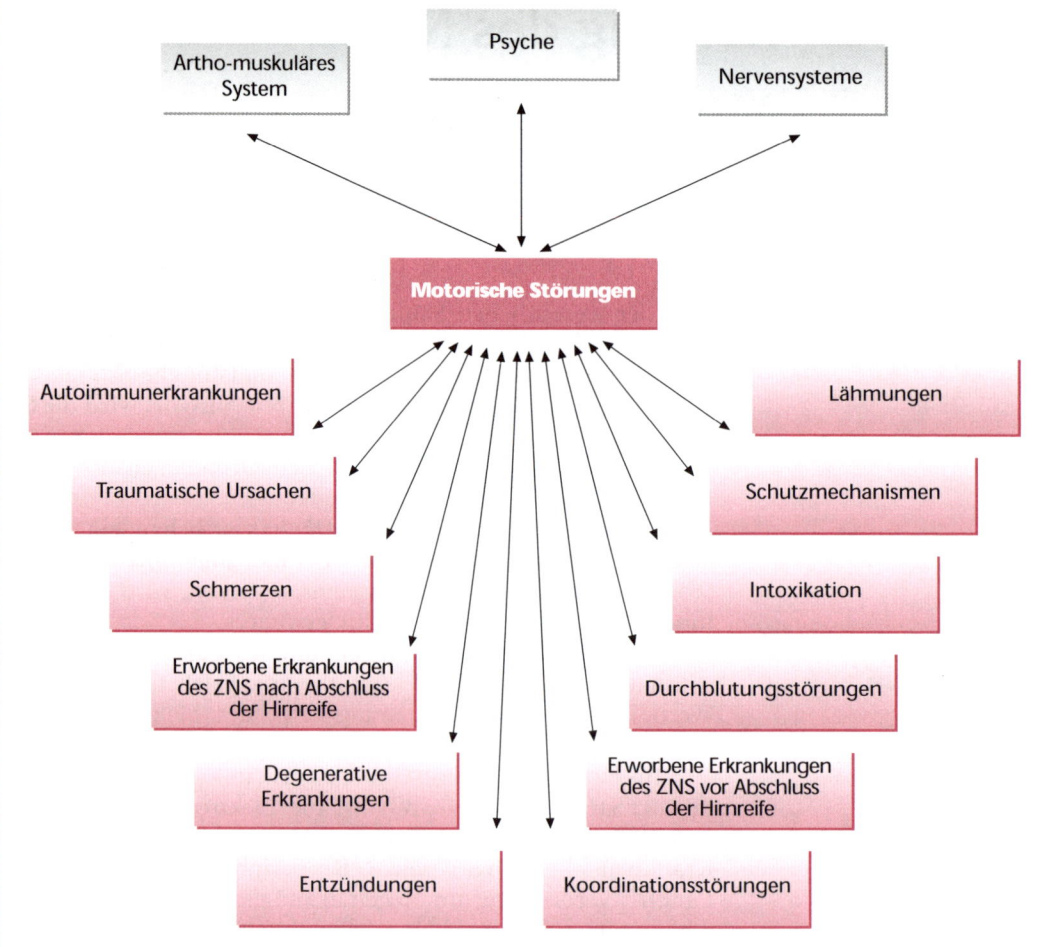

Abb. 10.1   Ursachen und Folgen einer motorischen Störung in ihrer Wechselwirkung

Abbildung 10.2 zeigt den Weg zu einer adäquaten Therapie. An erster Stelle steht der physiotherapeutische Befund, bei dem das Hauptaugenmerk auf der Tonusprüfung, der Prüfung der Reflexe, der Umfangmessung und der Bestimmung der MFT-Werte liegt. Darüber hinaus werden die Oberflächen- und Tiefensensibilität bestimmt.

Als erste elektrotherapeutische Maßnahme erfolgt die Messung der faradischen Erregbarkeit. Ist die faradische Erregbarkeit nicht vorhanden, wird die galvanische Erregbarkeitsprüfung durchgeführt. In jedem Fall ist das Erstellen einer It-Kurve unerlässlich (☞ Kap. 11).

Als weitere Messung ergänzt ein Biofeedback die Ergebnisse der It-Kurve (☞ Kap. 12).

Die ermittelten Resultate führen die kundigen Therapeuten bei entsprechender Geräteausstattung zu der adäquaten Stromform.

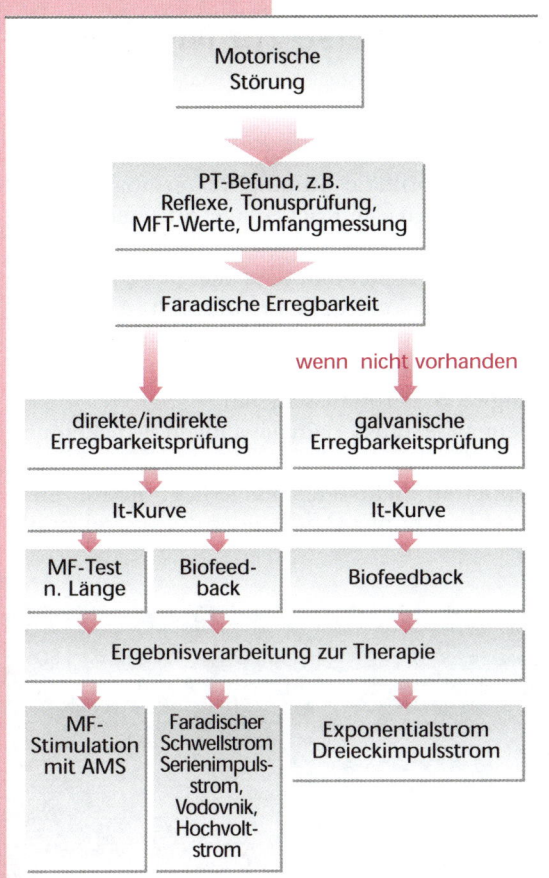

Hierzu sei angemerkt, dass bei zentralen Paresen mit spastischer Ausprägung die elektrodiagnostischen Maßnahmen entfallen, um die Spastik nicht zu verstärken. Zur Ausschlussdiagnostik kann jedoch bei unklaren Verhältnissen eine It-Kurve erstellt werden. Die für die Therapie zur Verfügung stehenden Stromformen bei zentralen Schädigungen sind den Kapiteln 2.4.3 und 10.4 zu entnehmen. In der Regel sind die Mehrkanalsysteme (☞ Kap. 12) und die EMG-getriggerte Stimulation geeignet. Mehrkanalsysteme werden eingesetzt, weil durch getrennt regelbare Stromkreise sowohl eine Detonisierung der Agonisten als auch eine Kräftigung der geschwächten Antagonisten erreicht werden können.

Abb. 10.2 Vom Befund zur Therapie
Aufgrund der Vielzahl der für die Stimulation zur Verfügung stehenden Stromformen konnten nicht alle Stromformen aufgeführt werden. Anhand der Daten der Stromformen in Kapitel 10.4 wird der kundige Therapeut eine entsprechende Zuordnung finden.

? Übungsfragen

❶ Nennen Sie mindestens sechs Ursachen, die zu motorischen Störungen auf das arthromuskuläre System, die Psyche und das Nervensystem führen können.

❷ Beschreiben Sie Ihre Vorgehensweise bei einer motorischen Störung, wenn die faradische Erregbarkeit nicht mehr vorhanden ist.

❸ Beschreiben Sie die therapeutische Vorgehensweise bei einer motorischen Störung nach der faradischen Erregbarkeitsprüfung bei vorhandener faradischer Erregbarkeit.

❹ Warum entfallen bei Paresen mit spastischer Ausprägung die elektrodiagnostischen Maßnahmen?

❺ Wann führen Sie nur eine It-Kurve zur Diagnostik bei zentralen Paresen durch?

❻ Nennen Sie Verfahren zur Stimulation bei zentralen Paresen?

10.2 Praktische Hinweise zur Muskelreizung

Der Patient muss in einer bequemen und „aufrechten" Haltung gelagert sein, die eine optimale Stimulation ermöglicht. Als Ausgangsstellung empfehlen sich Rückenlage, Sitz, Seitlage und Bauchlage.

Dabei ist stets darauf zu achten, dass sich der zu stimulierende Muskel bzw. die Muskelgruppe in vorgedehnter Stellung befindet. Nach der Diagnostik und Stimulation ist die Funktionsstellung wieder einzunehmen, ggf. mit einer entsprechenden Orthesenversorgung (z. B. Peronäusschiene).

Die Elektrodengröße muss dem jeweiligen Muskelquerschnitt angepasst sein.

Bei der monopolaren Elektrodenanlage liegt die Reizelektrode auf dem Nervenreizpunkt (NRP) oder Muskelreizpunkt

Beachten:
- bequeme Lagerung
- Vordehnung der geschädigten Muskulatur

Monopolare Elektrodenanlage:
- Reizelektrode MRP oder NRP
- Gegenelektrode in der Peripherie

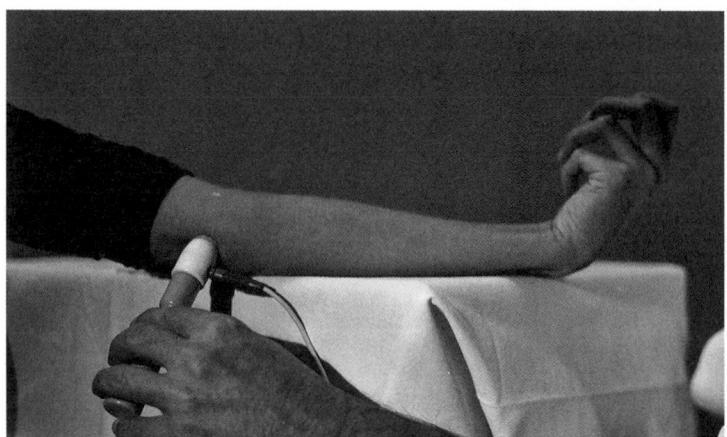

Abb. 10.3 Monopolare Reizung am Nervenreizpunkt (indirekte Reizung)

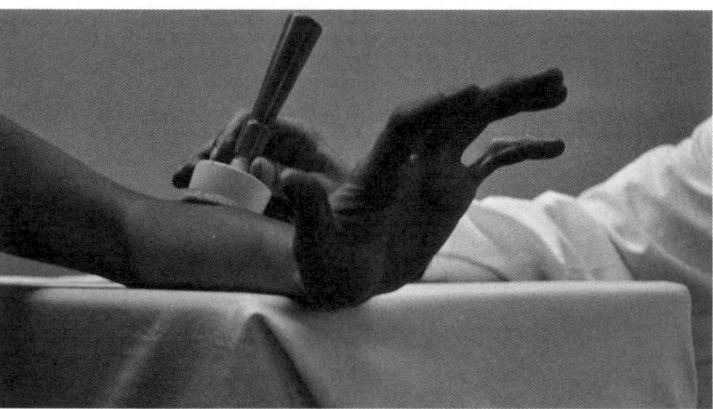

Abb. 10.4 Monopolare Reizung am Muskelreizpunkt (direkte Reizung)

Tab. 10.1: Beeinflussung der Widerstände zur Optimierung der Muskelstimulation

Widerstände	NaCl	Gel	Hautreinigung	Elektrodendruck	Elektrodenunterlagerung
Hautwiderstand ↓		X(1)	X(2)	X	
Übergangswiderstand ↓	X			X	X
Elektrodenwiderstände	X(3)			X	X

(1) Hierbei können Elektrolytgele eingesetzt werden, wie sie auch bei der Ableitung von EMGs Verwendung finden. Dabei ist darauf zu achten, dass sie völlig in die Haut eingerieben werden.

(2) Vorsicht: Die Hautreinigung darf nicht mit Desinfektionsmitteln, Wundbenzin o.Ä. durchgeführt werden. Es besteht die Gefahr von Nebenwirkungen, z. B. Allergien oder Verätzungen. Ausreichend ist eine Reinigung mit pH-Wert-neutralen Seifenpräparaten.

(3) Hierbei handelt es sich nicht nur um das Anfeuchten der Elektroden, sondern um die Vorbereitung der Elektrodenunterlagerung (Viskoseschwammtaschen) mittels physiologischer Kochsalzlösung (NaCl).
Hautreinigung, Elektrodendruck und -unterlagerung sind unbedingt zu beachten, da neuere Geräte bei Widerstandveränderungen mit einer Unterbrechung des Stromflusses reagieren. Dies hat zur Folge, dass die Einstellung der Intensität neu vorgenommen werden muss.
Vorbereitend können bei sensiblen Patienten hyperämisierende Maßnahmen durchgeführt werden. Dazu eigenen sich insbesondere die Galvanisation oder die Infra-Rot-Bestrahlung.

Bipolare Elektrodenanlage:
beide Elektroden im Bereich der geschädigten Muskulatur

(MRP). Die Gegenelektrode liegt in der Peripherie und ist flächenmäßig größer als die Reizelektrode (indifferent).

Bei der bipolaren Elektrodenanlage liegen zwei flächengleich große Elektroden im Bereich des geschädigten Muskels. Dabei gibt es zwei Versionen:

- Reizelektrode liegt auf dem Muskelreizpunkt, Gegenelektrode in unmittelbarer Nähe
- Reizelektrode liegt distal, Gegenelektrode proximal (ursprungsnah).

Durch zu hohe Widerstände kann die Stimulation erschwert werden. Von daher sind die in Tabelle 10.1 angegebenen Kriterien zu berücksichtigen.

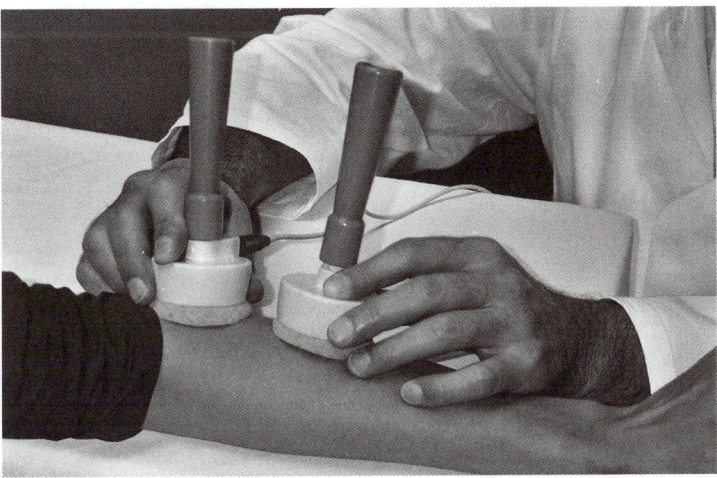

Abb. 10.5 Bipolare Reizung, beide Elektroden im Bereich des geschädigten Muskels

? **Übungsfragen**

1 Worauf ist bei der Stimulation im Hinblick auf Ausgangsstellung des zu behandelnden Muskels/Muskelgruppe zu achten?

2 Wo liegt die Reizelektrode bei der monopolaren Elektrodenanlage?

3 Wie ist die Elektrodenpositionierung bei der bipolaren Reizung?

4 Nennen Sie Faktoren, die auf den Hautwiderstand, Übergangswiderstand und auf die Elektrodenwiderstände Einfluss haben.

10.3 Nerven- und Muskelreizpunkte

Indirekte Reizung am NRP:
- Nerv-Muskelsystem muss intakt sein
- Reaktion des Muskels mit der niedrigsten Reizschwelle

Direkte Reizung am MRP:
- Nerv-Muskelsystem kann unterbrochen sein
- gereizter Muskel reagiert mit blitzartiger Kontraktion

Bei der Elektrostimulation wird zwischen einer indirekten Reizung am Nervenreizpunkt (NRP) und einer direkten Reizung am Muskelreizpunkt (MRP) unterschieden.

Bei der indirekten Reizung muss das Nerv-Muskelsystem noch intakt sein. Als Antwort auf den elektrischen Reiz erfolgt eine Reaktion einer Muskelgruppe, oder es reagiert der Muskel mit der niedrigsten Reizschwelle vorrangig. Bei der Stimulation am Nervenreizpunkt ist häufig schon mit geringer Intensität eine Reaktion zu erwarten.

Die indirekte Reizung dient oftmals zur funktionellen Stimulation. Sollte keine Reaktion erfolgen, ist das Nerv-Muskelsystem unterbrochen und man reizt direkt.

Bei der direkten Reizung liegt die Reizelektrode auf dem Muskelreizpunkt, auch als Motopunkt bezeichnet. Der Muskelreizpunkt liegt an der Eintrittsstelle des Nervs in dem Muskel. In der Regel entspricht dies der geometrischen Mitte des Muskelbauchs.

Als Antwort reagiert der gereizte Muskel mit einer blitzartigen Kontraktion.

Sowohl bei der indirekten als auch bei der direkten Reizung ist die aktive Elektrode in der Regel die Kathode. Bei der Reizung mit einem Wechselstrom und biphasischen Strömen ist das präzise Aufsuchen des Muskelreizpunkts nicht erforderlich. Um eine Kontraktion zu erreichen, muss der MRP lediglich im durchströmten Gebiet liegen. Bei den letztgenannten Strömen ist die gewünschte Reaktion allerdings nur zu erreichen, wenn die faradische Erregbarkeit noch erhalten ist.

Bei adipösen Patienten und an der unteren Extremität ist die Reizung grundsätzlich schwieriger, weil zwischen Elektrode und Muskel eine dickere Gewebeschicht liegt.

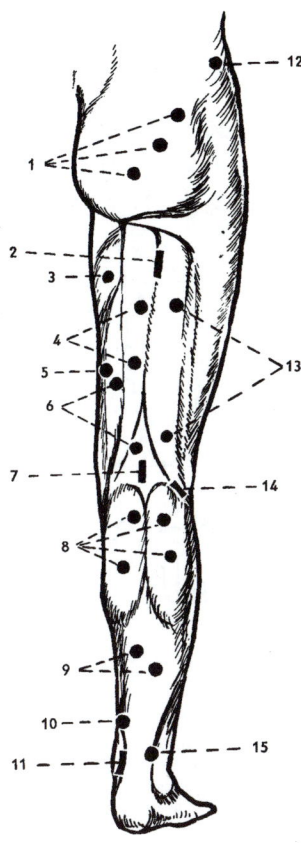

1) Gluteus max.
2) N. ischiadicus
3) Adductor magnus
4) Semitendinosus
5) Gracilis
6) Seminembranosus
7) N. tibialis
8) Gastrocnemius
9) Soleus
10) Flexor digitorum longus
11) N. tibialis
12) Gluteus med.
13) Biceps femoris
14) N. fibularis
15) Fibularis brevis

1) Tensor fasciae latae
2) N. femoralis
3) Pectineus
4) Sartorius
5) Rectus femoris
6) Vastus lat.
7) N. fibularis
8) Peroneus brevis
9) Extensor digitorum longus
10) Extensor hallucis longus
11) Extensor digitorum brevis
12) Interossei
13) N. obturatorius
14) Adductor longus
15) Gracilis
16) Adductor magnus
17) Vastus medialis
18) Gastrocnemius
19) Tibialis ant.
20) Tibialis post.
21) Extensor hallucis brevis
22) Abductor hallucis

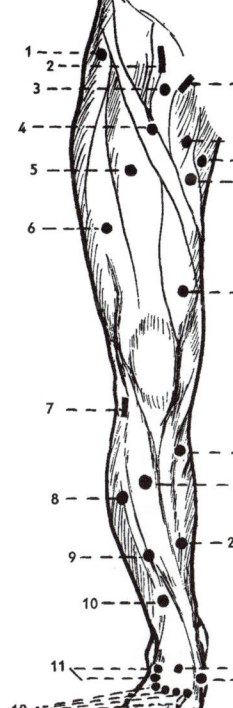

Abb. 10.6 Nerven- und Muskelreizpunkte, untere Extremität

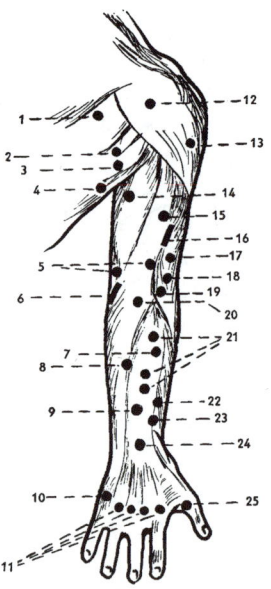

1) Infraspinatus
2) Teres minor
3) Teres major
4) Latissimus dorsi
5) Triceps, caput mediale
6) N. ulnaris
7) Extensor carpi radialis brevis
8) Extensor carpi ulnaris
9) Extensor digitorum V
10) Abductor digitorum V
11) Interossei dorsales
12) Deltoideus, pars spinalis
13) Deltoideus, pars acromialis
14) Triceps. caput longum
15) Triceps
16) N. radialis
17) Brachialis
18) Brachioradialis
19) Extensor carpi radialis longus
20) Anconaeus
21) Extensor digitorum communis
22) Abductor pollicis longus
23) Extensor pollicis brevis
24) Extensor pollicis longus
25) Adductor pollicis

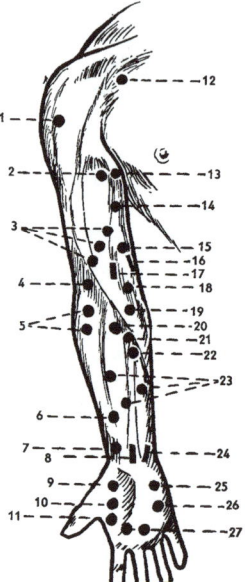

1) Deltoideus
2) Coracobrachialis
3) Biceps
4) N. brachialis
5) Brachioradialis
6) Flexor pollicis brevis
7) Pronator quadratus
8) N. medianus
9) Abductor pollicis brevis
10) Flexor pollicis brevis
11) Adductor pollicis
12) Deltoideus
13) Triceps, caput longum
14) Triceps
15) Triceps, caput mediale
16) N. ulnaris
17) N. medianus
18) Pronator teres
19) Flexor digitorum profundus
20) Flexor carpi radialis
21) Palmaris longus
22) Flexor carpi ulnaris
23) Flexor digitorum superficialis
24) N. ulnaris
25) Abductor digitorum V
26) Interosseus palmaris III
27) Interossei palmares et lumbricales

Abb. 10.7 Nerven- und Muskelreizpunkte, obere Extremität

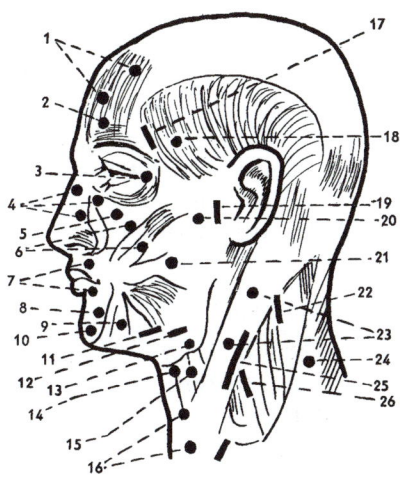

1) Frontalis
2) Corrugator supercilii
3) Orbicularis oculi
4) Nasales
5) Levator anguli oris
6) Zygomaticus
7) Orbicularis oris
8) Depressor labii inferioris
9) Depressor anguli oris
10) Mentalis
11) N. facialis (III)
12) N. hypoglossus
13) Platysma
14) Omohyoideus
15) Thyreohyoideus
16) Sternohyoideus
17) N. facialis (Stamm)
18) Temporalis
19) N. facialis (Stamm)
20) Masseter
21) Risorius
22) N. accessorius
23) Sternocleidomastoideus
24) Trapezius
25) N. phrenicus
26) Plexus brachialis

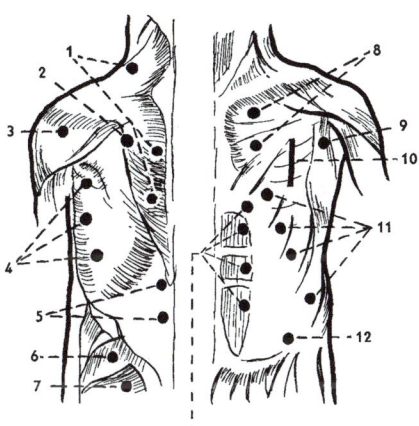

1) Trapezius
2) Infraspinatus
3) Deltoideus
4) Latissimus dorsi
5) Erector trunci
6) Gluteus med.
7) Gluteus max.
8) Pectoralis major
9) Latissismus dorsi
10) N. thoracicus longus
11) Obliquus abdominis externus
12) Obliquus abdominis int. et transv.
13) Rectus abdominis

Abb. 10.8 Nerven- und Muskelreizpunkte, Kopf und Rumpf

? Übungsfragen

❶ Was versteht man unter der indirekten Reizung?

❷ Was bezeichnet die direkte Reizung?

❸ Wie reagiert der Muskel auf eine direkte Reizung?

❹ Warum ist eine Reizung an der unteren Extremität schwieriger durchzuführen?

10.4 ▬ Stromformen zur Muskelreizung ▬

Die folgenden Ströme sind nach keiner Wertigkeit aufgeführt. Aus der elektrotherapeutischen Untersuchung muss der Therapeut die erforderliche Stromform ableiten. Zu berücksichtigen ist das Stimulationsergebnis in Abhängigkeit von der Reaktionslage des Patienten.

Dem Therapeuten stehen zur Applikation einige der im Folgenden genannten Ströme zur Verfügung (☞ Tab. 10.2).

Tab. 10.2 Reizzeitbedarf und Stromformen

Gesunde Muskeln/ faradische Erregbarkeit 0,05–1 ms	Mäßig erhöhter Reizzeitbedarf 1,1–30 ms	Erheblich erhöhter Reizzeitbedarf 31–2000 ms
Faradischer Strom	Serienimpulsströme	Exponentialstrom
Faradischer Schwellstrom	Spezialströme	Dreieckimpulsstrom
Serienimpuls	Strom nach Vodovnik	Galvanisch
Mittelfrequente AMS	Schwellstrom nach Vodovnik	
Hochvolt	Russische Stimulation	
FES	Stimulation nach Eichhorn	

Faradischer Strom

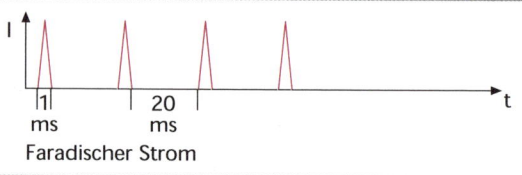

Faradischer Strom

Synonyme:	Neofaradischer Strom, stabiler faradischer Strom
Charakter:	monophasischer Dreieckimpuls
Technische Daten:	

	Impulsdauer	1 ms
	Pausendauer	20 ms
	Frequenz	47,61 Hz
	Schwellung	–
	Schwellpause	–

Stimulationsergebnis:	blitzartige Reaktion bis hin zur Verschmelzungskontraktion
Besonderheiten:	zur Muskelstimulation nur mit Unterbrecherelektrode einsetzbar
Hintergrundinformation:	zur Behandlung von Sensibilitätsstörungen mit so genannter Faradischer Rolle (Rollenelektrode) einzusetzen. Stabiler faradischer Strom ist auch in einigen Vierzellenbädern vorhanden.

Faradischer Schwellstrom

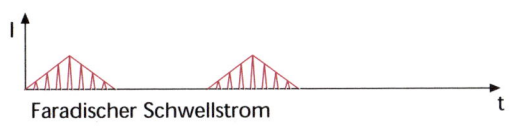

Faradischer Schwellstrom

Charakter:	monophasischer Dreieckimpuls	
Technische Daten:	Impulsdauer	1 ms
	Pausendauer	20 ms
	Frequenz	47,61 Hz
	Schwellung	z. B. 1 s
	Schwellpause	z. B. 2 s
	Schwellfrequenz	z. B. 20 Schwellungen/min
Stimulationsergebnis:	Kontraktion während der Schwellung	
Besonderheiten:	Schwellfrequenz ist gleich Übungsfrequenz, daher den Muskel nicht überlasten, ggf. Schwellfrequenz senken	
Hintergrundinformation:	Einige Geräte bieten die Möglichkeit, Schwellfrequenzen einzuschalten. Schwellung und Schwellpause sind dabei oft im Verhältnis 1:1. Wenn Schwellung und Schwellpause einstellbar sind, sollte die Pause gleich lang oder länger sein.	

Serienimpulsstrom

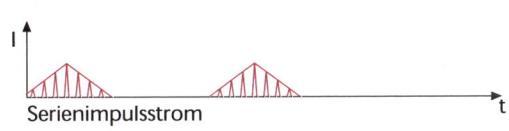

Serienimpulsstrom

Synonym:	Spezialstrom	
Charakter:	monophasischer Dreieckimpuls	
Technische Daten:	Impulsdauer	0,2–30 ms
	Pausendauer	10–100 ms
	Frequenz	99,8–7,6 Hz
	Schwellung	z. B. 1 s
	Schwellpause	z. B. 2 s
	Schwellfrequenz	z. B. 20 Schwellungen/min
Stimulationsergebnis:	homogene Kontraktion bei hoher Frequenz, tetanisierende Kontraktion bei niedriger Frequenz	
Besonderheiten:	als Modifikation zum Faradischen Schwellstrom	
Hintergrundinformation:	Zu hohe Frequenzen können zu einer zu schnellen Ermüdbarkeit der Muskulatur führen. Die Impulsdauer kann aus der It-Kurve ermittelt werden.	

Galvanischer Strom

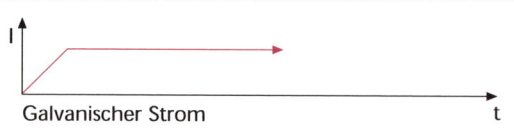

Synonym:	Gleichstrom
Charakter:	monophasischer Gleichstrom
Technische Daten:	Impulsdauer –
	Pausendauer –
	Frequenz 0 Hz
	Schwellung –
	Schwellpause –
	Schwellfrequenz –
Stimulationsergebnis:	einmalige Kontraktion beim Einschalten bzw. beim Ausschalten
Besonderheiten:	sinnvoller Einsatz nur mit Unterbrecherelektrode (selten eingesetzt)
Hintergrundinformation:	Eine Vielzahl anderer Stromformen eignet sich besser zur Muskelstimulation. Der Strom ist hier nur der Vollständigkeit halber aufgeführt. Die Stärken des galvanischen Stroms sind in anderen Wirkungen zu sehen (☞ Kap. 7).

Dreieckimpulsstrom

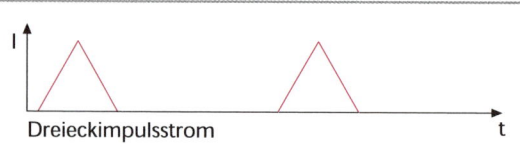

Synonym:	Einzelimpulsstrom
Charakter:	monophasischer Dreieckimpuls
Technische Daten:	Impulsdauer 30–1200 ms
	Pausendauer 100–3000 ms
	Frequenz 7,6–0,23 Hz
	Schwellung –
	Schwellpause –
	Schwellfrequenz –
Stimulationsergebnis:	verzögerte Kontraktion zum Impuls
Besonderheiten:	Verätzungsgefahr, daher gut abpolstern! Brennendes Gefühl kann vor allem bei längeren Impulsen auftreten.
Hintergrundinformation:	Therapie-Impulsdauer = Fußpunkt der Dreieckimpulscharakter-Kurve (☞ Kap. 11). Seit geraumer Zeit haben einige Gerätehersteller das Spektrum für die Impuls- und Pausendauer erheblich verlängert. Ein therapeutischer Nutzen ist darin nicht zu sehen.

Exponentialstrom

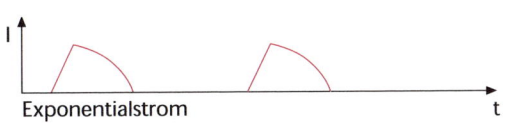

Exponentialstrom

Synonym:	Einzelimpuls
Charakter:	entsprechend einer Exponentialfunktion monophasisch

Technische Daten:		
	Impulsdauer	300 ms
	Pausendauer	2000 ms
	Frequenz	0,434 Hz
	Schwellung	–
	Schwellpause	–
	Schwellfrequenz	–

Stimulationsergebnis:	träge Kontraktion auf jeden Einzelimpuls
Besonderheiten:	Verätzungsgefahr, daher gut abpolstern! Verhältnis Impuls zur Pausendauer mindestens 1:3
Hintergrundinformation:	Der Parameter der Anstiegssteilheit kann noch zusätzlich verändert werden. Darüber hinaus kann die Impulsdauer zwischen 30 und 1200 ms verändert werden. Die Pausendauer ist entsprechend dem Verhältnis 1:3 anzupassen. Die optimale Impulsdauer lässt sich aus der It-Kurve ermitteln (☞ Kap. 11).

Strom nach Vodovnik

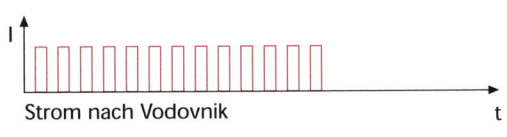

Strom nach Vodovnik

Charakter:	monophasischer Rechteckimpuls

Technische Daten:		
	Impulsdauer	20 ms
	Pausendauer	20 ms
	Frequenz	25 Hz
	Schwellung	–
	Schwellpause	–
	Schwellfrequenz	–

Stimulationsergebnis:	tetanisierende Kontraktion
Hintergrundinformation:	Mit diesem Strom werden gute Ergebnisse bei der Stimulation von Peronäus-Paresen erreicht.

Schwellstrom nach Vodovnik

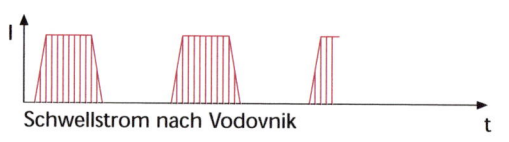

Schwellstrom nach Vodovnik

Charakter:	monophasischer Rechteckimpuls
Technische Daten:	Impulsdauer 20 ms
	Pausendauer 20 ms
	Frequenz 25 Hz
	Schwellung 3 s
	Schwellpause 3 s
	Schwellfrequenz 10 Schwellungen/min
Stimulationsergebnis:	Kontraktion für die Dauer der Schwellung

Leduc-Strom

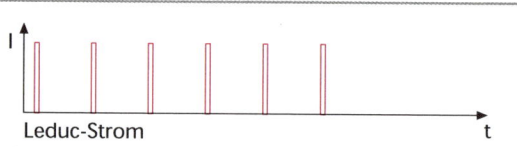

Leduc-Strom

Charakter:	monophasischer Rechteckimpuls
Technische Daten:	Impulsdauer 1 ms
	Pausendauer 9 ms
	Frequenz 100 Hz
	Schwellung –
	Schwellpause –
	Schwellfrequenz –
Stimulationsergebnis:	bei entsprechend hoher Intensität Kontraktion für die Dauer des Stromflusses
Hintergrundinformation:	gehört mit zu einem der ersten genormten Ströme und ist nach dem Physiker und Arzt Leduc benannt, welcher auch den Stromunterbrecher entwickelt hat.

Schaefer-Strom

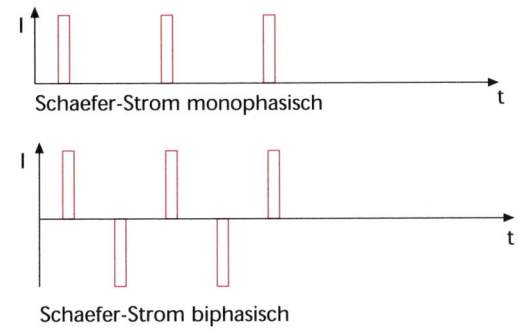

Schaefer-Strom monophasisch

Schaefer-Strom biphasisch

Synonym:	Rechteckimpulsstrom
Charakter:	monophasischer wie auch biphasischer Rechteckimpuls
Technische Daten:	

	Impulsdauer	95–300 ms
	Pausendauer	variabel wechselnd einstellbar
	Frequenz	60–120 Hz
	Schwellung	variabel
	Schwellpause	variabel
	Schwellfrequenz	variabel

Stimulationsergebnis:	Kontraktion für die Dauer des Stromflusses
Besonderheiten:	Die Schwellungen werden in der Gerätebeschreibung als Wellen bezeichnet.
Hintergrundinformation:	benannt nach dem amerikanischen Physiker Schaefer

Stimulation nach Eichhorn

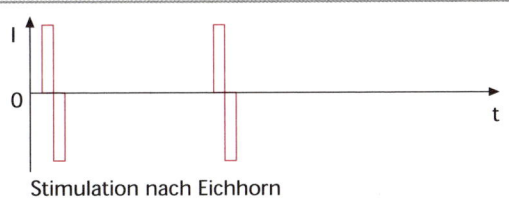

Stimulation nach Eichhorn

Synonym:	SMS = starke Muskelstimulation
Charakter:	biphasischer symmetrischer Rechteck-impuls
Technische Daten:	

	Impulsdauer	10 ms
	Pausendauer	100 ms
	Frequenz	9,9 Hz
	Schwellung	–
	Schwellpause	–
	Schwellfrequenz	–

Stimulationsergebnis:	tetanisierende Kontraktion
Besonderheiten:	Es besteht die Möglichkeit, diesen Strom auch zu schwellen.

Hintergrundinformation: Empirisch entwickelte Stromform bei einem jugendlichen Patienten mit einer zentralen Störung.
Die hohe sensible Belästigung bei den SMS-Strömen führt zu einer geringen Akzeptanz bei den Patienten. Dennoch sollte bei entsprechender Indikationsstellung auf diese Ströme nicht verzichtet werden.
In Abwandlung von diesem Strom gibt es Variationen mit längeren Impuls- und Pausendauern.

Hochvoltstimulation (HVS)

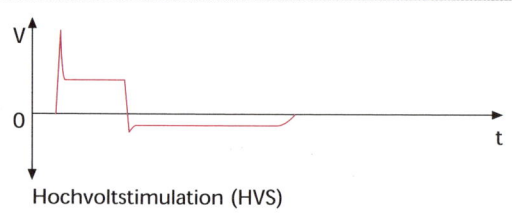

Hochvoltstimulation (HVS)

Synonym:	dyna-wave
Charakter:	extrem kurzer Dreieckstrom, biphasisch mit flächengleichem neg. Gegenschwinger

Technische Daten:		
	Impulsdauer	1:15 000 s oder 1:30 000 s
	Pausendauer	gerätespezifische Zuordnung
	Frequenz	20–80 Hz
	Schwellung	1–10 s
	Schwellpause	1–10 s
	Schwellfrequenz	3–30 Schwellungen/min

Stimulationsergebnis:	Kontraktionen für die Dauer der Schwellung
Besonderheiten:	Stromform ist sensibel angenehm
Hintergrundinformation:	keine Verätzungsgefahr. Einsatz auch bei Metallimplantaten möglich. Bei Geräten ohne Schwellimpulsgeber (nur konstante Abgabe) löst der Strom eine Dauerkontraktion aus, die über die Verschmelzungskontraktion bis hin zum Tetanus führen kann; in diesem Fall ist der Strom nicht geeignet. Faradische Erregbarkeit muss vorhanden sein!

Amplitudenmodulierter Strom (AMS)

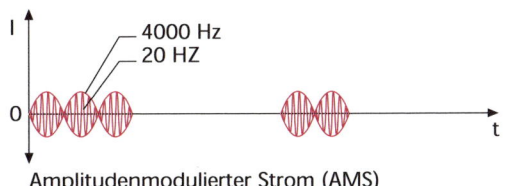

Amplitudenmodulierter Strom (AMS)

Charakter:	biphasische mittelfrequente Impulse
Technische Daten:	Trägerfrequenzen 4000–8000 Hz (MF)
	Wirkfrequenzen 20–80 Hz (NF)
	Schwellung z. B. 10 s
	Schwellpause z. B. 20 s
	Schwellfrequenz z. B. 2 Schwellungen/min
Stimulationsergebnis:	Kontraktion für die Dauer der Schwellung
Besonderheiten:	Die Stromform ist sehr gut verträglich.
Hintergrundinformation:	AMS eignet sich nur dann, wenn die faradische Erregbarkeit erhalten ist, also gesunde Muskulatur oder beginnende Entartung. Durch die 2-Kanaltechnik einiger Geräte ist eine funktionelle Stimulation, z. B. an zwei Extremitäten oder Muskelgruppen möglich.

Russische Stimulation

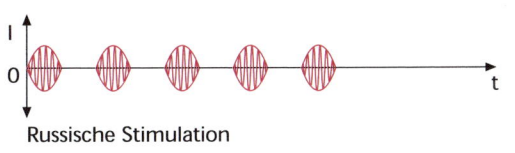

Russische Stimulation

Synonym:	Elektroneuromuskuläre Stimulation (EN MS)
Charakter:	biphasische mittelfrequente Impulse
Technische Daten:	Trägerfrequenz 2500 Hz (MF)
	Wirkfrequenz 50 Hz (NF)
	Pausendauer 10 ms
	Impulsdauer 10 ms
	Schwellung z. B. 12 s
	Schwellpause z. B. 30 s
Stimulationsergebnis:	kräftige Kontraktion für die Dauer der Schwellung
Besonderheiten:	Einsatz zur Stimulation von großen Muskelgruppen, wird besonders in der Sportmedizin verwendet
Hintergrundinformation:	Faradische Erregbarkeit muss vorhanden sein.

Zweikanal-Stimulation, Spasmotron® nach Hufschmidt

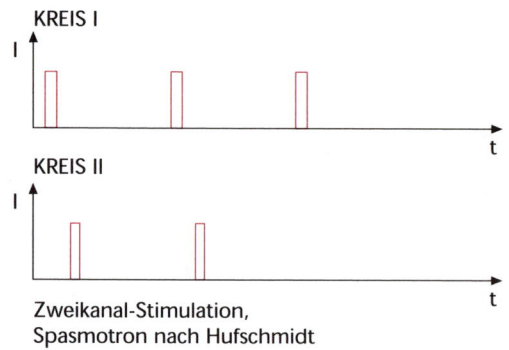

Zweikanal-Stimulation,
Spasmotron nach Hufschmidt

Charakter:	monophasische Rechteckimpulse	
Technische Daten:	Impulsdauer	0,01–0,5 ms
	Reizfrequenz	0,2–0,8 Hz an der unteren Extremität 1–2 Hz an der oberen Extremität
	Verfahren	2-Kreis-Stimulation des spastischen Muskels und der Antagonisten
Stimulationsergebnis:	Bei 50% der behandelten Patienten zeigt sich eine länger andauernde Senkung der Spastizität. Auch wurde eine Förderung der Antagonisten beobachtet.	
Hintergrundinformation:	Das Gerät Spasmotron wird nicht mehr produziert. Es befinden sich aber noch Geräte im Einsatz. Der Strom hat eine relativ hohe sensible Belästigung, war aber dennoch für viele Patienten eine Möglichkeit, nebenwirkungsfrei ihre Spastik zu kontrollieren.	

Zweikanal-Stimulation nach Jantsch, Tonolyt®

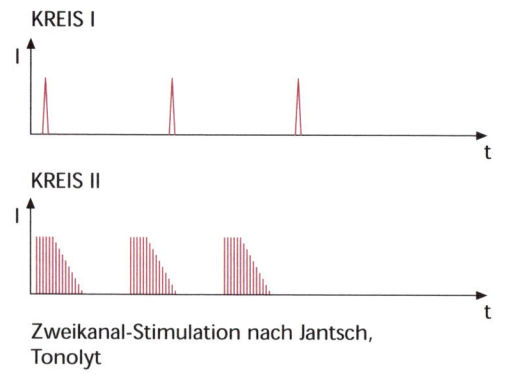

Zweikanal-Stimulation nach Jantsch,
Tonolyt

Charakter:	KREIS I:	monophasischer Dreieck-Einzelimpuls
	KREIS II:	monophasischer Serienimpuls

Technische Daten:	KREIS I:	Impulsdauer	5 ms
		Pausendauer	15 ms
		Frequenz	50 Hz
	KREIS II:	Dauer des Serienimpulses 1000 ms	
	Verfahren	2-Kreis-Stimulation des spastischen Muskels und der Antagonisten	

Stimulationsergebnis: Senkung der Spastik, Aktivierung der Antagonisten

Hintergrundinformation: Es handelt sich um eine Weiterentwicklung des Verfahrens nach Hufschmidt mit verträglicheren Strömen. Auch dieses Gerät wird zur Zeit nicht mehr produziert.

Vierkanal-Stimulation nach Edel

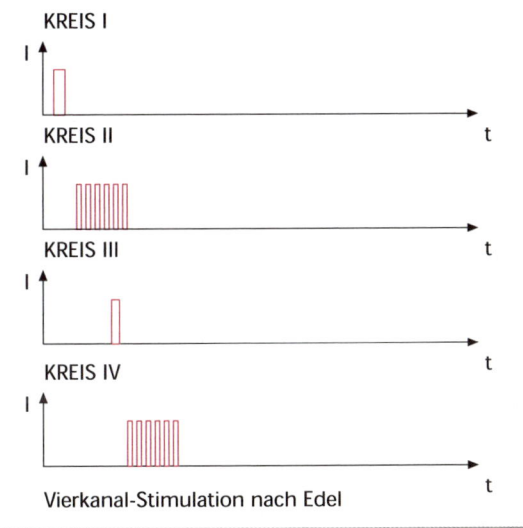

Vierkanal-Stimulation nach Edel

Charakter:	monophasische Rechteckimpulse		
Technische Daten:	KREIS I + III	Impulsdauer	0,3 ms
	KREIS II + VI	Impulsdauer	Impulsserien von 500 ms
	Verfahren	4-Kanal-Stimulation	
Stimulationsergebnis:	Senkung der Spastik, Aktivierung der Antagonisten		

EMG-getriggerte Elektrostimulation

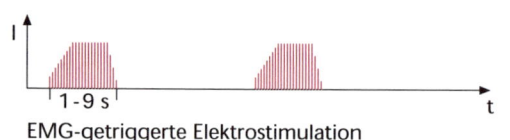

EMG-getriggerte Elektrostimulation

Synonyme:	EMG-gesteuerte Elektrostimulation, gleichstromfreier Hochvoltimpuls
Charakter:	biphasischer oder monophasischer Rechteckimpuls

Technische Daten:		
	Impulsdauer	40–400 ms, alternativ 200–1000 µs
	Pausendauer	30 s
	Frequenz	30 Hz, alternativ 10–90 Hz
	Schwellimpulsdauer	1–9 s
	Impuls/Pause	1:3

Stimulationsergebnis:	Kräftigung der Muskulatur, Motivationssteigerung durch Feedback
Besonderheiten:	Kombination aus Stimulation und Feedback
Hintergrundinformation:	Vorrangig dient die EMG-getriggerte Elektrostimulation zur Behandlung von Inaktivitätsatrophien, schlaffen Lähmungen in der Reinnervationsphase und zur Behandlung der Inkontinenz. Ein weiteres Anwendungsgebiet sind zentrale Lähmungen.

LIB-Ströme nach Mokrusch (LIB = long impulse bidirectional)

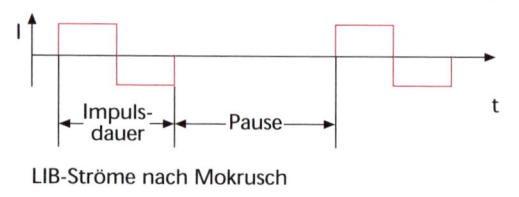

LIB-Ströme nach Mokrusch

Charakter:	biphasischer Rechteckimpuls

Technische Daten:		
	Impulsdauer	30–50 ms
	Pausendauer	70–50 ms
	Frequenz	10–16 Hz
	Intensität	20–60 mA

Stimulationsergebnis:	10 s tetanische Stimulation, 70 s Pause
Besonderheiten:	LIB-Ströme eignen sich nach neuesten Erkenntnissen besonders für die Stimulation schlaffgelähmter Muskulatur mit axonalem Untergang im Bereich des zweiten motorischen Neurons ohne Zeichen der Reinnervation (häufig bei jungen Männern nach Zweiradunfällen).
Hintergrundinformation:	Trainingsplan: 2 × 3–6 min/Tag pro Muskelgruppe

11 Organisation der Motorik

Entscheidend für den Erfolg einer Elektrostimulation ist die gezielte Elektrodiagnostik. Nachdem in den letzten Jahren durch die neueren neurologischen Untersuchungsverfahren die klassische It-Diagnostik fast völlig verdrängt wurde, sieht der Heilmittelkatalog wieder die Erstellung einer It-Kurve zu Beginn einer Paresenbehandlung vor. Ein Vorteil neben der Verlaufskontrolle der Parese ist, dass die relevanten Therapieparameter aus der It-Kurve abzulesen sind.

11.1 Begriffe der Elektrodiagnostik

Erregbarkeitsprüfung:
- faradische
- galvanische
- direkte
- indirekte

Faradische Erregbarkeitsprüfung

Die Erregbarkeitsprüfung wird mit dem faradischen Strom durchgeführt. Die Impulsdauer liegt bei 1 ms, die Pausendauer bei 20 ms, was einer Frequenz von 47,61 Hz entspricht. Wenn die kontraktilen Filamente auf diese Frequenz mit einer blitzartigen Kontraktion reagieren, spricht man vom Erhalt der faradischen Erregbarkeit. Somit ist die Innervation noch gegeben. Bleibt die vorbeschriebene Reaktion aus, und die Zuckung ist träge oder wurmförmig bzw. kommt es zum Durchschlagen auf die Antagonisten, bezeichnet man dies als „Erlöschen der faradischen Erregbarkeit".

Durch die kurze Abfolge der Dreiecksimpulse kann es zu einer so genannten Verschmelzungskontraktion kommen und letztlich zum Tetanus. Aus diesem Grund ist es empfehlenswert, einen geschwellten faradischen Strom auch für die Testung einzusetzen (☞ Abb. 10.10).

Galvanische Erregbarkeitsprüfung

Die galvanische Erregbarkeitsprüfung ist mittels zweier verschiedener Verfahren durchzuführen:
- Bei der Klassischen Methode wird unter Verwendung einer Unterbrecherelektrode der galvanische Strom in seinem Stromfluss unterbrochen; es kommt beim Erhalt der galvanischen Erregbarkeit zu einer blitzartigen Kontraktion.
- Da die vorbeschriebene Methode sensibel äußerst belästigend ist, hat sich das zweite Verfahren mit Einsatz eines Rechteckimpulses längerer Dauer von 100–1000 ms etabliert.

Direkte Erregbarkeitsprüfung

Die direkte Erregbarkeitsprüfung gibt Aufschluss darüber, ob Muskel und motorische Endplatte noch funktionsfähig sind. Hier liegt die Reizelektrode auf dem Muskelreizpunkt.

Indirekte Erregbarkeitsprüfung

Bei der indirekten Erregbarkeitsprüfung liegt die Reizelektrode auf dem Nervenreizpunkt. Erfolgt eine Reaktion des Muskels, ist der Nerv zumindest teilweise noch erhalten.

Rheobase (Grundschwelle)

Rheobase:
t = 1000 ms
R = 2000 ms
→ Minimalzuckung bei Rechteckimpuls

Unter der Rheobase versteht man die Stromstärke, die bei einer Impulsdauer von 1000 ms und einer Pausendauer von 2000 ms bei einem *Rechteckimpuls* noch eine Minimalzuckung auslöst. Die Rheobase wird in mA gemessen und dient, zusammen mit dem Akkommodationsschwellenwert, der Ermittlung des Akkommodationsquotienten.

Akkommodationsschwellenwert

Die Akkommodation ist die Fähigkeit des Muskels, sich einem elektrischen Reiz anzupassen.

Akk-Schwellenwert:
t = 1000 ms
R = 2000 ms
→ Minimalzuckung bei Dreieckimpuls

Unter dem Akkommodationsschwellenwert versteht man die Strömstärke, die bei einer Impulsdauer von 1000 ms und einer Pausendauer von 2000 ms bei einem *Dreieckimpuls* noch eine Minimalzuckung auslöst.

Beim gesunden Nerv-Muskel-System liegt der Akkommodationsschwellenwert um das drei- bis fünffache höher als die Rheobase, weil sich ein gesunder Muskel langsam ansteigenden Intensitäten zunächst anpasst. Erst beim Erreichen höherer Intensitäten antwortet er mit einer Kontraktion.

Das Verhältnis zwischen Akkommodationsschwellenwert und Rheobase bestimmt den Akkommodationsquotienten.

Akkommodationsquotient (Akk Q)

Weitere Synonyme: Akkommodabilität, Reizungsdivisor.
Der Akkommodationsquotient errechnet sich durch die Formel:

$$\frac{\text{Akkommoditionsschwellenwert (mA)}}{\text{Rheobase (mA)}} = \text{Akk Q}$$

Normwerte 3–5

Normwerte liegen bei einem gesunden Nerv-Muskelsystem zwischen 3 und 5. Je größer der Akkommodationsquotient, desto größer ist die Anpassungsfähigkeit des Muskels.

Chronobase (Hauptnutzzeit)

Normwerte 10–21 ms

Die Chronobase, gemessen in Millisekunden, stellt den Fußpunkt der Rechteckimpulskurve (vgl. Abb. 11.3) dar. Sie wird als Hauptnutzzeit bezeichnet.

Die Normwerte liegen zwischen 10 und 21 ms.

Chronaxie (Nutzzeit)

Normwerte 0,1–1 ms

Die Chronaxie, gemessen in Millisekunden, ist die Impulsdauer, die bei doppelter Rheobase noch eine Minimalzuckung auslöst. Die Normwerte liegen zwischen 0,1 und 1 ms.

It-Kurve (Intensitätsreizzeitkurve)

Die umfangreichste diagnostische Maßnahme ist die It-Kurve. Aus ihr können die meisten elektrodiagnostischen Begriffe ermittelt werden. In einem Koordinatensystem wird die Intensität in Relation zum Reizzeitbedarf dargestellt. Die graphische Darstellung gleicht der eines Hyperbelverlaufes.

Biofeedback

1948 definierte Norbert Wiener das Wort „Feedback" als Methode zur Systemkontrolle mittels Rückkopplung (Kap. 12).

Mittelfrequenztest nach Lange

1978 entwickelte A. Lange den nach ihm benannten Mittelfrequenztest. Die denervierte Muskulatur benötigt zur Auslösung eines Aktionspotenzials erheblich längere Impulse, als sie in der Mittelfrequenz üblich sind. Zum Einsatz kommt ein 300 ms dauernder nulllinearer symmetrischer Trapezimpuls mit einer Trägerfrequenz von 4000 Hz. Intakte Muskeln sprechen spontan auf den MF-Test an, während denervierte Muskeln auf diesen Reiz nicht reagieren (= neg. MF-Test).

11.2 Erstellung der It-Kurve

- bequeme Lagerung
- Aufsuchen des optimalen MRP
- bipolare Elektrodenanlage

Zur Erstellung einer It-Kurve sind einige praktische Hinweise und Kriterien zu beachten.

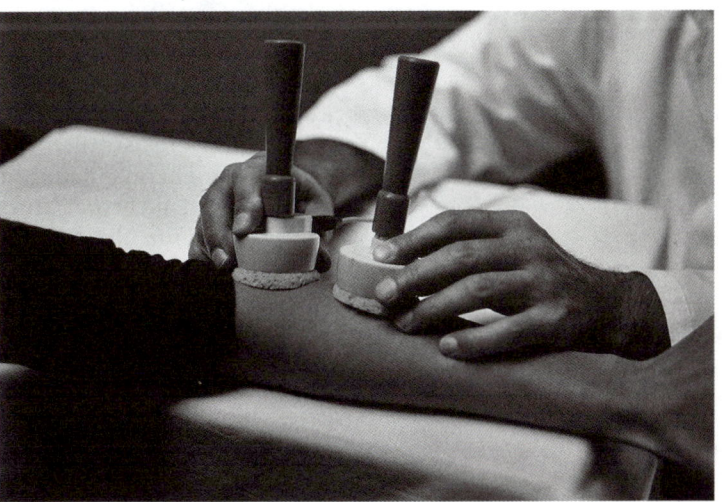

Abb. 11.1   Aufsuchen eines optimalen Muskelreizpunktes

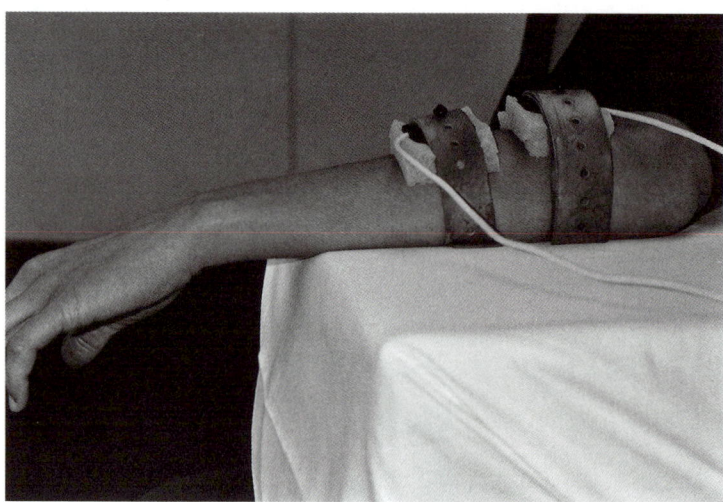

Abb. 11.2   Bipolare Elektrodenanlage mit fixierten Elektroden

Der Patient wird in eine aufrechte und bequeme Lagerung gebracht. Der Therapeut sollte eine nicht ermüdende Ausgangsstellung einnehmen.

Ausreichende Lichtverhältnisse sind erforderlich, um eine objektive Auswertung zu gewährleisten.

Nach Aufsuchen des optimalen Muskelreizpunkts wird eine bipolare Elektrodenanlage vorgenommen, wobei die Elektroden fest fixiert werden (gleichmäßiger Andruck, ausreichende Unterlagerung). Ungeeignet für die Durchführung sind Vakuumelektroden, weil durch unterschiedlichen Druck verschiedene Widerstände entstehen können und dadurch das Ergebnis verfälscht werden kann.

Die Ausgangsstellung des Therapeuten muss in jedem Fall so gewählt werden, dass er das volle Bewegungsausmaß des Patienten überblickt.

Als Messkriterium dient entweder eine sichtbare Minimalzuckung der Muskulatur oder eine tastbare vergleichbare Zuckung. Letztere ist allerdings weniger zuverlässig, da das Tastorgan des Therapeuten in der Regel schneller ermüdet als das visuelle. Bei nicht eindeutiger Zuordnung der genannten Messkriterien kann die Minimalzuckung bis zu einer deutlichen Kontraktion im Sinne der Funktionalität gesteigert werden. Eine entsprechende Dokumentation ist dann besonders notwendig, damit die Vergleichbarkeit der Kurven möglich ist.

Die Dokumentation erfolgt auf einem speziellen It-Kurvenkoordinatenblatt. In diesem Koordinatensystem ist auf der Abszisse die Impulsdauer in logarithmischer Teilung angelegt. Die Ordinate stellt die Intensitätsachse dar.

Wegen der Ermüdbarkeit der zu testenden Muskulatur ist es empfehlenswert, Rechteck- und Dreieckmessung im Wechsel analog der angegebenen Impulsdauer auf der Abszisse vorzu-

Messkriterium:
- sichtbare Minimalzuckung oder
- tastbare Zuckung

Dokumentation:
- RIC
- DIC

nehmen. Unter ständiger Verkürzung der Impulsdauer erhält man dann zwei Kurven, die als so genannte Rechteckimpuls-charakter(RIC)- bzw. als Dreieckimpulscharakterkurve (DIC) bezeichnet werden:

- Die erste Messung erfolgt mit einem Rechteckimpuls von 1000 ms.
- Die Pausendauer bleibt bei allen Messungen konstant 2000 ms.
- Tritt eine Minimalzuckung auf, wird die Intensität abgelesen, ihr Wert über der Abszisse vermerkt und mit den Buchstaben RIC (Rechteckimpulscharakteristik) gekennzeichnet.
- Die zweite Messung erfolgt mit einem Dreieckimpuls von 1000 ms. Vor Beginn dieser Messung sollte der Patient auf ein Hitzegefühl unter der Elektrode aufmerksam gemacht werden.
- Bei vergleichbarer Minimalzuckung wird der Wert des Stroms ebenfalls abgelesen, in der Kurve vermerkt und mit den Buchstaben DIC (Dreieckimpulscharakteristik) gekennzeichnet.
- Unter ständiger Verkürzung der Impulsdauer erhält man dann zwei Kurven, die als so genannte Rechteckimpuls-charakter (RIC)- bzw. als Dreieckimpulscharakterkurve (DIC) bezeichnet werden (☞ Abb. 11.3).

Einige Geräte erlauben es, die Kurven DV-technisch abzuspeichern. Ebenfalls ist es möglich, die Kurven mittels eines Druckers zu erstellen.

Die It-Kurve dient als Effektivitätsnachweis im Rahmen der physiotherapeutischen Qualitätssicherung. Unterkühlte Hautareale und gewisse Medikamente können die Erregbarkeit des Nerv-Muskelsystems beeinflussen. Abweichungen des Kurvenverlaufs sind von daher auch begründbar.

Bei hypersensiblen Patienten kann mit der 500 ms Messung begonnen werden und/oder eine desensibilisierende Maßnahme (Galvanisation, Infrarot) vorangestellt werden. Die Infrarotbestrahlung dient auch der Erwärmung unterkühlter Hautareale.

11.3 Interpretation und Dokumentation der It-Kurven

Verfälschte Interpretation:
- bei Messfehlern
- beim „Durchschlagen" auf den Antagonisten

Das Anfertigen einer It-Kurve erfordert Übung und für die Interpretation der Kurve ist eine gewisse Erfahrung Voraussetzung. Ein geschultes Auge für die Beobachtung der Minimalzuckung und das Erkennen eventueller Messfehler sind von höchster Bedeutung. Besonderer Wert ist auf die Gegebenheiten der Anatomie zu legen, da die Zuckungen häufig durch die

NAME:

VORNAME:

geb.:

Station: Ambulant ☐

‒ ‒ ‒ ‒ ‒ ‒ ‒ ‒

It-Kurven Nr.: ‒ ‒ ‒ ‒ ‒ ‒ ‒ ‒ ‒ ‒

Therapeut/in: ‒ ‒ ‒ ‒ ‒ ‒ ‒ ‒

Erstellung der It-Kurve am:

Diagnose:

Nerv:

Muskel:

faradisch erregbar: ☒ nein

direkt erregbar: ja nein

indirekt erregbar: ja nein

Rheobase: mA

Akk. Schwellenwert: mA

Akk. Quotient:

Chronaxie: ms

Elektroden:

	Kathode	Anode
Position		
Größe		

Kontraktionsqualität:

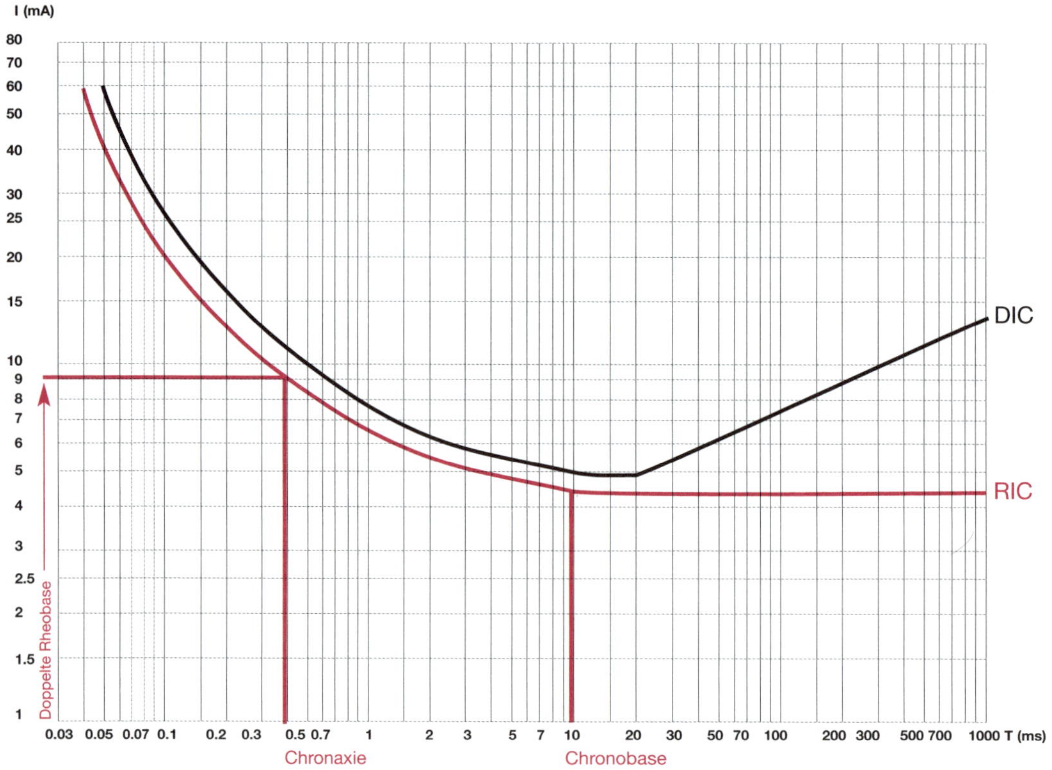

Interpretation: *Verlauf der It-Kurve o. B.*
Muskel faradisch erregbar, intaktes Nerv-Muskelsystem

Therapierelevante Daten: *keine Elektrostimulation erforderlich*

Abb. 11.3   Normaler Verlauf einer It-Kurve

NAME:	Diagnose: *V. a.*	Elektroden:		

VORNAME:

geb.:

				Kathode	Anode

Diagnose: *V. a.*
N. radialis-Parese

Nerv: *N. radialis*

Muskel: *M. ext. c. radialis*

Position: Muskelreiz-punkt | 3 QF proximal

Größe: 3 x 3 | 3 x 3

faradisch erregbar:	☒ nein
direkt erregbar:	☒ nein
indirekt erregbar:	☒ nein
Rheobase:	5,8 mA
Akk. Schwellenwert:	15 mA
Akk. Quotient:	2,58
Chronaxie:	0,4 ms

Station: Ambulant ☐

It-Kurven Nr.: _ _ _ _ *1* _ _ _ _

Therapeut/in: _ _ _ _ _ _ _

Erstellung der It-Kurve am:

Kontraktionsqualität:
sichtbare Minimalzuckung

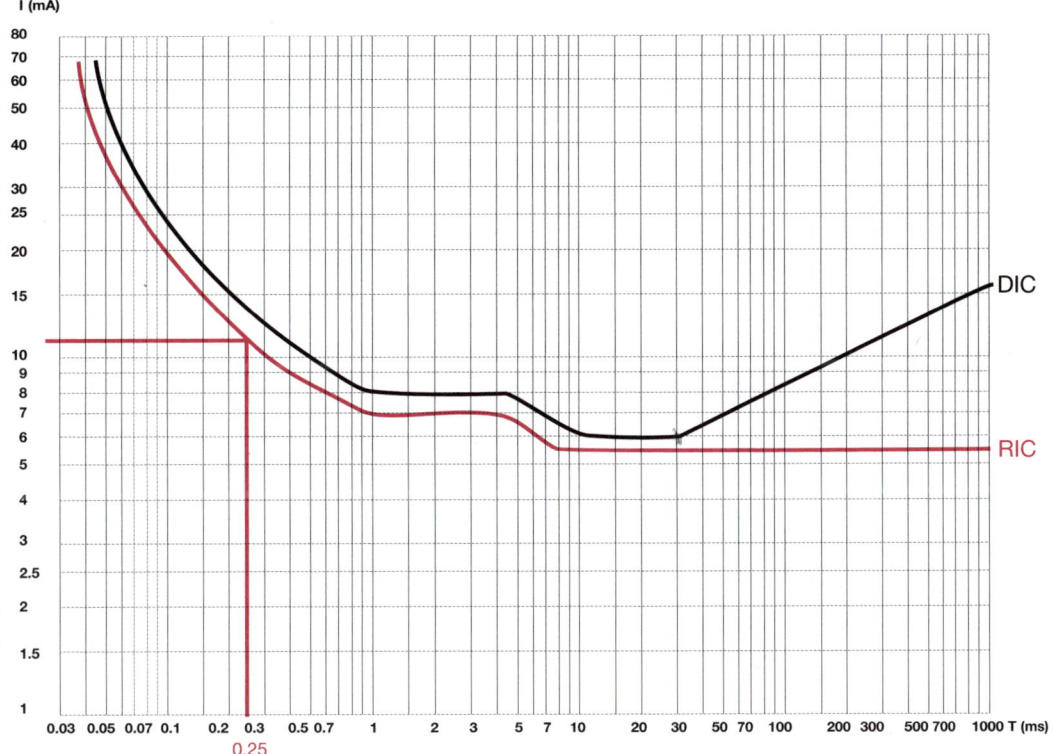

Interpretation: *Der tief angesetzte Knick weist auf eine partielle Schädigung hin. Es ist davon auszugehen, dass nur ein geringer Anteil der Nervenfasern geschädigt ist. Da die Diagnostikwerte (Chronaxie/Quotient) sich annähernd im Normbereich bewegen, ist von einer Druckläsion der N. radialis auszugehen. Entgültige Abklärung bringt eine Folgekurve in frühestens 4 Wochen. Bis dahin wird eine Elektrostimulation empfohlen.*

Therapierelevante Daten: *t = 30 ms, R = 100 ms, Serienimpulsstrom*

Abb. 11.4   Leichte partielle Schädigung des N. radialis

NAME:	Diagnose: *V. a.* *N. peroneus-Parese*	Elektroden:

NAME:
VORNAME:
geb.:
Station: Ambulant
_ _ _ _ _ _ _ _ _ ☐
It-Kurven Nr.: _ _ _ _ _ _ _ _ _
Therapeut/in: _ _ _ _ _ _ _ _ _
Erstellung der It-Kurve am:

Diagnose: *V. a.*
N. peroneus-Parese
Nerv: *N. peroneus*
Muskel: *M. tibialis anterior*
faradisch erregbar: ☒ nein
direkt erregbar: ☒ nein
indirekt erregbar: ☒ nein
Rheobase: 4 mA
Akk. Schwellenwert: 10 mA
Akk. Quotient: 2,5
Chronaxie: 15 ms

Elektroden:

Position	Kathode	Anode
	Muskelreiz-	3 QF
Position	punkt	proximal
Größe	3 x 3	3 x 3

Kontraktionsqualität:
sichtbare Minimalzuckung

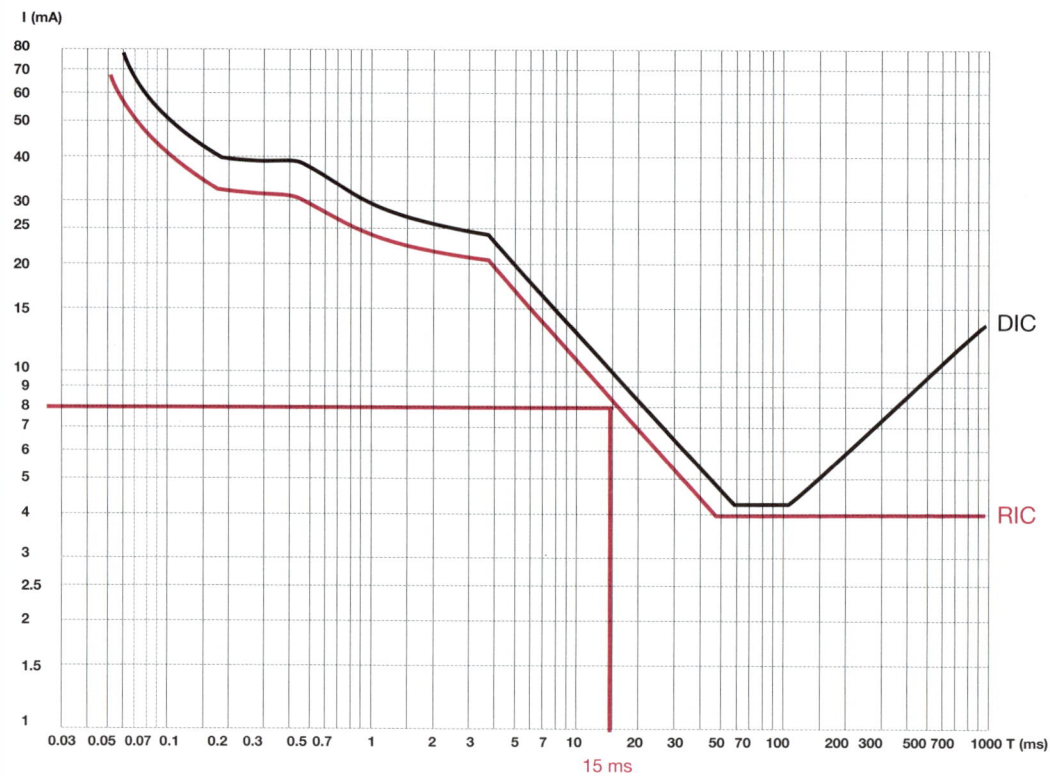

15 ms

Interpretation: *Der girlandenartige Verlauf zeigt, dass es sich um eine partielle Schädigung handelt. Da die Girlanden sich im oberen Drittel manifestieren, ist davon auszugehen, dass der überwiegende Teil der Nerven schwer geschädigt ist. Einzelne Fasern sind jedoch in Funktion geblieben, dies wird auch durch die indirekte Erregbarkeit bestätigt. Elektrostimulation ist empfehlenswert.*

Therapierelevante Daten: *t = 100 ms, R = 2000 ms, Exponentialstrom*

Abb. 11.5 Partielle Schädigung des N. peronaeus, der überwiegende Teil der Fasern ist geschädigt

NAME:	Diagnose: *V. a.*	Elektroden:		
VORNAME:	*N. femoralis-Parese*			
geb.:			Kathode	Anode
	Nerv: *N. femoralis*	Position	*Muskelreiz-punkt*	*5 QF proximal*
	Muskel: *M. quadriceps*			
Station: Ambulant	faradisch erregbar: [ja] [nein]☒	Größe	*6 x 6*	*6 x 6*
	direkt erregbar: [☒] [nein]			
It-Kurven Nr.: _____ *1* _____	indirekt erregbar: [ja] [nein]☒	Kontraktionsqualität:		
	Rheobase: 7 mA	*sichtbare Minimalzuckung des*		
	Akk. Schwellenwert: *8* mA	*Rektus femoris, träger Zuckungs-*		
Therapeut/in: _____	Akk. Quotient: *1,14*	*charakter*		
Erstellung der It-Kurve am:	Chronaxie: *200* ms			

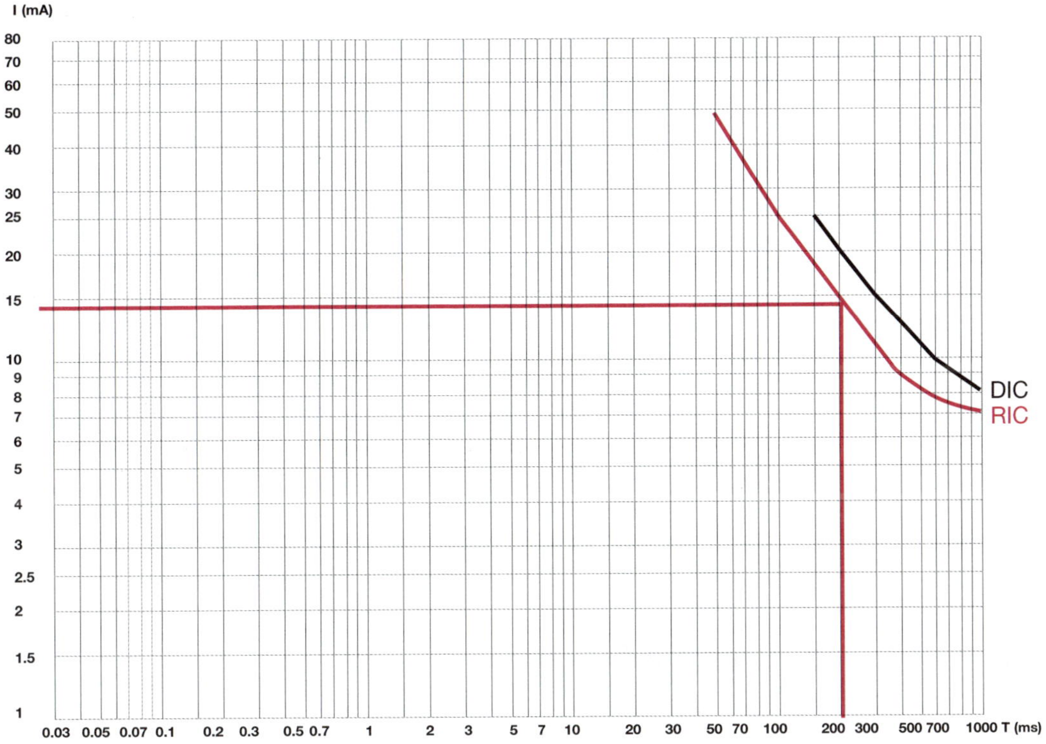

Interpretation: *Der Verlauf der It-Kurve sowie die Diagnostikwerte lassen auf eine totale Kontinuitäts-unterbrechung des N.femoralis schließen. Zur weiteren Atrophieprophylaxe ist eine Elektrostimulation empfehlenswert.*

Therapierelevante Daten: *t = 1000 ms, R = 2000 ms, Exponentialstrom*

Abb. 11.6   Totale Kontinuitätsunterbrechung des N. femoralis

Funktion synergistischer oder antagonistischer Muskeln verfälscht wird.

Erkennt der Therapeut, dass es zum „Durchschlagen" auf den Antagonisten kommt, so ist die Messung abzubrechen und entsprechend zu vermerken. Dies geschieht meist bei den kürzeren Impulsen der Dreieckkurve (DIC).

! Merke

Die ermüdete Muskulatur weist einen trägen Zuckungscharakter auf. Stets ist darauf zu achten, dass vor dem Messverfahren der Muskel nicht durch andere Techniken ermüdet wird.

Auf den Abbildungen 11.3 bis 11.6 sind einige Beispiele von It-Kurven dargestellt und interpretiert.

- Bei der RIC-Kurve hat der Einzelimpuls einen so schnellen Anstieg, dass eine Akkommodation nicht möglich ist.
- Bei einem normalen Verlauf nähert sich unter Verkürzung der Impulsdauer die DIC-Kurve der RIC-Kurve an, weil die Akkommodation unter der Verkürzung nicht mehr gegeben ist (☞ Abb. 11.3).
- Bei der Grobbetrachtung der Kurve gibt der rechte Anteil mehr Aussage über die Verhältnisse am Muskel, da der Muskel auf eine längere Impulsdauer reagiert; der linke Anteil gibt Auskunft über die Verhältnisse am Nerv, da der Nerv bei kürzerer Impulsdauer eine Reaktion zeigt.
- Bis zur Hauptnutzzeit (Chronobase) hat die Rechteckkurve einen parallelen Verlauf zur Abszisse, danach erfolgt ein Anstieg, da bei der kurzen Impulsdauer die Intensität nicht mehr ausreicht, um die gewünschte Reaktion zu erlangen. Der nahezu lineare Anstieg der Dreieckkurve im linken Anteil des Koordinatensystems zur Rechteckkurve liegt darin begründet, dass bei derartig kurzer Impulsdauer das Nerv-Muskelsystem nicht mehr unterscheiden kann, ob es sich um einen Rechteck- oder Dreieckstromcharakter handelt. Fällt man das Lot am Fußpunkt der Dreieckkurve, so erhält man die Therapieimpulsdauer.

Normaler It-Kurvenverlauf:
- Annäherung der DIC- und RIC-Kurve

Hintergrundinformation

Bei peripheren Paresen kann der Kurvenverlauf bis zu einer Zeit von ca. 10 Tagen dem eines nicht geschädigten Nerv-Muskelsystems entsprechen. Auch kann die faradische Erregbarkeit noch vorhanden sein. Dieses Phänomen zeigt sich bei peripheren Paresen in der Phase der Nervendegeneration. Gleiches wird kurz vor Abschluss der völligen Regeneration beobachtet. Ein normaler It-Kurvenverlauf ist deshalb noch kein Beweis dafür, dass die geschädigte Muskulatur ihre Eigenaktivität im vollen Umfang erreicht hat.

Eine Abweichung zu einem normalen Kurvenverlauf ergibt sich bei zentralen Paresen. Oftmals ist der Kurvenanstieg nach links verschoben. Darüber hinaus kann eine lebhafte Spastik ausgelöst werden. In einem solchen Fall ist die Messung selbstverständlich abzubrechen.

Der so genannte „Schnelltest" (Rheobase, Chronaxie und Akk Quotient) sowie die Beschränkung auf nur wenige Messdaten sind nur bedingt aussagefähig, da der kontinuierliche Kurvenverlauf fehlt. Diese Verfahren dienen lediglich als Vergleichsmessung zur Groborientierung.

Therapeutisches Dreieck

Werden die Dreieckimpulskurven eines gesunden *und* eines geschädigten Muskels auf das gleiche Formblatt getragen, so entsteht rechts vom Schnittpunkt der beiden DIC-Linien eine dreieckige Fläche. Diese Schnittfläche wird als Therapeutisches Dreieck bezeichnet, deren obere Begrenzung durch die Kurve des gesunden Muskels und die untere Begrenzung durch die Kurve des geschädigten Muskels bestimmt wird.

Wenn Impulsdauer und Intensität in diesem Dreieck liegen, kommt es zur selektiven Reizung, d. h. nur die geschädigten Muskelanteile werden angesprochen.

Nicht betroffene Muskeln werden von solchen Impulsen nicht erreicht, da durch den langsamen Anstieg des Dreieckimpulses eine Akkommodation des gesunden Muskels erfolgt. Zudem spricht das gesunde Nerv-Muskelsystem auf kürzere Impulsdauern an.

? Übungsfragen

1. Was versteht man unter der faradischen Erregbarkeit?
2. Wo liegt die Reizelektrode zur Testung der indirekten Erregbarkeitsprüfung?
3. Was sagt der Erhalt der indirekten Erregbarkeit aus?
4. Was ist die Rheobase?
5. Wie errechnet man den Akkomodationsquotienten?
6. Welche Werte sind für den Akkomodationsquotienten normal?
7. Was bedeuten Knicke oder „Girlanden" im Verlauf einer It-Kurve?
8. Was ist die Chronaxie?
9. Wie lassen sich die günstigsten Therapiewerte aus der It-Kurve ableiten?
10. Erfolgt die Erstellung einer It-Kurve am günstigsten mit einer monopolaren oder bipolaren Elektrodenanlage?

12 **Biofeedback**

Ganz allgemein versteht man unter dem Begriff Biofeedback eine Rückmeldung oder Rückkopplung biologischer Signale. Dabei werden die biologischen Vorgänge mittels Oberflächenelektroden abgeleitet. Die Technik der Biofeedback-Geräte erlaubt es, durch eine optische und/oder akustische Darstellung auf dem Gerätemonitor den so genannten Ist-Zustand des Nerv-Muskelsystems zu ermitteln.

Durch die Ermittlung des Ist-Wertes kann durch die Rückkopplung über das Feedback-Gerät der Regelkreis für den Abgleich zwischen Ist- und Soll-Wert geschaffen werden.

Ziele der Biofeedback-Therapie

Das Ziel der Biofeedback-Therapie ist es, durch den oben beschriebenen Regelkreis das Aufrechterhalten oder die Wiederherstellung eines vorgegebenen biologischen Sollwertes wiederzuerlangen.

Durch die Biofeedback-Therapie lassen sich mehrere Therapieziele erreichen, zu denen die Folgenden gehören:

- Entspannung
- Anbahnung von Bewegungen
- Aktivierung
- Kräftigung.

Aufgrund der Messdaten kann darüber hinaus die Effizienz der physiotherapeutischen Techniken und Maßnahmen dokumentarisch festgehalten werden. Dadurch lassen sich bei exakter Aufzeichnung leichter Prognosen erstellen bzw. weiter durchzuführende Therapien empfehlen. Auch dienen Biofeedback-Geräte im Zusammenhang mit peripheren Nervenläsionen der physiotherapeutischen Befunderhebung.

Entspannung

Hierbei kann über die von den Sensoren abgeleiteten Hautindikatoren, wie Temperatur und Feuchtigkeit, eine allgemeine Entspannung des Gesamtorganismus mit dem Patienten erarbeitet werden. Klinische Erfahrungen zeigen, dass sich die Atem- und Pulsfrequenz nach mehreren Therapiesitzungen auf den entsprechenden Soll-Wert einstellen.

Anbahnung von Bewegungen

Neben den Hautindikatoren können die geringsten willkürlichen motorischen Innervationen der Muskulatur abgeleitet werden. Meist sind hierfür spezielle Elektroden erforderlich, wie sie auch bei der Ableitung von Oberflächen-EMGs in der neurologischen Praxis zum Einsatz kommen.

Soll-Wert für die Skelettmuskulatur: 1000 Mikrovolt

Vor diesem Hintergrund kann der Tonus der Muskulatur bestimmt werden, welcher in Mikrovolt gemessen wird.

Der Soll-Wert bei der Skelettmuskulatur liegt bei 1000 Mikrovolt. Zeigen sich Abweichungen beim Out-Come am Gerät, so liegen Spannungsveränderungen der Skelettmuskulatur vor. Liegt der Ist-Wert oberhalb von 1000 Mikrovolt, kann von einem erhöhten Muskeltonus ausgegangen werden; liegt der Wert unterhalb des Soll-Wertes, muss von einer hypotonen Muskulatur ausgegangen werden.

Input im Sinne der Intentionsübungen nach Förster

Durch die eingangs beschriebene Verfahrenstechnik kann der Patient nach Anleitung durch das nicht ärztliche Therapiepersonal eine Bahnungstherapie im Sinne der Intentionsübungen nach Förster durchführen. Durch den gedanklichen Input erhält der Patient eine Rückmeldung, inwieweit die von ihm gewünschte Bewegung als Information am ausführenden Erfolgsorgan (Muskel oder Muskelgruppe) ankommt. Bei Geräten, die eine akustische Rückmeldung der Muskelaktivität erlauben, berichten Patienten: „Ich habe gehört, wie ich meinen Muskel wieder selbst angespannt habe."

Aktivierung

Ebenso wie eine Entspannung durch die Biofeedback-Therapie erreicht werden kann, ist eine allgemeine Aktivierung durch entsprechende Anweisungen über das Monitoring für den Gesamtorganismus möglich.

Kräftigung

Verlagert man die mittlere Ausgangsleistung des Normotonus der Skelettmuskulatur von 1000 Mikrovolt nach oben, so wird dem Patienten eine Schwelle vorgegeben, die bei der entsprechenden Motivation und unter Einhaltung vorgegebener Trainingsparameter zur Kräftigung der Muskulatur führt.

Effektivitätsnachweis krankengymnastischer Techniken durch Biofeedback-Therapie → Qualitätssicherung

Neben den Therapiemöglichkeiten mit den verschiedenen Zielen, der prognostischen Beurteilung für die zu empfehlende Therapie und der Erweiterung des physiotherapeutischen, respektive des elektrotherapeutischen Befundes, kann durch die Biofeedback-Therapie auch der kontrollierte Effektivitätsnachweis krankengymnastischer Techniken erbracht werden.

EMG-getriggerte Elektrostimulation

Kombination zwischen Biofeedback-Therapie und Elektrostimulation

Eine Besonderheit der Biofeedback-Therapie stellt die EMG-getriggerte Elektrostimulation (Mokrusch et al.) dar (☞ Abb. 10.27). Bei diesem speziell entwickelten Gerät handelt es sich um die Kombination zwischen der Biofeedback-Therapie und einer Elektrostimulation. Da diese Form der Biofeedback-Therapie derzeit ausschließlich bei Störungen des Nerv-Muskelsystems eingesetzt wird, wird sie auch als Elektromyofeedback-Therapie bezeichnet. Aufgrund des Ursprungs von Oberflächenableitungen in der Neurologie (Elektromyographien) zu therapeutischen Zwecken ist der Begriff EMG existent.

Ziel der EMG-getriggerten Elektrostimulation ist es, durch das repetitive Bewegen die verloren gegangene Funktion wieder zu erlernen.

In Amerika und China ist dieses Verfahren schon länger bekannt, und der Erfolg der Therapie führte zur Entwicklung von Geräten, die mit zwei getrennten Kanälen arbeiten. Diese können z. B. bei zentralen Paresen eingesetzt werden, wobei der eine Stromkreis die hypertone Muskulatur mittels Myofeedback-Therapie und detonisierenden Strömen beeinflusst. Zeitversetzt wird über den zweiten Stromkreis – wie bei der Kombination von Myofeedback-Therapie und Elektrostimulation – der hypotone Agonist gekräftigt.

Es gibt verschiedene Einsatzmöglichkeiten der EMG-getriggerten Elektrostimulation:

- **Myofeedback-Therapie**
  Der Begriff Myofeedback bedeutet, dass es sich um eine reine muskuläre Ableitung handelt. Die Ziele der Myofeedback-Therapie unterscheiden sich nicht von denen der EMG-getriggerten Elektrostimulation.
- **Elektrostimulation**
  Bei vorhandener faradischer Erregbarkeit kann der Patient ausschließlich passiv elektrisch stimuliert werden.
- **Kombination Myofeedback-Therapie und Elektrostimulation**
  Hierbei gibt es zwei verfahrenstechnische Möglichkeiten:
  _ Der Patient bekommt einen initialen elektrischen Impuls und vervollständigt aktiv die Bewegung bis zum vorgegebenen Schwellenwert.
  _ Der Patient führt die Bewegung so weit aus, wie er in der Lage ist, und die Bewegung wird durch einen elektrischen Impuls vervollständigt.

Durchführung

Der Patient wird mit zwei ableitenden Elektroden und einer neutralen Elektrode mit dem Biofeedback-Gerät verbunden. In der Regel kommen Silbernitrat-Elektroden zum Einsatz. Sie dienen zur Ableitung und müssen mit einem Kontaktgel eingenetzt werden. Die Elektroden werden mit einem Tapepflaster an den entsprechenden Stellen des Muskels bzw. der Muskelgruppe befestigt. Um eine Übersteuerung auszuschließen, wird eine neutrale Elektrode in einer Viskoseschwammtasche an irgendeiner anderen Stelle des Körpers befestigt. Wird die Elektrode des Oberflächen-EMGs der Neurologen für den Daumenballen eingesetzt, so sind beide ableitenden Elektroden in dieser vereint. Es müssen hierfür die Filzeinlagen mit physiologischer Kochsalzlösung durchnetzt werden. Die neutrale Elektrode kann wie beschrieben an jeder beliebigen Stelle des Körpers befestigt werden.

Danach werden die entsprechenden Übungsaufträge zum Erreichen der Therapieziele gegeben, welche in dem Biofeedback-Gerät umgesetzt werden und als akustisches oder/und optisches Signal wieder abgegeben werden.

? Übungsfragen

1. Was versteht man unter der Biofeedback-Therapie?
2. Welche Therapieziele können mit der Biofeedback-Therapie verfolgt werden?
3. Welche drei Möglichkeiten bietet die EMG-getriggerte Elektrostimulation?
4. Wofür ist eine neutrale Elektrode bei der Biofeedback-Therapie erforderlich?
5. Welche Voraussetzung muss gegeben sein, um die Stimulation bei der EMG-getriggerten Elektrostimulation mit einzusetzen?

13 Spezielle Indikationen aus den einzelnen Fachdisziplinen

Im nachfolgenden Kapitel werden Hinweise für die praktische Umsetzung anhand ausgewählter Krankheitsbilder der verschiedenen medizinischen Fachdisziplinen gegeben.

13.1 Chirurgie

13.1.1 Arterielle Verschlusskrankheiten (AVK)

Therapieziel:	Regulierung der Durchblutung
Maßnahme:	Galvanischer Strom
Parameter	
Frequenz:	0 Hz
Intensität:	sensibel schwellig
Applikationstechnik:	Längsdurchflutung der betroffenen Extremitäten – Kathode in der Peripherie, Anode im Bereich des Gefäßstammes
Behandlungsdauer:	20–25 min

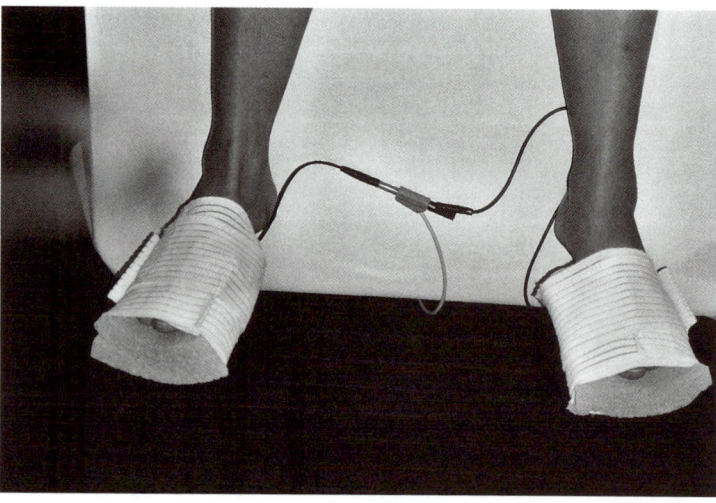

Abb. 13.1 AVK der unteren Extremitäten

Häufigkeit/	
Frequenzempfehlung:	Stadium I: 2–3× wö.
	Stadium II: täglich
Kombinationen:	Laufbandtherapie
	Hydrotherapie: Wechselgüsse
Alternativen:	Stangerbad, Vierzellenbad
Besonderheiten:	Bei funktionellen arteriellen Verschluss-krankheiten kann eine Beeinflussung über das vegetative Nervensystem vor-geschaltet werden.

13.1.2 Phantomschmerzen

Therapieziel:	Schmerzreduktion
Maßnahme:	Hochvolt-Ströme
Parameter	
Frequenz:	100 Hz
Impulsdauer:	1:30 000 s
Intensität:	sensibel schwellig bis überschwellig
Applikationstechnik:	Tripolare Elektrodenanlage – passive Elektrode im Wurzelgebiet, aktive Elektroden liegen parallel um die Narbe im Stumpfbereich
Behandlungsdauer:	25–30 min
Häufigkeit/	
Frequenzempfehlung:	bei akuten Beschwerden täglich bei chronischen Beschwerden im Sinne der Schmerzmedikation bei Bedarf
Kombination:	Stumpfabhärtung
Alternativen:	TENS (zur Heimbehandlung), Interferenzströme

13.1.3 Stuhlinkontinenz

Therapieziel:	Verbesserung der Sphinkterfunktion
Maßnahmen:	TENS, biphasische Impulse
Parameter:	
Frequenz:	3–250 Hz
Impulsdauer:	50–500 µs
Intensität:	motorisch schwellig
Applikationstechnik:	Sonderelektrode zur rektalen Applikation, beide Pole sind in der Elektrode vereint. Rektale Einführung mittels Kontaktgel. Patient Seitlage links.

Behandlungsdauer:	10–15 min
Häufigkeit/ Frequenzempfehlung:	je nach Ausprägung mehrmals täglich (Heimbehandlung) Kontrollbehandlung 1× wö.
Kombinationen:	EMG-getriggerte ES, Biofeedback, Beckenbodentraining
Alternativen:	Transkorporale Elektrostimulation mit Exponentialströmen – Impulsdauer 150 ms, Pausendauer 200 ms, Anode Kreuzbein, Kathode oberhalb der Symphyse
Besonderheiten:	Wichtig ist die klare Indikationsstellung. Empfehlenswert sind vom Patienten zu führende Stuhltagebücher.

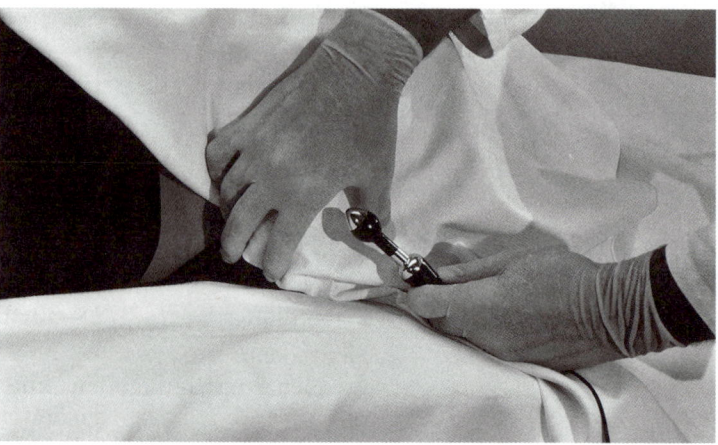

Abb. 13.2 Einführung der walnussgroßen Rektalelektrode

13.1.4 Sympathische Reflexdystrophie/Morbus Sudeck Stadium II

Therapieziele:	Regulation der Durchblutung, Schmerzreduktion
Maßnahme:	Diadynamischer Strom DF
Parameter	
Frequenz:	100 Hz
Impulsdauer:	10 ms
Pausendauer:	0 ms
Intensität:	sensibel schwellig bis überschwellig
Applikationstechnik:	1. Behandlungsphase: gangliotrope Applikation (Stellatumblockade) 2. Behandlungsphase: transregionale Applikation, d. h. Längsdurchflutung ganzer Arm

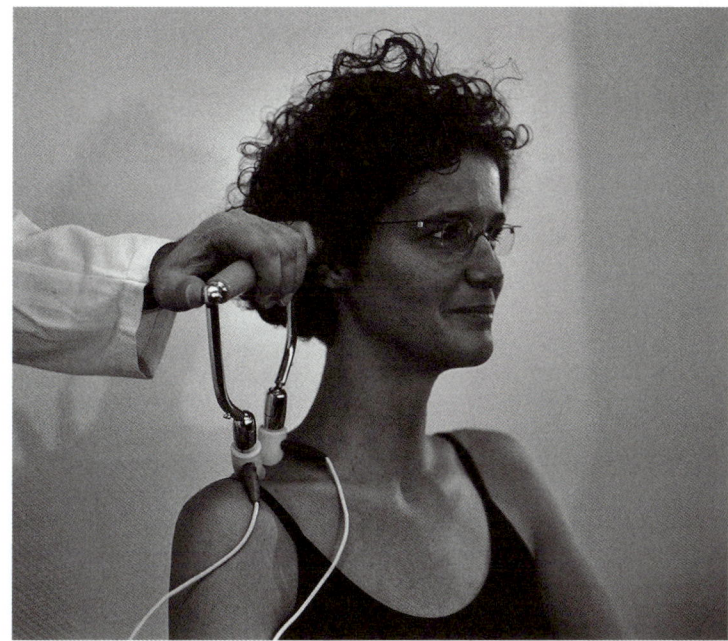

Abb. 13.3   Stellatumblockade 1. Phase

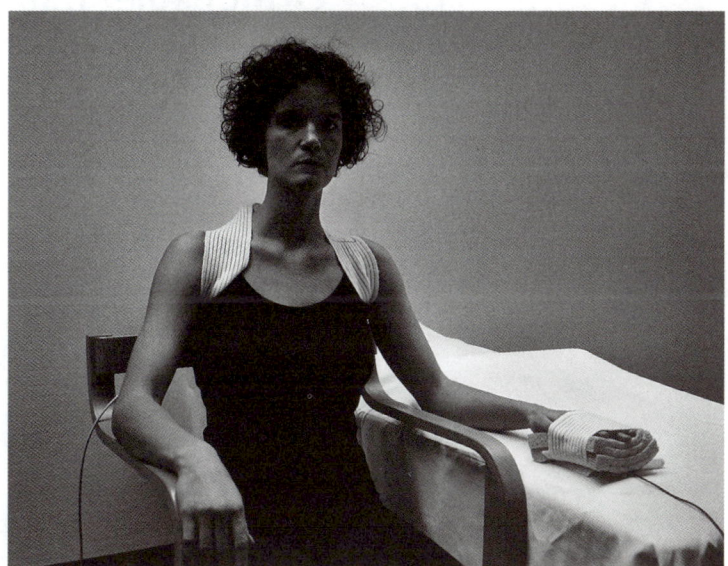

Abb. 13.4   Stellatumblockade 2. Phase, Längsdurchflutung

Zu Phase 1: Das Ganglion Stellatum findet man im Kreuzungspunkt von zwei gedachten Linien. Eine Linie verläuft 2 QF breit über der Klavikula, die andere ein QF hinter dem M. sternocleidomastoideus. Um diesen meist etwas empfindlichen Punkt werden die Elektroden platziert.

Zu Phase 2: Kathode liegt an der palmaren Seite der Hand, die Anode zwischen den Schulterblättern.

Behandlungsdauer:	Phase 1: 3–5 min Phase 2: 5–10 min
Häufigkeit/ Frequenzempfehlung:	jeden 2. Tag
Kombinationen:	Reflexzonenmassage (BGM), MLD, kontralaterale KG, CO_2-Bäder
Alternativen:	Interferenzströme
Besonderheiten:	Die Reaktion ist bei der Erstbehandlung am intensivsten, eine kritische Beobachtung des Behandlungsverlaufs ist notwendig. Die Reizung motorischer Nervenfasern kann ggf. eine Abduktion des Arms hervorrufen.

13.2 Orthopädie/Traumatologie

13.2.1 Achillodynie

Therapieziele:	Schmerzreduktion, Regulierung der Durchblutung
Maßnahmen:	Simultanverfahren Ultraschall mit diadynamischem Strom CP

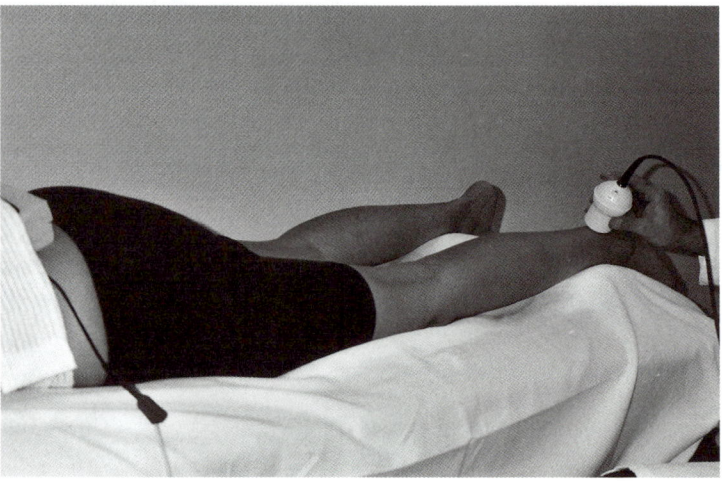

Abb. 13.5   Achillodynie – Behandlung mit Ultraschall simultan

Parameter	US	DD
Frequenz:	800 kHz	50/100 Hz im rythmischen Wechsel
Betriebsart:	kontinuierlich	
Impulsdauer:		10 ms
Pausendauer:		50 Hz: 10 ms, 100 Hz: 0 ms
Intensität:	0,7 W/cm²	sensibel schwellig

Applikationstechnik: Anode am Os sacrum, Kathode = Ultraschallkopf: kreisende Bewegung über Prädilektionsstelle

Behandlungsdauer: 7–10 min

Häufigkeit/
Frequenzempfehlung: akut täglich, subakut 3× wö.

Kombinationen: Phonophorese, Querfriktionen, Dehnungen

Alternativen: Subaquale Ultraschalltherapie, Ultra-Reiz-Strom, Impulsgalvanisation FM, Stochastischer Strom, Hochvolt, Mikrowelle

13.2.2 Epikondylitis

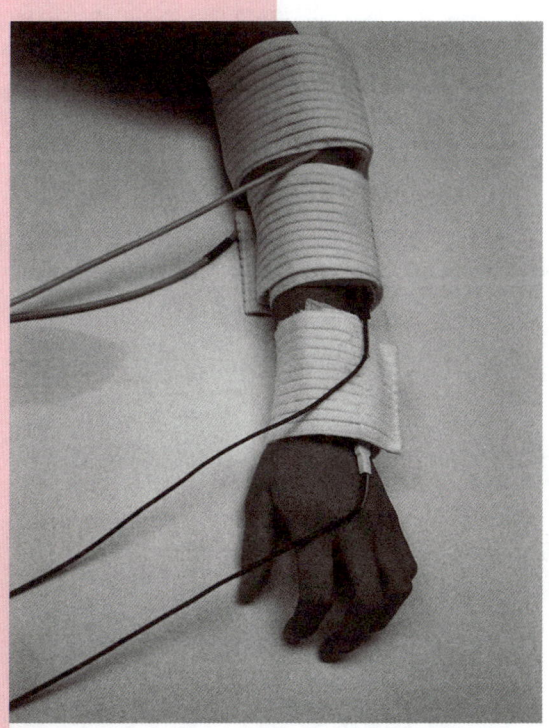

Abb. 13.6 2-Kanaltechnik zur Behandlung einer Epikondylitis

Therapieziele: Schmerzreduktion, Regulierung der Durchblutung, Regulation des Muskeltonus

Maßnahmen: 2-Kanaltechnik
Kanal 1: Interferenzstrom
Kanal 2: AMS

Parameter
Frequenz: Kanal 1: 200 Hz
Kanal 2: 100 Hz
Intensität: deutlich sensibel überschwellig

Applikations-
technik: Kanal 1: Vierpunkt-Kissenelektrode auf den betroffenen Epikondylus
Kanal 2: Längsdurchströmung der hypertonen Muskulatur

Behandlungs-
dauer: 20–30 min

Häufigkeit/
Frequenz-
empfehlung: akut täglich, subakut 2–3× wö.

| Kombinationen: | Querfriktionen, Dehnungen, Haltungskorrektur |
| Alternativen: | Ultraschall simultan, Iontophorese, diadynamische Ströme, Ultra-Reiz-Strom (segmentale Applikation) |

13.2.3 Endoprothesen

Therapieziele:	a) Schmerzreduktion b) Reduktion von Schwellung und Reizung c) Besserung der gestörten Beweglichkeit d) Regulation des Muskeltonus
Maßnahmen:	AMS, MF Endosan®

Parameter
  Frequenz:
  Intensität:
	AMS 100 Hz, Endosan® 4000 Hz
	deutlich sensibel überschwellig

Applikationstechnik:	Querdurchflutung mit flächenmäßig großen Elektroden
Behandlungsdauer:	20 min
Häufigkeit/ Frequenzempfehlung:	in der stationären Phase täglich, während der stationären oder ambulanten Rehabilitation 4–5× wö.
Kombinationen:	Übungsbehandlung, MLD, Kältetherapie, Krankengymnastik
Alternativen:	Hochvolt-Ströme, biphasische TENS-Ströme, MENS

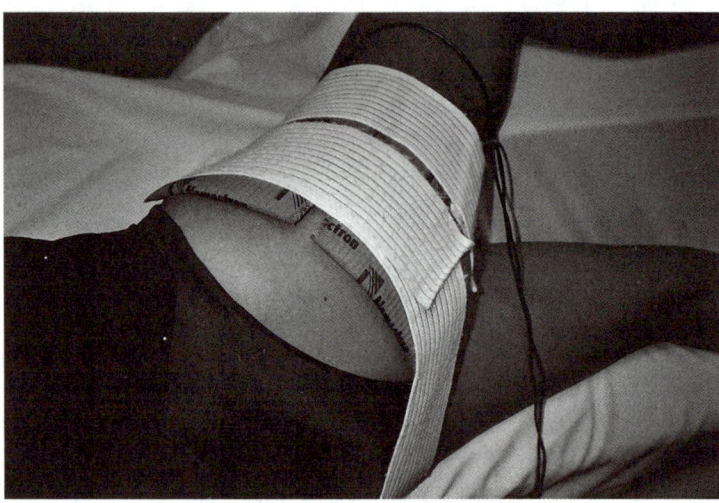

Abb. 13.7   Elektrodenanlage bei einer Hüftendoprothese

Besonderheiten: AMS bewirkt überwiegend die Ziele d) und c)
Endosan® bewirkt hauptsächlich die Ziele a) und b);

> **! Merke**
>
> Bei Endoprothesen keine Elektrotherapie mit galvanischer Komponente!

13.2.4 Adduktorentendopathie

Therapieziele: Schmerzreduktion, Regulierung der Durchblutung

Maßnahme: Diadynamischer Strom DF

Parameter
Frequenz: 100 Hz
Impulsdauer: 10 ms
Pausendauer: 0 ms
Intensität: sensibel schwellig

Applikationstechnik: Querdurchflutung, Kathode am Übergang Sehne/Muskelbauch oder Insertion Sehne/Knochen

Behandlungsdauer: 15–20 min

Häufigkeit/
Frequenzempfehlung: akut täglich, subakut 3× wö.

Kombinationen: Simultanverfahren mit Ultraschall, Querfriktionen, Funktionsmassagen

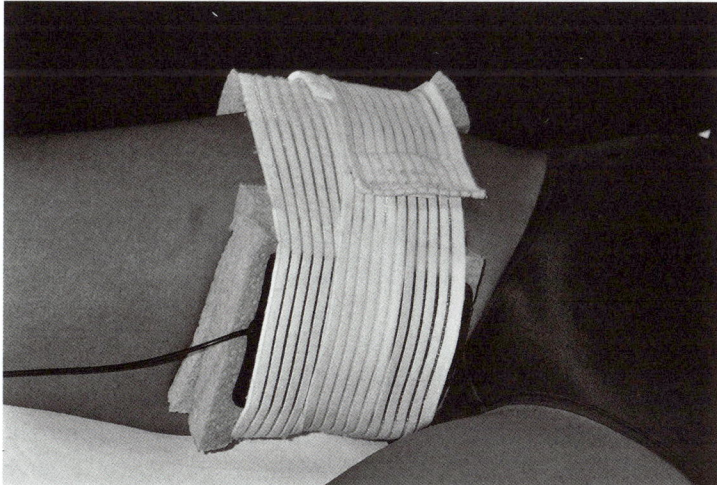

Abb. 13.8 Behandlung einer Adduktorentendopathie des M. adductor longus mit diadynamsichem Strom DF; Elektrodenanlage am Übergang Sehne/Muskelbauch

Alternativen: IG 30, IG 50

Besonderheiten: Bei extrem lang anhaltendem Krankheitsverlauf ist gleichzeitig eine Iontophorese mit Lokalanästhetikum möglich.

13.3 Innere Medizin

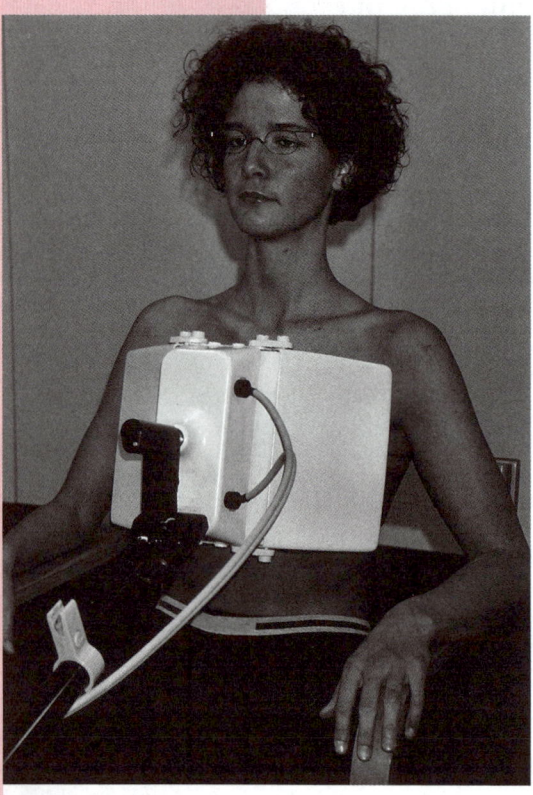

Abb. 13.9 Kurzwellen-Bestrahlung mit der Diplode bei Asthma bronchiale

13.3.1 Asthma bronchiale

Therapieziele: Sekretmobilisation, Entzündungshemmung, Spasmolyse der Atemhilfsmuskulatur

Maßnahme: Kurzwellentherapie

Parameter:
    Frequenz: 27 MHz
    Dosis: 2–3 nach Schliephake

Applikationstechnik: Diplode, ventral Thoraxbereich

Behandlungsdauer: 20 min

Häufigkeit/Frequenzempfehlung: 2× wö.

Kombinationen: Atemtherapie, BGM

Alternativen: Dezimeterwelle (Pyrodor®)

Besonderheiten: Es ist auch eine Bestrahlung von dorsal und ventral mit Schliephake-Elektroden möglich. Auf gleichmäßigen EHA ist zu achten.

13.3.2 Obstipation

Therapieziel: Tonusregulation

Maßnahme: MF-Interferenzstrom

Parameter
    Frequenz: 1–10 Hz
    Intensität: motorisch schwellig

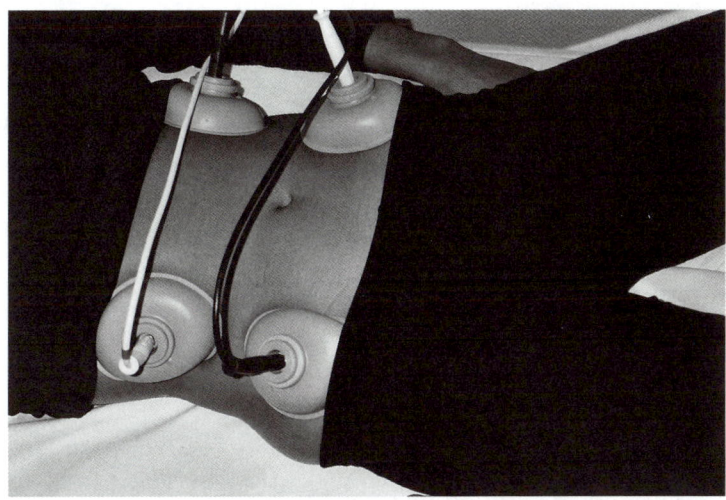

Abb. 13.10 Elektrodenanlage zur Behandlung von atonischer Obstipation mit Interferenzstrom

Applikationstechnik:	Vakuumelektroden, auf Höhe der Voglerpunkte
Behandlungsdauer:	20–30 min
Häufigkeit/ Frequenzempfehlung:	täglich
Kombinationen:	Kolonmassage, Heiße Rolle, Heublumensack
Alternativen:	Niederfrequenz, Exponentialstrom Impulsdauer: 200 ms, Pausendauer: 2000 ms flächenmäßig große Elektroden, die rechts und links der Linea Alba die Voglerpunkte überdecken
Besonderheiten:	bei spastischer Obstipation Detonisierung mit Frequenzen von 100 Hz und Plattenelektroden, ebenfalls Interferenzverfahren

13.3.3 Thromboseprophylaxe

Therapieziel:	Aktivierung der Muskelpumpe
Maßnahme:	MF-Amplitudenmodulierter Strom (AMS)
Parameter Frequenz:	3,5–4,5 Hz
Intensität:	deutlich motorisch überschwellig
Applikationstechnik:	2 flächenmäßig große Plattenelektroden unter der Wadenmuskulatur oder den Füßen

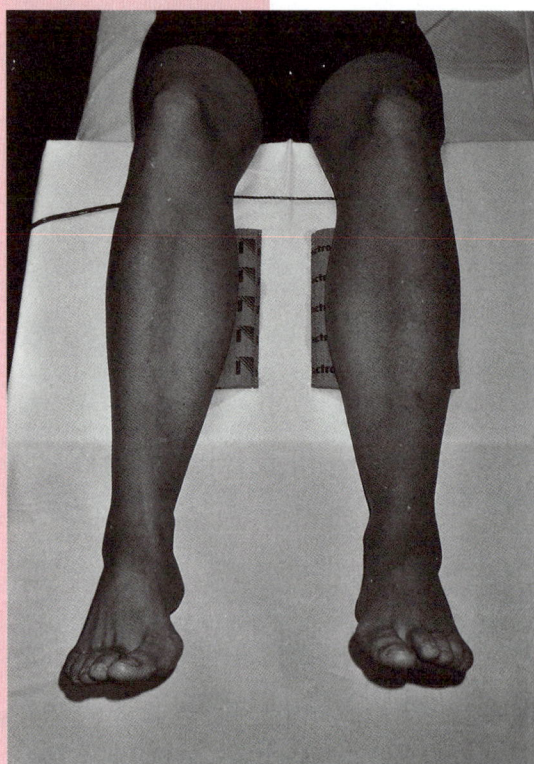

Abb. 13.11 Elektrodenanlage zur Thromboseprophylaxe mit Plattenelektroden und AMS

Behandlungsdauer: 30 min

Häufigkeit/
Frequenz-
empfehlung: mehrmals täglich

Kombinationen: aktive Krankengym-
                      nastik

Besonderheiten: auch geeignet bei
                      komatösen Patien-
                      ten. Die entspre-
                      chende Lagerung ist
                      zu beachten.

13.3.4 Schlafstörungen

Therapieziele: Beseitigung von
                      Schlafstörungen,
                      Elektrorelaxation

Maßnahme: AMS

Parameter
  Trägerfrequenz: 4000 Hz
  Wirkfrequenz: 200 Hz
  Intensität: sensibel schwellig

Applikations-
technik: 2 Elektroden im Be-
                      reich der Schläfen
                      mit Klettband befes-
                      tigen

Behandlungsdauer: bis zu 45 min

Häufigkeit/
Frequenz-
empfehlung: 20×, tägliche
                      Behandlung

Kombinationen: Entspannungstech-
                      niken, sedierende
                      Bäder

Alternativen: Stangerbad, abstei-
                      gende Polung

Besonderheiten: Behandlung muss in
                      einem reizarmen
                      Umfeld erfolgen.

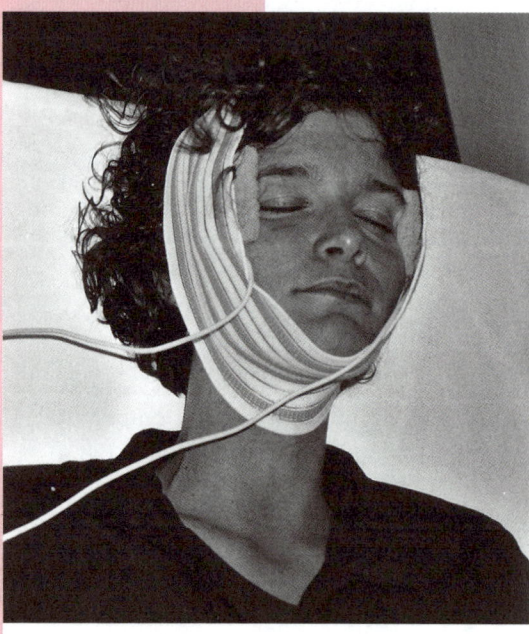

Abb. 13.12 Elektrodenanlage bei Schlafstörungen, AMS

13.4 Neurologie

13.4.1 Hemiplegie

Therapieziel:	Kräftigung der Antagonisten
Maßnahme:	EMG-getriggerte Elektrostimulation
Parameter	
Frequenz:	30 Hz
Impulsdauer:	40–400 ms
Pausendauer:	30 s
Schwellimpuls-dauer:	1–9 s
Impuls/Pause:	1:3
Applikationstechnik:	2 flächenmäßig der betroffenen Muskulatur entsprechend große Klebeelektroden auf die Antagonisten platzieren
Behandlungsdauer:	bis zur Ermüdbarkeitsgrenze
Häufigkeit/ Frequenzempfehlung:	täglich, im Sinne einer Heimbehandlung mehrmals täglich; ca. alle 4 Wochen Kontrolle durch den Therapeuten
Kombinationen:	Krankengymnastik
Alternativen:	Mehrkanal-Stimulation mit mittelfrequenten Strömen AMS – 1-Kanal zur Stimulation der Antagonisten, 2-Kanal zur Tonusreduktion des Agonisten Stangerbad mit Querdurchflutung, Anode auf der spastischen Seite
Besonderheiten:	Wichtig ist, die Reaktionen der Muskulatur ständig zu beobachten! Bei lebhaft werdender Spastizität ist die Elektrodenanlage zu kontrollieren, ggf. die Behandlung abzubrechen.

13.4.2 Morbus Parkinson

Therapieziele:	Muskelkräftigung, Verbesserung der Aufrichtung
Maßnahme:	niederfrequente Mehrkanal-Stimulation
Parameter	
Frequenz:	50 Hz
Impulsdauer:	200–250 µs
Schwelldauer:	10 s
Intensität:	motorisch schwellig bis überschwellig
Applikationstechnik:	Mehrkanalstimulation, 4–8 Elektroden werden paravertebral symmetrisch platziert, parallel zur Wirbelsäule.

Behandlungsdauer: 30 min

Häufigkeit/
Frequenzempfehlung: 3× wö.

Kombination: aktive Krankengymnastik

13.4.3 Ischialgie

Therapieziel: Schmerzreduktion

Maßnahmen: Diadynamische Ströme, DF, CP, LP

Parameter
    Frequenz: DF 100 Hz, CP/LP 50/100 Hz
    Impulsdauer: 10 ms
    Intensität: sensibel schwellig bis überschwellig

Applikationstechnik: Initialbehandlung transregional, anschließend paravertebrale Applikation, Nervenstamm-Applikation und Schmerzpunkt-Applikation

Behandlungsdauer: jede Applikation 4–5 min

Häufigkeit/
Frequenzempfehlung: akut täglich, subakut 2× wö.

Kombinationen: Beckenbeinaufhängung im Schlingentisch, Stufenlagerung, Brüggertherapie

Alternativen: Ultra-Reiz-Strom, Interferenzströme, Stangerbad

Besonderheiten: Ein präzises Aufsuchen der Valleix-Punkte ist unabdingbar für den Therapieerfolg.

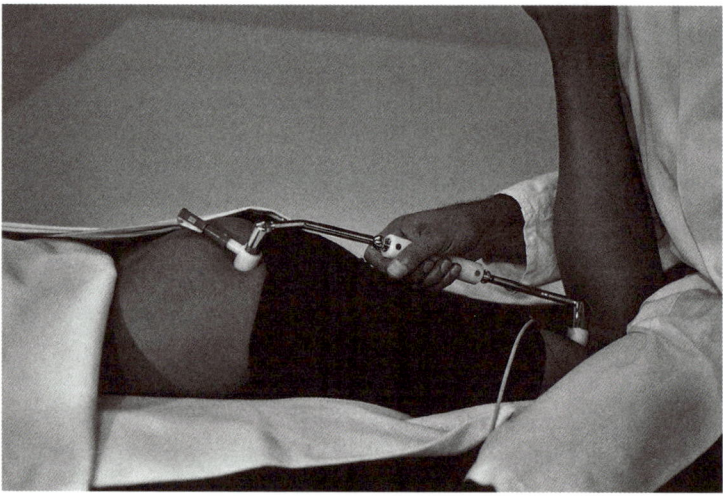

Abb. 13.13   Nervenstammapplikation mit diadynamischen Strömen

13.4.4 Fazialis-Parese

Therapieziele:	Atrophieprophylaxe, funktionelle Stimulation
Maßnahmen:	je nach Erregbarkeit faradische Serienimpuls- oder Exponentialströme
Parameter:	je nach gewählter Stromform ☞ 10.4. Wegen der hohen Empfindlichkeit ist stets mit der kürzesten Impulsdauer zu reizen.
Applikationstechnik:	monopolare oder bipolare Elektrodenanlage auf den betroffenen Muskeln. Bei zu hoher sensibler Belästigung ist eine Reizung mit der Anode empfehlenswert.
Behandlungsdauer:	bis zur Ermüdbarkeitsgrenze
Häufigkeit/ Frequenzempfehlung:	täglich
Kombinationen:	PNF, Gesichtsmassage
Alternativen:	Biofeedback, TENS
Besonderheiten:	Die Behandlung der Fazialis-Parese bedarf einer gewissen elektrotherapeutischen Erfahrung. Tritt Eigenaktivität der betroffenen Muskeln ein, so ist die aktive KG vorrangig. Eine weitere Elektrostimulation könnte zu einer Kontraktur führen.

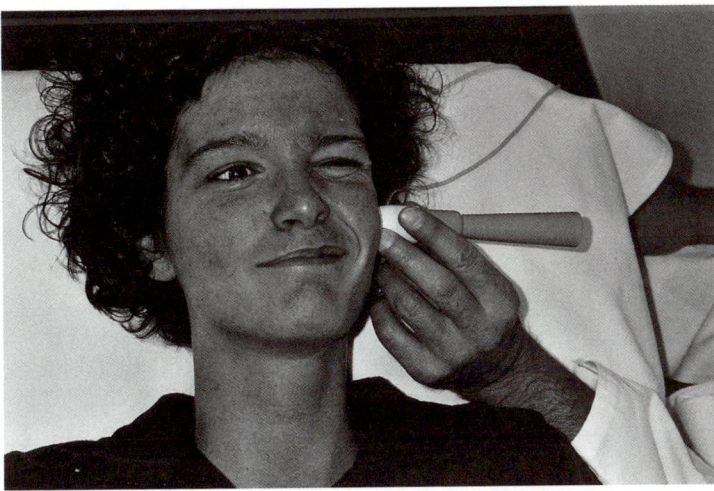

Abb. 13.14   Monopolare Reizung am Nervenstamm des N. facialis

13.4.5 Muskelerkrankungen

Therapieziele:	Anregung des muskulären Stoffwechsels, Verbesserung der Muskelfunktion und -spannung, Verlangsamung der Atrophie und Dystrophie
Maßnahmen:	Mittelfrequente Ströme, amplitudenmodulierte Ströme (AMS)

Parameter
Trägerfrequenz:	z. B. 11 000 Hz
Wirkfrequenz:	30 Hz
Intensität:	motorisch schwellig
Übungsfrequenz:	angepasst an die derzeitige Leistungsfähigkeit des Muskels zwischen 5–24 Kontraktionen/min
Applikationstechnik:	der Größe des Muskels angepasste Plattenelektroden
Behandlungsdauer:	unterhalb der Ermüdbarkeitsgrenze bleiben
Häufigkeit/ Frequenzempfehlung:	2–4× wö.
Kombinationen:	Krankengymnastik, Schlingentisch
Alternativen:	TENS, Stangerbad
Besonderheiten:	Aufgrund der Vielzahl von möglichen Muskelerkrankungen und verschiedener Verlaufsformen ist die Elektrotherapie individuell auf den Patienten abzustimmen.

13.5 Gynäkologie/Urologie

13.5.1 Plazentainsuffizienz

Therapieziele:	Anregung der Durchblutung der Plazenta (ausreichende Plazenta-Minuten-Volumina)
Maßnahme:	Biphasische rechteckige Impulsströme

Parameter
Frequenz:	50 Hz
Impulsdauer:	0,3 ms
Intensität:	ca. 50 mA
Applikationstechnik:	2-paarige selbstklebende Elektroden werden am Rücken der Patientin zwischen den Segmenten Th10 und L2 paravertebral appliziert. Linke Halbseitlage.

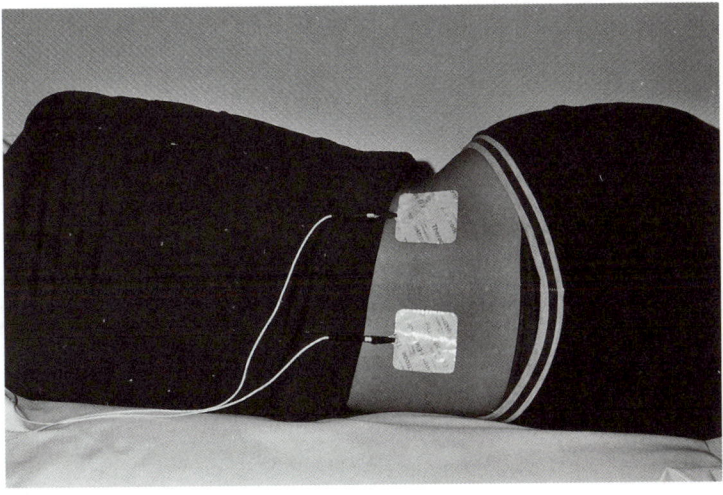

Abb. 13.15 Elektrodenanlage zur Behandlung von Plazentainsuffizienz mit biphasischen rechteckigen Impulsströmen

Behandlungsdauer:	30 min
Häufigkeit/ Frequenzempfehlung:	durchschnittlich 2 Wochen, täglich
Kombinationen:	Entspannungstherapie

13.5.2 Harninkontinenz

Therapieziel:	Verbesserung der Sphinkterfunktion
Maßnahme:	biphasische Rechteck-Ströme
Parameter	
Frequenz:	3–250 Hz
Impulsdauer:	50–500 µs
Intensität:	1–60 mA motorisch schwellig
Applikationstechnik:	intravaginale Elektrode, beide Pole sind in der Elektrode vereint. Vaginale Einführung mittels Kontaktgel
Behandlungsdauer:	10–15 min
Häufigkeit/ Frequenzempfehlung:	je nach Ausprägung mehrmals täglich, Heimbehandlung, Kontrollbehandlung 1× wö.
Kombinationen:	EMG-getriggerte Elektrostimulation, Beckenbodentraining
Alternativen:	Transkorpurale Elektrostimulation MF-Ströme, Interferenzströme
Besonderheiten:	genaue Dokumentation zur Beurteilung des Grades der Harninkontinenz

13.5.3 Harnverhalt (z. B. nach vorderer Kolporrhaphie)

Therapieziele: Ödemresorption, Funktionsverbesserung des Detrusors

Maßnahme: Stangerbad

Parameter
Frequenz: 0 Hz
Intensität: sensibel schwellig

Applikationstechnik: Längsdurchflutung aufsteigend

Behandlungsdauer: 20–25 min

Häufigkeit/
Frequenzempfehlung: täglich

Kombinationen: Entspannungstechniken, BGM

Alternativen: AMS zur Detrusorstimulation 3,5 Hz, zur Detonisierung des Sphinkters 100 Hz

Besonderheiten: Bei der vorderen Kolporrhaphie kann es in einigen Fällen zu einer relativen Überkorrektur des urethrovesikalen Winkels kommen, welche zumeist ödembedingt einen Harnverhalt durch einen erhöhten Urethraverschlussdruck hervorruft. Die Blase wird nur unzureichend entleert, da die Urethra zu früh wieder verschließt. Bereits nach wenigen Tagen kommt es zu einer erheblichen Detrusorschwäche. I.d.R. wird ein Blasenkatheter 5 Tage post OP belassen. Durch die tägliche Applikation einer Elektrostimulation der Blase, welche transvesikal über eine im Dauerkatheter platzierte Sonde sowie eine suprasymphysär platzierte Hautelektrode erfolgt.

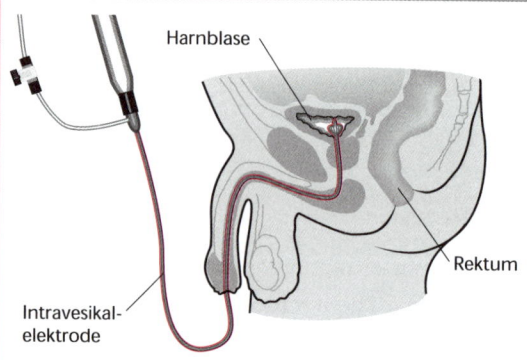

Abb. 13.16 Intravesikale Elektrode über Dauerkatheter

Labels: Harnblase, Rektum, Intravesikalelektrode

13.5.4 Dysmenorrhoe

Therapieziele: Schmerzreduktion, Anregung zur regelmäßigen Menstruation

Maßnahmen: Hochfrequenztherapie, Dezimeterwelle

Parameter
Frequenz: 433 MHz
Dosis: Stufe 2 (☞ Kap. 4.3)

Applikationstechnik: Pyrodor®, Muldenstrahler segmental über der Michaelis-Raute (L1–L5)

Behandlungsdauer: 15 min

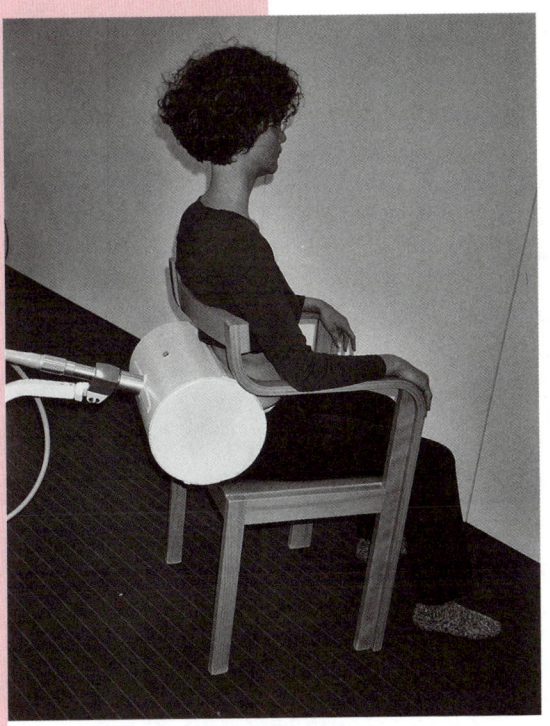

Häufigkeit/	
Frequenz-	
empfehlung:	3× wö.
Kombinationen:	BGM, Entspan-nungstechnik
Alternativen:	Kurzwellenthera-pie/Kondensator-feldmethode
Besonderheiten:	Vorsicht: Keine Im-plantate oder Me-tallgegenstände im Behandlungsgebiet!

Abb. 13.17 Dezimeterwellenbestrahlung mit Pyrodor bei Dysmenorrhoe, dorsale Applikation

13.6 Dermatologie

13.6.1 Hyperhidrosis

Therapieziel:	Reduktion der Schweißdrüsenaktivität
Maßnahme:	Leitungswasser-Iontophorese
Parameter	
Frequenz:	0 Hz
Intensität:	sensibel überschwellig
Applikationstechnik:	Zu behandelnde Extremitäten werden in Kunststoffwannen mit indifferenter Was-sertemperatur und geschützten Elektro-den mit galvanischem Strom durchflutet.
Behandlungsdauer:	20–30 min
Häufigkeit/	
Frequenzempfehlung:	3–5× wö.
Kombination:	adstringierende Bäder
Alternativen:	2- oder 4-Zellenbäder
Besonderheiten:	Von Zeit zu Zeit kann eine Auffri-schung des Behandlungsergebnisses er-forderlich werden.

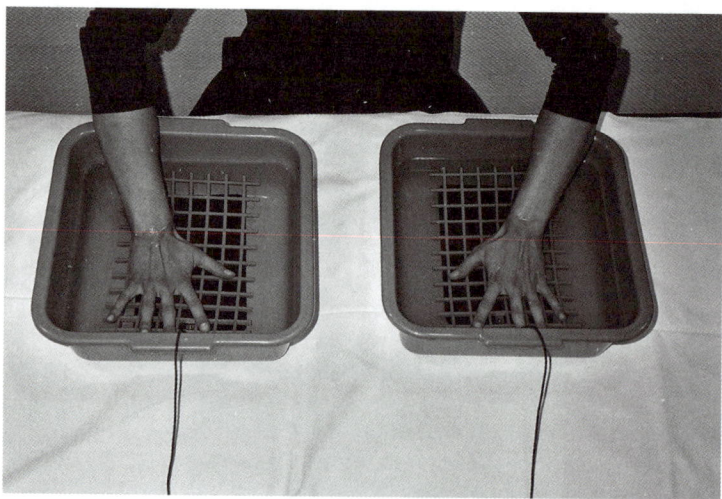

Abb. 13.18 Hyperhidrosisbehandlung mit Leitungswasser-Iontophorese in Handwannen

13.6.2 Psoriasis

Therapieziel:	Verbesserung des Hautstoffwechsels
Maßnahme:	Interferenzstrom
Parameter	
Trägerfrequenz:	4000 Hz
Wirkfrequenz:	100 Hz
Intensität:	deutlich sensibel überschwellig
Applikationstechnik:	großflächige Elektrodenanlage, evtl. zur Ganzkörperbehandlung
Behandlungsdauer:	15 min
Häufigkeit/ Frequenzempfehlung:	15 Sitzungen, 1×/Tag
Kombinationen:	UV-Bestrahlung, CO_2-Bäder
Alternativen:	Hochtontherapie

13.6.3 Ulcus cruris

Therapieziel:	Unterstützung der Wundheilung
Maßnahme:	Wundgalvanisation
Parameter	
Frequenz:	0 Hz
Intensität:	sensibel unterschwellig bis schwellig
Applikationstechnik:	Kompresse mit physiologischer Kochsalzlösung getränkt in die vorher gereinigte Wunde legen. Gegenelektrode, meist Anode, in unmittelbarer Nähe platzieren

Behandlungsdauer: 30–60 min

Häufigkeit/
Frequenzempfehlung: mehrmals täglich

Kombinationen: BGM, Lymphdrainage

Alternativen: gepulste elektrische Wundstimulation, TENS zur Heimbehandlung

Besonderheiten: Es ist auf einwandfreies hygienisches Arbeiten sowie auf eine behutsame Dosierung zu achten. Einige Hersteller liefern Spezialelektroden zur Wundbehandlung.

13.7 Hals-Nasen-Ohren-Erkrankungen

13.7.1 Tinnitus

Therapieziel: Reduktion des Tinnitus

Maßnahme: Interferenzstrom

Parameter
    Trägerfrequenz: 4000 Hz
    Wirkfrequenz: 100 Hz
    Intensität: sensibel schwellig bis leicht überschwellig

Applikationstechnik: Doppelkissenelektroden bds. an proc. mastoidei mit Klettband fixieren

Behandlungsdauer: 30 min

Häufigkeit/
Frequenzempfehlung: die ersten 6–10 Behandlungen täglich

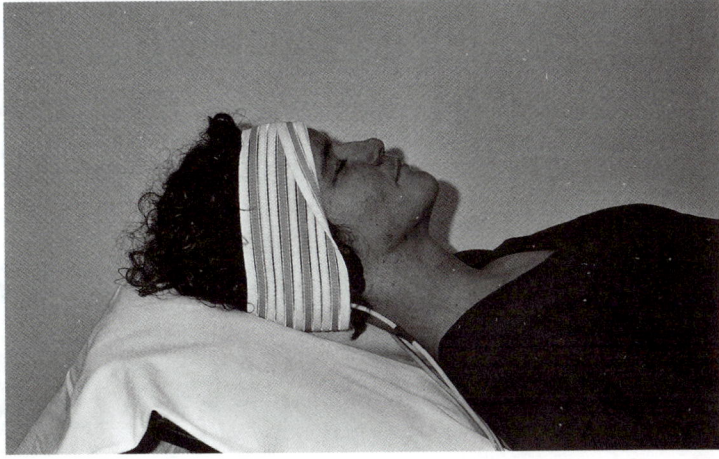

Abb. 13.19 Elektrodenanlage bei Tinnitus

Kombinationen:	Fußreflexzonenmassage, bei gleichzeitiger Elektrotherapie
Alternativen:	Ohr-Iontophorese mit Lidocain Lsg. 2% nach vorherigem Lidocain-Test
Besonderheiten:	Nach ca. 6 Behandlungen treten erste Veränderungen in Tonhöhe oder Lautstärke auf. Nach einigen Behandlungen kann es nochmals zu einer Verstärkung der Symptomatik kommen, die sich aber in weiteren Behandlungen wieder abschwächt.

13.7.2 Otitis media

Therapieziele:	Beseitigung des Ohrendrucks bei Ohrenkatarrh, Entzündungsreduktion
Maßnahmen:	Hochfrequenztherapie, Mikrowelle
Parameter	
Frequenz:	2400 MHz
Dosis:	1–2 nach Schliephake
Applikationstechnik:	Rundfeldstrahler oder Fokusstrahler
Behandlungsdauer:	5–10 min
Häufigkeit/ Frequenzempfehlung:	akut täglich, subakut 3× wö.
Kombination:	Lymphdrainage
Alternativen:	Kurzwelle/Spulenfeldelektrode (Minode)
Besonderheiten:	In ganz akuten Fällen wird mehrmals täglich 2–3 min behandelt.

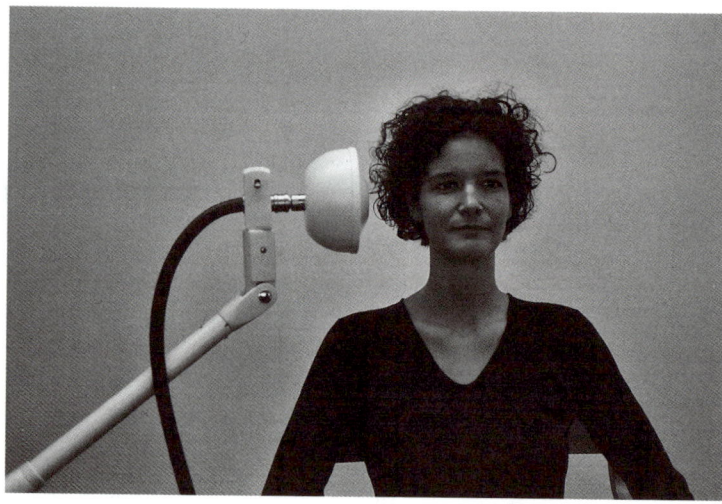

Abb. 13.20 Mikrowelle mit Rundfeldstrahler bei Otitis media

Antworten auf die Übungsfragen

Kapitel 1

Kapitel 1.2

❶ Die Materie ist der Träger der Energie.

❷ ▪ Ordnungszahl: Anzahl der Protonen
▪ Massezahl: Anzahl der Protonen und Neutronen.

❸ Die Wertigkeit bestimmt die Reaktionsfähigkeit oder Bindungsfähigkeit eines Atoms.

❹ Bei einer chemischen Verbindung haben die Stoffe miteinander reagiert, beim Gemenge nicht.

❺ Elektrolyse ist die Aufspaltung gelöster, dissoziierter Substanzen (Ionen) unter Einsatz eines Gleichstromes.

❻ Verätzungsgefahr unter beiden Polen.

Kapitel 1.3

❶ Elektrischer Strom ist das Fließen von Elektronen in einen metallischen Leiter bzw. das Fließen von Ionen in einen Elektrolyt.

❷ ▪ AC Alternating Current, Wechselstrom
▪ DC Direct Current, Gleichstrom.

❸ a) 230 V

b) 24 V

❹ Der Widerstand ist abhängig von dem spezifischen Widerstand der Länge, dem Querschnitt und der Temperatur des Leiters.

❺ Der Übergangswiderstand ist der Widerstand zwischen der Elektrode und dem Körper.

❻ Wattstunden Wh oder Kilowattstunden kWh.

❼ Impulsströme.

❽ Farad.

❾ Die CC-Schaltung soll die eingeregelte Intensität konstant halten, auch wenn sich der Widerstand verändert.

Kapitel 1.4

❶ Sicherheit für den Helfer, Verunglückten bergen, Prüfen der Vitalfunktion, Atemspende, Herzdruckmassage, Arzt verständigen.

② Unfälle durch direkten Kontakt, Unfälle durch Hochspannung, Sekundärunfälle.

Kapitel 1.8

❶
- Natürliche Person, z. B. Praxisinhaber
- Juristische Person, z. B. Krankenhausträger.

❷ Ja.

❸ Einweisung und Funktionsüberprüfung.

❹ Bezeichnung, Beleg über Einweisung und Funktionsüberprüfung, Name des Gerätebeauftragten, Name der eingewiesenen Personen, sicherheitstechnische Kontrolle, Funktionsstörungen, Unfälle etc.

❺ 5 Jahre.

Kapitel 2

Kapitel 2.1

❶ Dendriten dienen zur Reizaufnahme, das Soma dient zur Reizverarbeitung. Neurit dient zur Reizweiterleitung.

❷ Saltatorische und kontinuierliche Erregungsleitung.

❸ -60 bis -80 mV

❹ Ionenpumpe, Na-K-Pumpe.

❺ Synapse, motorische Endplatte.

❻ Isometrische, isotonische und auxotonische Kontraktionen.

❼ Spannungszustand der Muskulatur in Ruhe.

Kapitel 2.2

❶
- Schmerz ist physiologische Antwort des Körpers auf einen pathologischen Reiz.
- Schmerz ist ein physio-psychisches Erlebnis.

❷ Periphere Ursachen, zentrale Ursachen, psychogene Ursachen.

❸ Substanzen, die im Gewebe freigesetzt werden und einen Reiz auf die Nervenendigungen ausüben.

❹ Durch die informelle Wirkung.

❺ Hemmung der Erregbarkeit durch die Anode. Ruhepotenzial wird erhöht.

❻ Künstliche Verlängerung der Refraktärzeit durch z. B. einen mittelfrequenten Strom.

❼ Hohe Intensitäten an der Toleranzgrenze sind zur Schmerzverdeckung erforderlich.

Kapitel 2.3

❶ Lokal begrenzte Hyperämie, bedingt durch eine Weitstellung der Gefäße unter der Elektrode.

❷ Histaminausschüttung, Quaddelbildung.

❸ Vasokonstriktion – Vasodilation.

❹ 100 Hz

Kapitel 2.4

❶
- Reizung gesunder Muskulatur
- Behandlung peripherer Paresen
- Behandlung zentraler Paresen

❷ Unterschwellige Reize verändern die Reizschwellen, ohne dass dabei eine Kontraktion erfolgt.

❸ KSZ < ASZ < AÖZ < KÖZ

❹
- Bei hypersensiblen Patienten kann die Reizung mit der Anode weniger sensibel belästigend sein.
- Klassisches Krankheitsbild: Fazialisparese.

❺ Summe von Einzelkontraktionen, führt zum Tetanus.

❻ Die Kontraktion wird durch Pausen unterbrochen.

❼ Typen der Nervenfaserschädigung nach Seddon:
- Neurapraxie
- Axonotmesis
- Neurotmesis.

❽ Bei einer kompletten Durchtrennung der Nerven muss zur Funktionswiederherstellung eine neurochirurgische Nervennaht vorgenommen werden.

❿ Behandlungsmöglichkeiten zentraler Paresen durch:
- die „Klassiker" (galvanische Strom/Spasmotron®)
- die „Gängigen" (Myofeedback/mittelfrequente Ströme)
- die „Neuen" (TENS-Verfahren/EMG-getriggerte Elektrostimulation).

⓫
- Tonusregulation/Kontrolle der Spastik
- Funktionelle Elektrostimulation im Sinne einer Bahnungstherapie
- bessere Mobilität
- Kontraktur- und Dekubitusprophylaxe.

Kapitel 3

❶ Einstellung gegenüber Verfahren der Elektrotherapie: die Stromempfindlichkeit, die Stromerfahrungen, das gezielte Befragen nach Kontraindikationen.

❷ Ein spezielles Testverfahren zum Aufspüren irritierter Hautareale (veränderte Gewebszonen), i.d.R. mittels eines galvanischen Stromes.

❸ CV-Schaltung, Rollenelektrode.

Kapitel 4

❶ Kurzwellenverfahren 27 MHz, Dezimeterwellenverfahren 433 MHz, Mikrowellenverfahren 2400 MHz.

❷ Thermische Wirkungen.

❸ Kondensatorfeld und Spulenfeldmethode.

❹ Höhere Dosis und längere Behandlungsdauer.

❺ Metallgegenstände bilden physikalisch gesehen einen Zwischenkondensator, wodurch sich das umliegende Gewebe erhitzen könnte (Verbrennungsgefahr).

❻ Dezimeterwelleverfahren.

❼ Strahlenfeldmethode.

❽ Die Metallnetzbrille leitet elektromagnetische Wellen ab und schützt so das Auge.

❾ Die Schutzbrille wirkt als Faraday-Käfig.

Kapitel 5

❶ Mit mechanischen Wellen.

❷ Wird ein Quarzkristall mechanisch komprimiert, so entsteht an der Oberfläche eine elektrische Ladung.

❸ Der Schallwiderstand.

❹ Statisch.

❺ Im Bindegewebe.

❻ Ankopplungsmittel sind notwendig, weil die Luft Ultraschallwellen fast vollständig absorbiert.

❼ Wegen der Verätzungsgefahr.

Kapitel 6

❶ Reflexionsfaktoren, Behandlungsdauer, Alter der Strahlenquelle.

❷ 380–780 nm

❸ IR-Hellstrahler.

❹ UVC-Strahlen.

❺ Pigmentierung, Vitamin D-Bildung, Enzymbildung, Verbesserung des Eiweißstoffwechsels, Erythem-Bildung, allg. Wirkungen auf ZNS und veg. NS.

❻ Tragen einer Schutzbrille.

Kapitel 7

Kapitel 7.1

❶ Hyperämisierende Wirkung, analgetische Wirkung, Erregbarkeit beeinflussende Wirkung, Trophik verbessernde Wirkung, elektrolytische Wirkung, iontophoretische Wirkung.

❷ Säure- und Laugenbildung unter den Elektroden.

❸ Elektrische Energie, thermische Energie, mechanische Energie, chemische Energie.

❹ Zwei Drittel des Stromes fließen durch das niederohmige Badewasser.

❺ Unter Iontophorese versteht man das Einbringen eines Medikamentes durch die intakte Haut unter Einsatz eines elektrischen Stromes.

❻ Antirheumatika, Lokalanästhetika, Gerinnung hemmende Medikamente.

Kapitel 7.2.1

❶ Monophasisch.

❷ MF 50 Hz DF 100 Hz, CP 50 Hz + 100 Hz in ryth. Wechsel, LP 50 Hz + 50 Hz in der Pause geschwellt.

❸ Transregionale Appl., paravertebrale Appl., Schmerzpunkt-Appl., gangliotrope Appl., Nervenstamm-Appl.

❹ DF

❺ Nervenstammapplikation, Längsdurchströmung.

Kapitel 7.2.2

❶ T = 2 ms, R = 5 ms, f = 143 Hz

❷ Analgetische Wirkung, hyperämisierende Wirkung, detonisierende Wirkung.

❸ ▪ 1–2 min sensibel überschwellig
▪ 7–8 min mehrmals an die Toleranzgrenze heranführen
▪ 7–10 min den zuletzt eingestellten Wert einwirken lassen.

❹ Monophasischer Strom: Verätzungsgefahr (galv. Charakter).

❺ Durch die detonisierende Wirkung kann der Patient in die sternosymphysale Belastungshaltung zurückfallen.

Kapitel 7.2.3

❶ Analgetische Wirkung, hyperämisierende Wirkung, detonisierende Wirkung.

❷ ▪ tetanisierende Kontraktionen
▪ Einzelkontraktionen.

Kapitel 7.2.4

❶ „Zufällig gesteuert".

❷ Analgesie mit möglichst geringer Akkommodation.

Kapitel 7.2.5 und 7.2.6

❶ MENS-Ströme liegen im Mikroamperebereich und sind biophasische Ströme.

❷ Schmerzpunke, Triggerpoints, Reflexpunkte, Akupunkturpunkte, Hautdefekte.

③ Wegen der kurzen Impulsdauer.

④ Kirchturmimpuls.

⑤ M-förmiger monophasischer Doppelimpuls.

Kapitel 7.2.7

① Durch die hyperämisierende Wirkung der Ströme könnte sich die Blutung verstärken.

② MENS und HV.

③ DF, Gangliotrope Applikation.

④ Das durch den Strom erzeugte Druckgefühl kann zur Verstärkung der Symptomatik führen.

⑤ Irritationen des Reizleitungssystems sind bei einer transkardialen Durchströmung möglich.

⑥ Es kann zu einer Beeinträchtigung der Nidation kommen, und es können vorzeitige Wehen ausgelöst werden.

Kapitel 8

Kapitel 8.1 und 8.2

① 1000 Hz–300 000 Hz

② Widerstand in Abhängigkeit von der Frequenz.

③ Die Summation vieler kurzer Perioden bilden einen Reiz.

④ Frequenz der mittelfrequenten Ströme von z. B. 4000 Hz, die eine NF ermöglichen.

⑤ 3,5 Hz

⑥ Wegen der geringen sensiblen Belästigung und dem Einsatz hoher Intensitäten.

⑦ 30 min und mehr.

⑧ 20–50 Hz

Kapitel 8.3 und 8.5

① Analgesie, antiphlogistisch, Ödemreduktion, hyperämisierend, Stoffwechsel anregend.

② Das Interferenzfeld entsteht um die Schnittstelle zweier mittelfrequenter, frequentdifferenter Ströme.

③ Gleichlaufen vom Wellenberg des einen mit dem Wellenberg des anderen Stromkreises.

④ Aus einem statischen If-Feld soll ein dynamisches werden.

⑤ Beeinflussung der dreidimensionalen Ionenbewegung durch 3 mittelfrequente Ströme mit 3 Stromkreisen.

Kapitel 9

Kapitel 9.1

❶ Behandlung der Hyperhidrosis, Behandlung chronischer Wunden, Behandlung der Psoriasis.

❷ Kathode.

❸ Wenn der Wundgrund sauber ist.

❹ Unterschwellig bis schwellig (sensibel).

❺ cAMP und Interleukin.

Kapitel 9.2

❶ Segmental oder im Schmerzgebiet.

❷ Verschiedene Elektrodenpositionierungen, Wechsel von mindestens zwei Stromfrequenzbereichen.

❸ Bei subakuten und chronischen Schmerzen des Bewegungsapparates.

Kapitel 9.3

❶ Scheinbare Paresen durch eine Schmerzhemmung.

❷ Das Beschichtungsmaterial der Elektroden muss stets intakt sein.

❸ Funktionelle Elektrostimulation.

❹ Bei peripheren und zentralen Paresen.

Kapitel 9.4

❶ Klare Indikationsstellung, Langzeitbehandlung.

❷ Über an Elektroden befindliche Sensoren werden die geringsten willkürlichen, motorischen Aktivitäten abgeleitet und als optische oder akustische Signale wiedergegeben.

❸ Eine Kombination aus Elektrostimulation und Biofeedback-Therapie.

❹ Mono- und biphasische Stromformen in nieder- und mittelfrequentem Bereich.

Kapitel 10

Kapitel 10.1

❶ Schmerzen, erworbene Erkrankungen des ZNS nach Abschluss der Hirnreife, Durchblutungsstörungen, Entzündungen, Koordinationsstörungen, Lähmungen.

❷ Galv. Erregbarkeitsprüfung, Erstellen einer It-Kurve, Einsetzen eines Biofeedbackverfahrens.

❸ Direkte, indirekte Erregbarkeitsprüfung, Erstellen einer It-Kurve, MF-Test, Einsetzen eines Biofeedbackverfahrens.

❹ Die Spastik könnte verstärkt werden.

❺ Zur Ausschlussdiagnostik bei unklaren Verhältnissen.

❻ Mehrkanalsysteme und EMG-getriggerte Stimulation.

Kapitel 10.2

❶ Auf die vorgedehnte Stellung.

❷ Auf dem Nerven- oder Muskelreizpunkt.

❸ Zwei flächengleich große Elektroden im Bereich des geschädigten Muskels.

❹ NaCl, Gel, Hautreinigung, Elektrodendruck, Elektrodenunterlagerung.

Kapitel 10.3

❶ Reizung auf dem Nervenreizpunkt.

❷ Reizelektrode liegt auf dem Muskelreizpunkt.

❸ Blitzartige Kontraktion.

❹ Erhöhter Widerstand durch eine dickere Gewebsschicht.

Kapitel 11

❶ Reaktion eines Muskels auf den faradischen Impuls (T = 1 ms, R = 20 ms).

❷ Auf dem Nervenreizpunkt.

❸ Der Nerv ist zu mindestens teilweise in seiner Kontinuität erhalten.

❹ Die Rheobase ist die Stromstärke, die bei einer Impulsdauer von 1000 ms bei einem Rechteckimpuls noch eine Minimalzuckung auslöst.

❺ Akk-Schwellenwert geteilt durch die Rheobase.

❻ Normwerte 3–5.

❼ Es handelt sich um eine partielle Schädigung.

❽ Impulsdauer, die bei doppelter Rheobase noch eine Minimalzuckung auslöst.

❾ Man erhält die Therapieimpulsdauer, indem man vom Fußpunkt der Dreieckkurve ein Lot fällt.

❿ Mit einer bipolaren Elektrodenanlage.

Kapitel 12

❶ Rückmeldung oder Rückkoppelung biologischer Signale.

❷ Entspannung, Anbahnung von Bewegungen, Aktivisierung, Kräftigung.

❸ Myofeedback, Elektrostimulation und die Kombination von beiden.

❹ Um eine Übersteuerung auszuschließen.

❺ Erhalt der faradischen Erregbarkeit.

Literaturverzeichnis

Assmussen, G.: Physiologische Grundlagen von Haltung und Bewegung, 1. Auflage, Verlag Chemie, Weinheim, New York, 1979

Becker-Casademont, R.: Hochfrequenztherapie, in: Zeitschrift Physikalische Medizin, Balneologie, med. Klimatologie, 18. Jg. (1989) Nr. 6, S. 341–346

Benton, I. A., Baker, L. L., Bowman, B. R., Waters, R.: Funktionelle Elektro-Stimulation, 1. Auflage, Steinkopf Verlag, Dresden, 1983

Bossert, F.-P.: Funktionelle Elektrostimulation bei Stuhlinkontinenz, in: Krankengymnastik – Zeitschrift für Physiotherapeuten, 47. Jg. (1995) Nr. 8, S. 1114–1116

Bossert, F.-P., Musial, F.: Elektrostimulation als additive Maßnahme, in: Krankengymnastik – Zeitschrift für Physiotherapeuten, 51. Jg. (1999) Nr. 10, S. 1712

Bossert, F.-P., Musial, F., Enck, P.: Ambulantes Biofeedback in einer krankengymnastischen Abteilung, in: Krankengymnastik – Zeitschrift für Physiotherapeuten, 51. Jg. (1999) Nr. 9, S. 1543–1546

Brügger, A.: Die Erkrankungen des Bewegungsapparates und seines Nervensystems, 2. Auflage, G. Fischer Verlag, Stuttgart, New York, 1980

Carbon, R., Frankenberg von, C.: Elektromyostimulation (EMS) in der ärztlichen und physiotherapeutischen Praxis, in: Krankengymnastik – Zeitschrift für Physiotherapeuten, 47. Jg. (1995) Nr. 8, S. 1088–1099

Carle, W.: Taschenatlas der Anatomie. Nervensystem und Sinnesorgane Bd 3, 5. Auflage, G. Thieme Verlag, Stuttgart, New York, 1986

David, E.: Physiologische Grundlagen der Elektrotherapie, in: Krankengymnastik – Zeitschrift für Physiotherapeuten (1996) Nr. 7, S. 1032–1034

Donna, L., Frownfelter, P. T.: Chest Physical Therapy and pulmonary Rehabilitation, 2. Auflage, Year Book Medicate Publisher (Inc), Chicago, London, Boca Raton, 1987

Drexel, H., Hildebrandt, G., Schlegel, K., Weimann, F.: Elektro- und Lichttherapie Band 4, 2. Auflage, Hippokrates Verlag, Stuttgart, 1993

Dumoulin, J., Bisschop de, G.: Electrotherapie, 5. Auflage, Maloine, Paris, 1987

Duus, P.: NEUROLOGISCH – topische Diagnostik, 3. Auflage, Thieme Verlag, Stuttgart, New York, 1983

Edel, H.: Fibel der Elektrodiagnostik und Elektrotherapie, 5. Auflage, VEB Verlag Volk u. Gesundheit, Berlin, 1983

Edel, H.: Geschichte der Elektrotherapie, in: Krankengymnastik – Zeitschrift für Physiotherapeuten, 47 Jg. (1995) Nr. 8, S. 1075–1081

Edel, H.: Kombinationsbehandlung Elektrotherapie – Ultraschall, in: Krankengymnastik – Zeitschrift für Physiotherapeuten, 47 Jg. (1995) Nr. 8, S. 1082–1088

Enck, P., Musial, F.: Biofeedback – Behandlung bei Stuhlinkontinenz, in: Krankengymnastik – Zeitschrift für Physiotherapeuten, 51. Jg. (1999) Nr. 9, S. 1535–1546

Felder, H.: Elektrostimulation im (Hochleistungs-)Sport, in: Krankengymnastik – Zeitschrift für Physiotherapeuten, 51. Jg. (1999) Nr. 9, S. 1495–1498

Forssmann, W. G., Heym, C.: Neuroanatomie, 3. Auflage, Springer Verlag, Berlin, Heidelberg, New York, 1982

Gillert, O., Rulffs, W., Boegelein, K.: Elektrotherapie, 3. Auflage, Pflaum Verlag, München, 1995

Günther, R., Jantsch, H.: Physikalische Medizin, 2. Auflage, Springer Verlag, Berlin, Heidelberg, New York, London, Paris, Tokio, 1986

Güttle, J.-P.: Grundlagen zur Elektrotherapie – Stromwirkungen und Nebenwirkungen, in: Elektrostimulation & Elektrotherapie, 1. Jg. (1999) Nr. 1, S. 21–29

Gustavsen R., Traingstherapie 1. Auflage, Thieme Verlag, Stuttgart-New York 1984

Haag, G.: EMG-Biofeedback in der neuromuskulären Rehabilitation, in: Krankengymnastik – Zeitschrift für Physiotherapeuten, 37. Jg. (1985) Nr. 3, S. 164–168

Hansjürgens, A., May, H.-U.: Elektrische Differential-Therapie, 1. Auflage, Nemectron, Karlsruhe, 1990

Harten, H.-U.: Physik für Mediziner, 4. Auflage, Springer Verlag, Berlin, Heidelberg, New York, 1980

Heckmann, J. G. et al.: Untersuchungen zur Effizienz der EMG-getriggerten Elektrostimulation in der Behandlung der spastischen Hemiparese nach zerebrovaskulärer Läsion, in: Krankengymnastik – Zeitschrift für Physiotherapeuten, 48. Jg. (1996) Nr. 7, S. 1022–1031

Henneberg, A. E., Dimaki, E., Duisberg, P.: Paravertebrale niederfrequente Muskelstimulation als Zusatztherapie beim Parkinson-Syndrom, in: Elektrostimulation & Elektrotherapie, 2. Jg. (2000) Nr. 1, S. 29–30

Henning, H.-G, Jugelt, W., Sauer, G, Praktische Chemie für Mediziner und Naturwissenschaftler, 3. Auflage, Verlag: Harri Deutsch, Thun und Frankfurt am Main 1976

Herdlitschka, M., Schupp, W.: EMG Biofeedback in der neuromuskulären Rehabilitation, in: Krankengymnastik – Zeitschrift für Physiotherapeuten, 43. Jg. (1991) Nr. 1, S. 32–39

Hick, C., Hick, A.: Kurzlehrbuch Physiologie, 3. Auflage, Urban & Fischer, München, Jena, 2000

Hollmann, W, Hettinger, T., Sportmedizin-, Arbeits- und Traingsgrundlagen, 2. Auflage, Schattauer Verlag, Stuttgart-New York 1980

Janez, J., Plevnik, S., Sutrel, P.: Urethal and bladder responses to anal electrical stimulation, in: UroLogy, Vol. 122 (1978), S. 192

Jantsch, H., Schuhfried, F.: Niederfrequente Ströme zur Diagnostik und Therapie, 8. Auflage, Verlag W. Mandrich, Wien, München, Bern, 1981

Jenkner, F.L. Nervenblockaden auf pharmokologischem und auf elektrischem Weg, 4. Auflage, Springer Verlag, Wien, New York, 1983

Jenrich, W.: Vor- und Nachteile der verschiedenen Frequenzbereiche und Stromformen der Elektromyostimulation, in: Krankengymnastik – Zeitschrift für Physiotherapeuten, 51. Jg. (1999) Nr. 9, S. 1491–1494

Jenrich, W. Grundlagen der Elektrotherapie, 1. Auflage, Urban & Fischer, München, Jena, 2000

Jerusalem, F., Zierz, S. Muskelerkrankungen, 2. Auflage, G. Thieme Verlag, Stuttgart, New York, 1991

Jungermann, K., Möhler, H.: Biochemie, 1. Auflage, Springer Verlag, Berlin, Heidelberg, New York, 1980

Keidel, W. D.: Kurzgefaßtes Lehrbuch der Physiologie, 4. Auflage, G. Thieme Verlag, Stuttgart, New York, 1975

Kerkour, K.: Elektromyostimulation (EMS) der Wirbelsäule und Lumbalgie, Teil 2, in: Fisio active, 37. Jg. (2001) Nr. 12, S. 16–30

Kindler, R., Menke, S.: Medizinproduktegesetz – MPG, 4. Auflage, Ecomed Verlagsgesellschaft AG & Co. KG, Landsberg, 1995

Klimmek, V., Mokrusch, T.: Die Behandlung spastischer Lähmungen mittels EMG-getriggerter Elektrostimulation, in: Krankengymnastik – Zeitschrift für Physiotherapeuten, 48. Jg. (1996) Nr. 7, S. 1008–1021

Klinke, R., Silbernagl, S.: Lehrbuch der Physiologie, 1. Auflage, G. Thieme Verlag, Stuttgart, New York, 1994

Knauth, K., Reiners, B., Huhn, R.: Physiotherapeutisches Rezeptierbuch, 7. Auflage, Ullstein, Mosby GmbH + Co. KG, Berlin/Wiesbaden, 1996

Knott, M., Voss, D.E.: Komplexbewegungen, 3. Auflage, G. Fischer Verlag, Stuttgart, New York, 1981

Kool, J. P., Gamper, U. N., Meier, C.: Verbesserung der Armfunktion mit EMG-getriggerter Elektrostimulation mit CVI, Teil 1, in: Fisio active, 37. Jg. (2001) Nr. 11, S. 5–15

Lange, A.: Elektrotherapie im Mittelfrequenzbereich, in: Physiotherapie, 84. Jg. (1993) Nr. 2, S. 1–8

Lange, A.: Elektrotherapie im Mittelfrequenzbereich, in: Physiotherapie, 84. Jg. (1993) Nr. 3, S. 5–8

Low, J., Reed, A.: Electrotherapy Explained, 2. Auflage, Butterworth Heinemann Ltd, Oxford, 1994

Makoschey, D.: Funktionelle Elektrostimulation und ihre Alternativen, 1. Auflage, Evangl. Stiftung Volmarstein, Wetter/Ruhr, 1996

Masur, K.F., Neumann, M.: Neurologie, 4. Auflage, Hippokrates Verlag, Stuttgart, 1998

Mokrusch, T.: Elektrotherapie bei Myopathien und Neuropathien, in: Elektrostimulation & Elektrotherapie, 2. Jg. (2000) Nr. 1, S. 17–19

Mokrusch, T.: Die Elektrotherapie des denervierten Muskels – Durchbruch zum Erfolg, in: Aktuelle Neurologie, 17. Jg. (1990), S. 164–166

Mokrusch, T.: Langzeiterfahrungen mit der Elektrotherapie peripherer Nervenläsionen, in: Krankengymnastik – Zeitschrift für Physiotherapeuten, 48. Jg. (996) Nr. 7, S. 996–1006

Mokrusch, T.: Elektrotherapie, in: Nervenheilkunde, (1996) Nr. 15, S. 261–266

Mokrusch, T., Bossert, F.-P., David, E., Lange, A., Blum, B.: Die Wertigkeit der EMG-gesteuerten Elektrostimulation in der Therapie u. Rehabilitation zentralnervöser Störungen, in: Elektrostimulation & Elektrotherapie, 1. Jg. (1999) Nr. 1, S. 30–35

Mokrusch, T., Eichhorn, K. F., Sack, G., Iglesas, V., Klaver, H., Sembach, O., David, E., Neuendörfer, B.: Elektrotherapie schlaffer Lähmungen – ein neuer Ansatz, in: Biomedizinische Technik, Bd 33 (1988) Nr. 10, S. 231–235

Mokrusch, T., Engelhardt, A., Eichhorn, K.-F., Brischenk, G., Brischenk, H., Sack, G., Neuendörfer, B.: Effects of Long-impulse electrical stimulation on atrophy anfribre type composition of chronically denervated fast rabbit muscle, in: Journal of Neurology (1990) Nr. 237, S. 29–34

Mokrusch, T., Neuendörfer, B.: Electrotherpy of Permanently Denervated Muscle – Long-Term Experience with A New Method, in: PMR, 4. Jg. (1994) Nr. 5, S. 166–173

Mühlau, G.: Neuroelektrodiagnostik, 1. Auflage, VEB Gustav Fischer Verlag, Jena, 1990

Mumenthaler, M.: Neurologie, 7. Auflage, Thieme Verlag, Stuttgart, New York, 1986

Mumenthaler, M., Schliak, H.: Läsionen peripherer Nerven, 6. Auflage, G. Thieme Verlag, Stuttgart, New York, 1993

Neundörfer, B.: Myopathien und Neuropathien: Diagnose und Klinik, in: Elektrostimulation & Elektrotherapie, 2. Jg. (2000) Nr. 1, S. 7–16

Nix, W.A.: Nerv – Muskel – Schmerz, 1. Auflage, Verlag für Medizin Dr. E. Fischer, Heidelberg, 1991

Pages, J.-H.: Die Behandlung der weiblichen Harninkontinenz durch Elektrostimulation, in: Krankengymnastik – Zeitschrift für Physiotherapeuten, 51. Jg. (1999) Nr. 9, S. 1528–1534

Plevnik, M. D. S., Janez, M.: Maximal electrical stimulation for uninary incontinence, in: UrolLogy, Vol. 14 (1979) Nr. 6, S. 638

Poeck, K.: Neurologie, 8. Auflage, Springer Verlag, Berlin 1992

Pothmann, R.: TENS Transkutane elektrische Nervenstimulation in der Schmerztherapie, 2. Auflage, Hippokrates Verlag, Stuttgart, 1996

Rautenberg, W., Bossert, F.-P.: Erfahrungsbericht der spastischen Hemiparese mit Elektrotherapie, in: Krankengymnastik – Zeitschrift für Physiotherapeuten, 51. Jg. (1999) Nr. 9, S. 1508–1510

Rentsch, W.: Kurzwellen- und Mikrowellentherapie, 1. Auflage, VEB G. Fischer Verlag, Jena, 1985

Rock, C.-M.: Funktionelles Beckenbodentraining in Kombination mit Elektrostimulation, in: Krankengymnastik – Zeitschrift für Physiotherapeuten, 51. Jg. (1999) Nr. 9, S. 1511–1523

Sachner, W.: Hochvoltherapie, in: Der deutsche Badebetrieb, 77. Jg. (1986) Nr. 1, S. 17–19

Schliephake, E.: Kurzwellentherapie, 5. Auflage, Piscator Verlag, Stuttgart, 1952

Schmidt, R.F.: Grundrisse der Neurophysiologie, 4. Auflage, Springer Verlag, Berlin, Heidelberg, New York, 1979

Schmitz, B.: Chemie für Mediziner, 2. Auflage, Jungjohann Verlag, Heidelberg, 1987

Schumacher, H., Welsink, D., Zeller, M.: Integration der Elektromyostimulation in ein Rehabilitationskonzept des medizinischen Aufbautrainings, in: Krankengymnastik – Zeitschrift für Physiotherapeuten, 51. Jg. (1999) Nr. 9, S. 1500–1507

Senn, E.: Die gezielte Wiederführung der Wechselstromtherapie, 1. Auflage, Eular Verlag, Basel, 1980

Smolenski, C. U.: Ultraschalltherapie: sicher – problematisch – fraglich, in: Elektrostimulation & Elektrotherapie, 2. Jg. (2000) Nr. 1, S. 20–23

Steuernagel, O.: Skripten zur Elektrotherapie Band II, 14. Auflage, Verlag Elektrotherapie Steuernagel, Boppard, 1991

Steuernagel, K.: Elektrotherapie peripherer Lähmungen – Anwendung herkömmlicher und neuer Stromformen, in: Krankengymnastik – Zeitschrift für Physiotherapeuten, 47. Jg. (1995) Nr. 8, S. 1108–1112

Steuernagel, K.: Stellenwert und Möglichkeiten der Reizstromdiagnostik bei peripheren Lähmungen, in: Krankengymnastik – Zeitschrift für Physiotherapeuten, 47. Jg. (1995) Nr. 8, S. 1116–1123

Steuernagel, K.: Iontophorese, in: Krankengymnastik – Zeitschrift für Physiotherapeuten, 47. Jg. (1995) Nr. 8, S. 1124–1128

Steuernagel, O.: Skripten zur Elektrotherapie Band III, 8. Auflage, Verlag Elektrotherapie Steuernagel, Boppard, 1997

Steuernagel, O., Steuernagel, K.: Skripten zur Elektrotherapie Band I, 14. Auflage, Verlag Elektrotherapie Steuernagel, Boppard, 1998

Sudhoff , R., Schupp, W.: EMG-Biofeedback als Hilfe zur Beurteilung der muskulären Belastbarkeit für die krankengymnastische Behandlungsplanung bei neuromuskulären Erkrankungen, in: Krankengymnastik – Zeitschrift für Physiotherapeuten, 47. Jg. (1995) Nr. 7, S. 988–991

Thews, G., Mutschler, E., Vaupel, P.: Anatomie Physiologie Pathophysiologie, 2. Auflage, Wissenschaftliche Verlagsgesellschaft m.b.H., Stuttgart, 1982

Thom, H.: Grundlagen der Krankengymnastik Bd 3, 1. Auflage, G. Thieme Verlag, Stuttgart, New York, 1986

Thulcke, E.: Lehrbuch für Masseure, 3. Auflage, W. de Gruyter & Co., Berlin, 1967

Tkotz, K.: Fachkunde Elektrotechnik, 22. Auflage, Verlag Europa-Lehrmittel, nourney, Vollmer GmbH & Co., Haan-Gruiten, 1999

Vicktor, C., Schultz-Ehrenburg, U.: Anwendung von niederfrequentem gepulstem Gleichstrom bei therapierresistenten Ulcera cruris venosa, in: Phlebologie, 2. Jg. (2000) Nr. 1, S. 41–47

Vogedes, K.: Elektrotherapie in der Schmerzbehandlung, in: Krankengymnastik – Zeitschrift für Physiotherapeuten, 47. Jg. (1995) Nr. 8, S. 1100–1108

Vogedes, K.: Elektrotherapie bei zentralen Lähmungen, in: Elektrostimulation & Elektrotherapie, 2. Jg. (2000) Nr. 1, S. 24–28

Wentzensen, A., Schmelz, A.: Traumatologie aktuell Bd 6 – Elektrotherapie in der Traumatologie, 1. Auflage, G. Thieme Verlag, Stuttgart, New York, 1992

Zulley, J., Wirz-Justice, A., Lichttherapie 2. Auflage, Roderer Verlag, Regensburg 1997

INDEX

A

Absorption	71, 83
Achillodynie	184
Adduktorentendopathie	187
Affinität	10
Akkommodation	166
Akkommodations-quotient	166
Akkommodations-schwellenwert	166
Aktionspotenzial	31, 43
Alternating Current	12
Ampèremeter	14
Amplitudenmodulierter Strom	129, 161
Anamnese	53
Anelektrotonus	35
Anionen	8
Ankopplungsmedium	75
Anode	10
Arbeit	18
Arbeitsgemeinschaft Elektrotherapie (AGET)	4
Arterielle Verschlusskrankheiten	180
Asthma bronchiale	188
Atom	7
Atomgewicht	7
Atrophie	47
Atrophieprophylaxe	48
Axon	30
Axonotmesis	45

B

Bäder	94
Bahnungstherapie	177
Bernard-Ströme	105
Beschallung	75
Bioelektrizität	1
Biofeedback	176
Bipolare Elektrodenanlage	149
Blaulichttherapie	85

C

Chemische Verbindung	9
Chemisches Gemenge	10
Chronaxie	166
Chronobase	166
Constant Current-Schaltung	17
Constant Voltage-Schaltung	17
Coulomb (C)	18

D

D'Arsonval Ära	3
Dauerdepolarisation	36
Dauerschall	73
Degeneration	48
Dekubitusprophylaxe	51
Dendrit	29
Depolarisation	31
Dezimeterwellenverfahren	64
Diadynamischen Ströme	105
Direct Current	11
Dokumentation	55
Dosierung nach Schliephake	62
Dreieckimpulscharakteristik	169
Dreieckimpulsstrom	156
Dunkelstrahler	84
Dyna-wave	160
Dysmenorrhoe	196

E

EDIT®-Konzept	129
Ein-Kreisverfahren	127
Einzelimpuls	157
Einzelimpulsstrom	156
Elektrizität	1
Elektro-kapazitive Transferenz	68
Elektrodenanlage	
bipolare	149
monopolare	148
Elektrogymnastik	42
Elektrolyse	10
Elektromagnetismus	19
Elektronen	7
Elektronenflussrichtung	11
Elektroneuromuskuläre Stimulation	161
Elektrostimulation	49
EMG-getriggerte Elektrostimulation	164, 177
Endoprothesen	186
Endorphine	39
Endosan®-Strom	128
Energie	5
Energieformen	6
Epikonylitis	185
Erregbarkeitsprüfungen	165
Erregungsleitung	30
Erste Hilfe	21
Erythembildung	87
Exponentialstrom	157

F

Farad (F)	18
Faraday-Ära	2
Fazialis-Parese	193
Fibrose	47
Franklin-Ära	2
Franklinisation	2
Frequenz	13, 18
Frequenzmodulation	113
Froschschenkelversuch	2
Funktionelle Elektro-stimulation	140
Funktionelle Stimulation	49

G

Galvanisation	90
Impuls-	112
Galvanischer Strom	156
Galvanisches Erythem	90
Galvanopalpation	54
Gate-Control-System	36
Gesellschaft für Elektrostimulation und Elektrotherapie (GESET)	4, 21
Gildemeister-Effekt	125
Gleichstrom	11, 90, 156
Gleichstromfreier Hoch-voltimpuls	164
Grenzstrangblockade	41
Grundschwelle	166

H

Harninkontinenz	195

Harnverhalt	196
Hauptnutzzeit	166
Hauttypen	89
Heliotherapie	82
Hellstrahler	85
Hemiplegie	191
Herzmuskulatur	33
High voltage	116
High-Tech-Ära	4
Histamin	41
HiTOP®-Verfahren	133
Hochfrequenz	23, 57
Hochton-Therapie	133
Hochvolt-Ströme	116
Hochvoltstimulation	160
Höhensonne	88
Hyperämie	40
Hyperhidrosis	104, 197

I

Impulsgalvanisation	112
Impulsschall	73
Impulsstrom	12
Infrarotstrahlen	82, 84
Inkontinenz	141, 195
Innenwiderstand des Körpers	16
Inspektion	53
Intentionsübungen nach Förster	177
Interferenz	84, 130
stereodynamische	131
Interferenzströme	130
Ionen	8
Ionenflussrichtung	11
Iontophorese	100
im Stangerbad	104
Medikamentengruppen	101
Ischialgie	192
Isolatoren	16
It-Kurve	22, 167

J

Jantsch-Impulsgalvanisation	112

K

Kaltlichttherapie	86
Kapazität	18
Kapazitiver Widerstand	124
Kathode	10
Kationen	8
Kirchturmimpuls	116
Kleist-Flasche	2
Kombinationstherapie	77
Kondensator	18
Kondensatorfeld	58
Kontraktionsformen	33
Kritisches Membranpotenzial	31
Kurzwellenverfahren	60

L

Ladung	8
Laser	83
Leduc-Strom	158
Leduc-Versuch	100
Leidener Flasche	2
Leistung	17
Leiter	15
Leitungswasser-Iontophorese	104
LIB-Ströme nach Mokrusch	164
Licht	83
Lichttherapie	82, 85

M

Magnetfeldtherapie	19
Massezahl	7
Materie	7
Medizingeräte-Verordnung	26
Medizinprodukte-Betreiberverordnung	27
Medizinprodukte-Buch	27
Medizinprodukte-Gesetz	25
MENS	115
Mikroampère-Ströme	115
Mikrowellenverfahren	65
Minimalzuckung	168
Mittelfrequente Ströme	124
Mittelfrequenz	23
Mittelfrequenztest nach Lange	167

Monopolare Elektroden-

anlage	148
Morbus Parkinson	191
Morbus Sudeck	182
Muskelatrophie	47
Muskelerkrankungen	194
Muskelreizpunkt	43
Muskelreizung	42, 148
bipolare	149
direkte	150
indirekte	150
monopolare	148
Stromformen	154
Muskeltonus	33
Myofeedback	178
Myostimulation	42

N

Neofaradischer Strom	154
Nervenfasern	30
Nervenfaserschädigung nach Seddon	45
Nervenreizpunkt	43
Neurapraxie	45
Neuron	29
Neurotmesis	45
Neutronen	7
Niederfrequenz	23
Nutzzeit	166

O

Obstipation	188
Ohm-Gesetz	16
Otitis media	200

P

Palpation	54
Paralyse	44
Parese	
periphere	44
zentrale	50
Passiver Transport	40
Periphere Parese	44
Peroneus-Stimulator	140
Pflüger-Zuckungsformel	42
Phantomschmerzen	181
Phasenverschiebung	130

Phonophorese 78
Phototherapie 82
Piezoelektrischer Effekt 69
Pigmentierung 86
Plazentainsuffizienz 194
Plegie 45
Protonen 7
Psoriasis 135, 198
Pulsseparation 116

R

Rechteckimpuls-
  charakteristik 169
Rechteckimpulsstrom 159
Reflexion 71, 83
Refraktärperiode 31
Reinnervation 49
Reizelektrode 149
Reizparameter 13
Reizschwellen 14
Rheobase 166
Ruhepotenzial 30
Russische Stimulation 161

S

Schaefer-Strom 159
Schallimpedanz 70
Schallwellen 69
Schlafstörungen 190
Schliephake-Dosierung 62
Schmerz 34
Schmerzhemmung 36
Schmerzmediatoren 38
Schmerztherapie 136
Schwebung 130
Schwellstrom
  nach Vodovnik 158
Seddon-Nervenfaser-
  schädigung 45
Sekundärunfälle 20
Serienimpulsstrom 155
Simultanverfahren 77
Sinusitis 66
Solarium 88
Soma 29
Spannung 14
Spasmotron®
  nach Hufschmidt 162

Spastik 50
Spezialstrom 155
Sproatingphänomen 45
Spulenfeld 59
Stangerbad 3, 94
  Iontophorese 104
  Schaltmöglichkeiten 97
Starke Muskelstimulation 159
Stereodynamische Inter-
  ferenz 131
Stimulation nach Eichhorn 159
Stochastische Ströme 114
Strahlenfeld 59
Strahlentherapie 82
Strom 11
Stromflussrichtungen 11
Stromkreis 13
Strommesser 14
Stromstärke 14
Stromtoleranz 92
Stuhlinkontinenz 181
Superposition 130
Sympathikus 41
Sympathische Reflex-
  dystrophie 182
Synapse 32

T

Teilbäder 94
TENS-Therapie 134
Tetanus 43
Therapeutisches Dreieck 175
Thromboseprophylaxe 189
Tinnitus 199
Toleranzschwelle 14
Tonusregulation 51
Träbert-Strom 109
Transformator 14
Transkutane elektrische
  Nerven-Stimulation 134
Triggerpoints 55
Tripolare Elektrodenanlage 118
Trockene Applikation 92

U

Überdosierung 15
Übergangswiderstand 16
Ulcus cruris 198

Ultra-Reiz-Strom 109
Ultraschall 69
Ultraschall-Phonophorese 78
Ultraschall-Simultanver-
  fahren 77
Ultraviolettstrahlen 82, 86
Umodulierte Ströme 127
Unfallgefahren 20
UV-Strahler 88

V

Valleix-Punkte 54
Vasomotorik 40
Vegetatives Nervensystem 41
Vektor-Dynamik 130
Verschmelzungsfrequenz 43
Vierkanal-Stimulation
  nach Edel 163
Vodovnik-Schwellstrom 158
Volta-Ära 2

W

Wagner-Hammer 3
Waller-Degeneration 45
Wärmeverteilung 57
Wattstunden (Wh) 18
Wechselstrom 12
Wechselstrom-Ionto-
  phorese 103
Wertigkeit 8
Widerstand 15
WYMOTON®-Verfahren 132

Z

Zentrale Paresen 50
Zuckungsformel 42
Zufälligkeitssteuerung 114
Zwei-Kreisverfahren 128
Zweikanal-Stimulation
  nach Jantsch 162